# Neues Wissen über
# Grundfragen der Psychiatrie

Otto Buxbaum

# Neues Wissen über Grundfragen der Psychiatrie

Diagnose, Ätiologie, Prävention, neurowissenschaftlich fundierte Psychotherapie

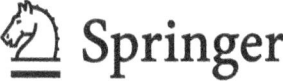 Springer

Otto Buxbaum
Graz, Österreich

ISBN 978-3-658-08066-2     ISBN 978-3-658-08067-9 (eBook)
DOI 10.1007/978-3-658-08067-9

Die Deutsche Nationalbibliothek verzeichnet diese Publikation in der Deutschen Nationalbi-
bliografie; detaillierte bibliografische Daten sind im Internet über http://dnb.d-nb.de abrufbar.

Springer
© Springer Fachmedien Wiesbaden 2015

Gedruckt auf säurefreiem und chlorfrei gebleichtem Papier

Springer Fachmedien Wiesbaden ist Teil der Fachverlagsgruppe Springer Science+Business Media
(www.springer.com)

# Vorwort

Es gibt umfangreiches und konvergierendes neues Wissen in Bezug auf Grundfragen der Psychiatrie und Psychotherapie. Dadurch ist in diesem klinischen Bereich eine beträchtliche Qualitätssteigerung möglich. Dies bedarf einer kurzen Erläuterung.

Ein Vergleich mit der Inneren Medizin verdeutlicht die schwierigen Verhältnisse in der Psychiatrie. Beispielsweise steht für die Diagnose von Störungen der Herz- oder Lungenfunktionen hinreichendes Wissen über derartige Funktionen zur Verfügung sowie über das Zusammenwirken mit anderen Organfunktionen, darunter das Nervensystem. Unter Umständen gibt es aber komplizierte psychosomatische Zusammenhänge, die auch für Spezialisten des psychiatrisch-psychologischen Bereiches schwer erkennbar sind. So können nicht bewusste bzw. verdrängte Konflikte, die auf neuronaler Ebene wirksam sind, hohe Spannungen erzeugen und zu organischen Störungen führen.

Im Bereich der Psychiatrie ist Wissen über Ursache-Wirkungs-Zusammenhänge bisher nur ansatzweise verfügbar. Dazu gehören vor allem die Einflüsse belastender sozialer Reize, ungünstige genetische und epigenetische Faktoren sowie ein störendes Ungleichgewicht von Neurotransmittersystemen. Über psychische Faktoren ist jedoch wenig Sicheres bekannt, auch deshalb, weil es für den Begriff *psychisch* keine eindeutige Definition gibt. Dennoch bedeutet das Vulnerabilitäts-Stress-Modell bzw. das biopsychosoziale Krankheitsmodell einen wesentlichen Erkenntnisfortschritt.

Eine Präzisierung des Vulnerabilitäts-Stress-Modells bzw. des biopsychosozialen Krankheitsmodells ist anhand eines einfachen Modells möglich (S-O-R-Modell). Dieses Modell beschreibt die allgemeinen Zusammenhänge zwischen den Reizen der Außenwelt (S), den organismischen Strukturen und Prozessen (O) sowie den Verhaltensweisen (R). Die Besonderheit des Modells ist seine organismische Komponente, die zwischen der Vielfalt der (materiellen, organischen und sozialen) Reizverhältnisse und dem Verhalten (Sagen, Tun) vermittelt. Die organismische Komponente ist im Wesentlichen das Nervensystem. Organismische Prozesse sind nicht nur neuronal, sondern auch geistig-neuronal. Wesentliche Bereiche der organismischen Komponente sind drei Kernstrukturen der Persönlichkeit (Ich-Struktur, Motivationshierarchie, Innenwelt) sowie die Selbststeuerung. Zu den geistig-neuronalen Prozessen gehören vor allem die Prozesse der Innenwelt (Urteilen, Denken). Darüber und über die neurobiologischen Grundlagen der Selbststeuerung informiert der Abschnitt 4. Zur Entwicklung der Selbststeuerung und zum Ankämpfen gegen den Verlust der Selbststeuerung gehört auch das Lernen von Selbstkontrolle, zuerst insbesondere in der Familie, sofern dies möglich ist (Abschnitt 5).

Der Bezug auf die spezifisch menschliche Selbststeuerung und ihre neurobiologischen Grundlagen ermöglicht eine eindeutige Definition von grundlegenden Begriffen, insbesondere psychische Störung und psychische Krankheit. Denn Selbststeuerung ist die Koordination von erkennbaren Ist-Zuständen mit Soll-Zuständen durch Wahrnehmen, Urteilen, Denken und Verhalten gemäß der dominanten Motivationslage. Die Ist-Zustände sind materielle, organische oder soziale Reize der Außenwelt und/oder Zustände der Innenwelt (Gefühle, Vorstellungen, Gedanken). Die Soll-Zustände sind Motive (darunter Bedürfnisse und Pflichten). Eine psychische Störung ist demnach eine Störung in der Innenwelt (eine nicht tolerierbare Differenz zwischen einem Ist-Zustand und einem Motiv). Die Störung ist umso größer, je stärker das verletzte Motiv ist. Zu den wesentlichen Ursachen gehören belastende Reizverhältnisse und/oder belastende Prozesse der Innenwelt (Urteilen, Denken). Zu den belastenden Reizverhältnissen kann auch das eigene Verhalten gehören, das zwar unerwünscht, doch höchst motiviert ist, beispielsweise Alkoholabhängigkeit, Zwang oder Gewalt. Ist die psychische Störung zu belastend, so besteht ein Bedürfnis nach psychiatrisch-psychologischer Hilfe oder die Selbststeuerung und Selbstkontrolle geht aufgrund extremer kortikaler und affektiver Aktivierung verloren. Wenn ein derartiger Verlust mit Selbst- und/oder Gemeingefährlichkeit verbunden ist, dann besteht eine psychische Krankheit, die Notfallpsychiatrie erfordert.

Das Wissen über die spezifisch menschliche Selbststeuerung und ihre neurobiologischen Grundlagen führt auch zur Lösung anderer grundlegender Probleme der Psychiatrie. Dies betrifft vor allem das Klassifikationsproblem und das Stigma-Problem (Abschnitt 2), die Frage nach der

Entstehung psychischer Störungen (Abschnitt 3) sowie die Probleme der forensischen Psychiatrie (Abschnitt 6). In mehreren Abschnitten wird auch auf die neurowissenschaftlich fundierte Psychotherapie und auf die Prävention von psychischen Störungen eingegangen.

Zuletzt erfolgt eine Zusammenfassung von Veränderungen, die zur Qualitätssteigerung im Bereich der Psychiatrie und Psychotherapie führen (Abschnitt 7).

Durch das neue Wissen löst sich auch das Spannungsfeld zwischen Natur- und Geisteswissenschaften, in dem sich die Psychiatrie seit langem befindet. Ein Bezug auf wissenschaftstheoretische Aspekte ist nicht mehr notwendig. Durch das zuvor beschriebene Modell, dessen organismische Komponente zwischen den Reizverhältnissen und dem Verhalten vermittelt, erhält die Psychiatrie ein umfassendes neurobiologisches Fundament. Denn diese Komponente umfasst im Wesentlichen das Nervensystem, darunter die neuronalen und geistig-neuronalen Prozesse. Außerdem tritt das Anwenden von psychiatrisch-psychologischer Messinstrumenten, deren Validität sehr eng begrenzt ist, gegenüber dem ärztlichen Gespräch in den Hintergrund.

Lopud (Kroatien)/Wien                                                      Otto Buxbaum

# Inhalt

# Abbildungsverzeichnis

# Tabellenverzeichnis

# Abkürzungsverzeichnis

| Abkürzung | Erläuterung | Definition in Abschnitt |
|---|---|---|
| ACC | Anterior cingulate cortex | 4.7.3.2 |
| ACTH | Adrenocorticotropes Hormon, Corticotropin | 3.2.2 |
| ADHS | Aufmerksamkeitsdefizit-/Hyperaktivitätsstörung | 2.3.2.1 |
| AMPA | $\alpha$-amino-3-hydroxy-5-methyl-4-isoxazolepropionic acid (Glutamat-Rezeptor) | 3.2.2 |
| ARAS | Aufsteigendes retikuläres Aktivierungssystem | 4.5 |
| BA | Brodmann-Areal | 4.2 |
| BDNF | Brain-derived neurotrophic factor | 3.2.2 |
| BPD | Bipolar disorder | 2.3.2.1 |
| CRF | Corticotropin-releasing factor | 4.5 |
| dACC | Dorsal anterior cingulate cortex | 4.7.3.2.1 |
| DSM | Diagnostic and Statistical Manual of Mental Disorders | 1 |
| FFA | Fusiform face area | 4.2 |
| fMRI | Functional magnetic resonance imaging | 4.2 |
| ICD | International Classification of Diseases | 1 |
| MCC | Midcingulate cortex | 4.7.3.2 |

| | | |
|---|---|---|
| MD | Nucleus medialis thalami = Nucleus mediodorsalis | 4.7.3.2.1 |
| NMDA | N-methyl-D-aspartate (Glutamat-Rezeptor) | 3.2.2 |
| NREM | Schlaf - non rapid eye movements | 4.5 |
| OFA | Occipital face area | 4.2 |
| OFC | Orbitofrontal cortex | 4.7.3.1 |
| pACC | Perigenual anterior cingulate cortex | 4.7.3.2 |
| PAG | Periaqueductal gray | 4.7.2 |
| PCC | Posterior cingulate cortex | 4.7.3.2.2.4 |
| PET | Positron Emission Tomography | 4.2 |
| PFC | Prefrontal cortex | 4.2 |
| rACC | Rostral anterior cingulate cortex | 4.7.3.2.1 |
| RDC | Research diagnostic criteria | 1 |
| REM | Schlaf - rapid eye movements | 4.5 |
| S-O-R | Stimulus–organism–response | 7.2 |
| STS | Superior temporal sulcus | 4.2 |
| TPJ | Temporo-parietal junction | 4.3.4 |
| VMPFC | Ventromedial prefrontal cortex | 4.7.3.4 |
| VTA | Ventral tegmental area | 4.7.3.2.2.2 |

# 1 Einleitung

Es besteht kein Zweifel daran, dass in den letzten Jahrzehnten in der Psychiatrie sehr große Fortschritte in verschiedener Hinsicht erzielt wurden. In besonderer Weise gilt dies für die Behandlung, deren Erfolg vielen Patienten die Wiederherstellung erwünschter Lebensumstände ermöglicht hat, vor allem Wohnverhältnisse, familiäre und andere soziale Kontakte sowie Beruf. Allerdings existieren nach wie vor verschiedene Problembereiche (z.B. Katschnig 2010). Grundlegend sind das Klassifikationsproblem, die Stigmatisierung sowie die Ätiologie.

Das Klassifikationsproblem zeigt sich schon daran, dass verschiedene internationale Klassifikationssysteme und nationale Varianten existieren. Das von der WHO herausgegebene Klassifikationssystem (ICD), das seit 1949 (ICD-6) auch ein Kapitel über Geisteskrankheiten (mental disorders) enthält, wird ebenso wie das von der Amerikanischen Gesellschaft für Psychiatrie herausgegebene Klassifikationssystem (DSM) in bestimmten Zeiträumen neu überarbeitet. Derzeit gelten ICD-10 und DSM-5, während die Revision ICD-11 in Vorbereitung ist. Außerdem gibt es nationale Varianten des ICD, darunter ICD-9-CM in den USA. Besonders bekannt ist auch RDC (research diagnostic criteria) von Spitzer, Endicott & Robins (1978). Ein wesentlicher Anlass für Revisionen ist ungenügende Reliabilität und Validität, wobei trotz mangelnder Validität von klinischem Nutzen der Diagnosesysteme gesprochen wird (z.B. Kendell & Jablensky 2003). Beim ICD-10 und DSM-IV sind die Validität und der klinische Nutzen (clinical utility) durch schwerwiegende Probleme gekennzeichnet (Reed 2010), während eine genetische Fundierung der psychiatrischen Nosologie als nicht erfolgreich und wenig aussichtsreich angesehen wird (z.B. Crow 2007; Kendler 2006). Beim DSM-5, das 2013 veröffentlicht wurde, sind die Reliabilität und damit auch die Validität nach wie vor unzureichend (s. Buxbaum 2014, section 5.2.1).

Auch das Problem der Stigmatisierung ist seit längerer Zeit in Diskussion (z.B. Crisp, Gelder et al. 2000; McDaid 2003; Pasman 2011; Richards & Choi 2010; Sartorius 2002, 2006; van Zelst 2009).

Das Klassifikationsproblem betrifft die Definition des Grundbegriffes (Geisteskrankheit, psychische Krankheit, psychische Störung), die Unterscheidung und Definition von Subkategorien sowie die Organisation von Klassifikationssystemen. Die Definition des Grundbegriffes wird in zahlreichen Arbeiten erörtert (z.b. Greene 2007; Hyman 2007; Kendler 2006; Kupfer & Regier 2011; Rounsaville, Alarcón et al. 2002; Stein, Phillips, et al. 2010). Besonders deutlich zeigen sich die grundlegenden Probleme der Definition psychiatrisch-psychologischer Diagnosekategorien am Beispiel der Schizophrenie (z.b. Jablensky 1997; Keshavan, Nasrallah & Tandon 2011; Mason, Harrison et al. 1997; Tandon, Nasrallah & Keshavan 2011; van Os 2009). Breiten Raum nehmen auch die Stellungnahmen über die Nachteile dichotomer bzw. die Vorzüge dimensional organisierter Diagnosebegriffe ein. Dies betrifft vor allem das System von Kraepelin (z.b. Craddock & Owen 2005, 2007; Craddock, O'Donovan & Owen 2007; Dikeos, Wickham et al. 2006; Dikeos, McDonald et al. 2007; Dutta, Greene et al. 2007; Marneros 2006; Möller 2005) sowie die Persönlichkeitsstörungen (z.b. Skodol & Bender 2009; Westen, DeFife et al. 2010; Widiger & Mullins-Sweatt 2010).

Die Revision der geltenden Klassifikationssysteme beruht auf breiten wissenschaftlichen Grundlagen, insbesondere der molekularbiologischen, neurowissenschaftlichen sowie entwicklungspsychopathologischen (developmental psychopathology) Forschung (z.b. Kupfer, First & Regier 2002; Regier, Narrow et al. 2009). Auch der Forschungsbereich „social cognitive neuroscience" wird seit einigen Jahren als wesentlich für das Verständnis der Ätiologie psychischer Störungen angesehen (z.b. Green & Leitman 2008). Eine weitere Neuheit ist die Definition von Psychoserisiko als mögliche Diagnosekategorie (z.b. Carpenter 2009). Als besonders wichtig gelten auch die komplexen Zusammenhänge zwischen Kultur und Psychopathologie (z.b. Alarcón, Alegria et al. 2002).

Von den Revisionen werden wesentliche Verbesserungen der Reliabilität, Validität und des klinischen Nutzens erwartet (z.b. First 2010; Flanagan & Blashfield 2010; Frese & Myrick 2010; Hyman 2010; Kraemer, Kupfer et al. 2010; Reed 2010). Diesen Zielen sind aber dadurch sehr enge Grenzen gesetzt, dass die psychiatrisch-psychologischen Diagnosekategorien unüberwindbar subjektiv sind, und dass daher Identifizieren in diesem Bereich nicht möglich ist. Dazu kommt, dass die Diagnosebegriffe nicht in Bezug auf Strukturen und Prozesse des Gehirns differenziert werden können, und dass dimensional organisierte Diagnosebegriffe nur metaphorische Bedeutung haben, wenn sie mehr als drei Dimensionen umfassen oder nicht auf die drei Dimensionen des Gehirns bezogen sind (Buxbaum 2014, section 4.1).

Vor einiger Zeit hat Jablensky darauf hingewiesen, dass das Verständnis für psychopathologische Phänomene wesentlich durch Wissen über die funktionale Organisation des Gehirns erhöht werden wird, das aus der Forschung der kognitiven und behavioralen Neurowissenschaften resultiert (Jablensky 1999). Derartiges Wissen ist über viele allgemeine Gesetzmäßigkeiten der spezifisch menschlichen Informationsverarbeitung, über Aufbau- und Funktionsgesetze des Nervensystems sowie über das Ineinandergreifen der beiden Bereiche verfügbar geworden. Dieses Wissen stellt einen großen Fortschritt für die psychiatrisch-psychologische Grundlagenforschung und die damit verbundene Praxis dar, weil es für grundlegende Probleme Lösungen bietet. Dies betrifft vor allem das Klassifikationsproblem und das Stigma-Problem, die Frage nach der Entstehung psychischer Störungen, deren Prävention und Psychotherapie sowie die Probleme der forensischen Psychiatrie.

# 2 Das Klassifikationsproblem und das Stigma-Problem

## 2.1 Die unüberwindbare Subjektivität psychiatrisch-psychologischer Diagnosekategorien

Das Grundproblem der Diagnosesysteme ist ihre mangelnde Objektivität. Darauf weist schon eine umfangreiche Untersuchung mit rund 800 Patienten von Zubin (1967). Denn es wurde gezeigt, dass die Übereinstimmung zwischen verschiedenen Psychiatern sehr niedrig war. So variierte sie bei differenzierteren Diagnosekategorien (z.b. Schizophrenie – Paranoia – Zyklothymie) zwischen 38% und 66%.

In der Physik gibt es deterministische Gesetze, die das Konstruieren von verschiedensten Messinstrumenten zulassen. So ermöglicht das Wissen über die Wärmelehre die Konstruktion von Thermometern, die zuverlässig und hinreichend genau die Temperatur messen und entsprechende technische Regelungen zulassen. Im psychiatrisch-psychologischen Bereich gibt es derartige deterministische Gesetze nicht. Daher ist die Definition von Diagnosekategorien sowie die Konstruktion von Messinstrumenten mit bestimmten Schwierigkeiten verbunden, die als Probleme der Objektivität, Reliabilität (Zuverlässigkeit) und Validität (Gültigkeit) bekannt sind, insbesondere im Rahmen der Testtheorie und der Testkonstruktion (z.b. Lienert 1967). Kendell & Jablensky (2003) weisen darauf, dass der Begriff der Validität mehrdeutig ist, dass aber in Bezug auf psychologische Tests eindeutige Definitionen existieren (content, criterion-related, and construct validity). Diese Definitionen sind auch beim Messen durch Urteilen anwendbar.

Mangelnde Objektivität verringert die Reliabilität und die Validität. Es wird aber davon ausgegangen, dass die kommenden Revisionen der Diagnosesysteme (ICD, DSM) wesentliche Verbesserungen der Reliabilität und Validität zeigen werden (z.b. Reed 2010). Diese Erwartung hat das DSM-5 nicht erfüllt (s. Buxbaum 2014, section 5.2.1).

Es gibt drei grundlegende Formen von Messungen. Dies sind physikalische Messungen, Messungen durch psychometrisch fundierte Persönlichkeitstests (darunter Fragebogen) sowie das Messen durch Urteilen. Das Messen durch Urteilen erfolgt stets gegenüber Bezugssystemen

(Begriffe), die entweder objektiv oder subjektiv sind (Buxbaum 2014, section 2.1). Im einfachsten Fall erfolgt das Messen durch Urteilen auf Nominalskalenniveau. Einfache Beispiele sind das Identifizieren eines Objekts als Leber oder Niere oder das Identifizieren eines Tieres als Möwe oder Schwalbe. Voraussetzung ist, dass ein Urteiler über entsprechende objektive Begriffe verfügt. Demgegenüber sind etwa wertende Begriffe (z.B. schön, sympathisch) subjektiv. Denn diesen Begriffen fehlen definierende Merkmale, die nur ihnen zukommen und das Identifizieren entsprechender Objekte, Tiere oder Menschen ermöglichen. Es gibt auch subjektive wissenschaftliche Begriffe, darunter die psychiatrisch-psychologischen Diagnosebegriffe (z.B. Schizophrenie, Manie) sowie die Persönlichkeitseigenschaften (z.B. Intelligenz, Angst).

Das Messen durch Urteilen kann auch gegenüber quantitativen Bezugssystemen erfolgen, die subjektiv oder objektiv sind, beispielsweise eine siebenstufige Sympathieskala oder eine zwölfstufige Zeitskala (z.B. 1 – 12 Stunden). Das Messen durch Urteilen kann physikalische Messungen kontrollieren, indem fehlerhafte physikalische Messinstrumente identifiziert werden, beispielsweise eine falsch gehende Uhr oder eine defekte Waage. Bei großer Erfahrung ist es sogar möglich, dass im Erfahrungsbereich präzise Schätzungen physikalischer Messwerte erfolgen. Sind die quantitativen Bezugssysteme dagegen subjektive Begriffe, so ist das Messen durch Urteilen, das auf Rang- oder Intervallskalenniveau erfolgt, unüberwindbar subjektiv. Beispielsweise wird das Ausmaß der Gefährlichkeit, der Angst oder der Psychopathologie einer Person mit oder ohne Bezug auf eine Ratingskala beurteilt. Dies gilt auch für das Messen von Dimensionen der Persönlichkeit durch entsprechende Persönlichkeitstests.

Wenn objektive physikalische Größen (z.B. Temperatur, Masse) in dichotome Kategorien umgewandelt werden (z.B. viel – wenig, warm – kalt, schwer – leicht), dann kommt es zu einem Verlust der Objektivität. Denn solche Einteilungen (Festlegungen, Vereinbarungen) können in Bezug auf die Lage auf der Skala und die Breite der Kategorie bzw. die Grenze zwischen zwei Kategorien nicht frei von Subjektivität sein.

Mangelnde Objektivität bedingt mangelnde Reliabilität. Über die Reliabilität von psychiatrisch-psychologischen Diagnosen gibt es schon seit langer Zeit Kontroversen (z.B. Aboraya 2007; First 2007; Grove 1987;

Kendell 1991; Shrout 1998; Spitzer & Fleiss 1974). Doch wird der Begriff der Reliabilität nicht immer mit der Bedeutung verwendet, die er im Rahmen der Testtheorie hat. Dies ist die Zuverlässigkeit der Messung bzw. des Messinstruments (z.b. Intelligenz- oder Angsttest). Es werden zwei Aspekte unterschieden (z.b. Lienert 1967). Die Merkmalsstabilität betrifft die zeitliche Konstanz der Messwerte unter gleichen Bedingungen. Wird Merkmalsstabilität vorausgesetzt und sind die Messwerte eines psychometrisch konstruierten Persönlichkeitstests zeitlich instabil, dann weist dies auf Merkmalsinstabilität oder der Test misst ungenau. Im Bereich der Psychiatrie und klinischen Psychologie bedeutet Merkmalsstabilität aber Wirkungslosigkeit der Behandlung. Merkmalsinstabilität kann jedoch nicht nur allmähliche Besserung oder Gesundung, sondern auch zeitliche Variation von Störungen oder Symptomen bedeuten. Die instrumentale Reliabilität betrifft die Präzision des Messinstruments und wird durch Maßnahmen im Zuge der Testkonstruktion beeinflusst (z.b. Anzahl und Schwierigkeit der Items). Die grundlegende Methode zur Prüfung der instrumentalen Reliabilität eines Persönlichkeitstests ist die einfaktorielle Varianzanalyse mit Messwiederholung (n Personen lösen k Items) oder ein daraus abgeleitetes Maß (z.b. Spearman-Brown-Formel). In der Urteilsforschung wird der Faktor „Item" durch den Faktor „Urteiler" ersetzt (z.b. Winer 1971). Auch zur Prüfung der Übereinstimmung zwischen den Urteilern werden statistische Methoden verwendet, die aus der Varianzanalyse abgeleitet sind, beispielsweise der Intraclass-Korrelationskoeffizient Kappa (z.b. Kraemer, Periyakoil & Noda 2002; Spitzer & Fleiss 1974; Shrout, Spitzer & Fleiss 1987).

Selbst bei maximaler Übereinstimmung zwischen Urteilern bestehen wesentliche Unterschiede zu physikalischen Messungen. Denn im Unterschied zur physikalischen Messung, die auf deterministischen Gesetzen beruht (etwa der Wärmelehre), hängt die Interpretation von Urteilsdaten stets von der Ausgangslage ab. Dies lässt sich an zwei einfachen Beispielen verdeutlichen. Bei einem Beispiel ist die Ausgangslage eindeutig. Dies ist die korrekte Messung der Temperatur durch k = 4 Thermometer in n = 4 Räumen (Tabelle 1 oben).

**Tabelle 1:**
Die Interpretation von Messwerten. Oben: Vier Thermometer messen die Temperatur in °C in vier Räumen. Unten: Vier Urteiler beurteilen vier Personen anhand einer siebenstufigen Ratingskala (1 – 7). Die Aussagekraft der unteren Tabelle hängt davon ab, wer die Urteiler sind, wer die Beurteilten sind und was beurteilt wird.

| k Thermometer | | A | B | C | D |
|---|---|---|---|---|---|
| | I | 10 | 10 | 10 | 10 |
| n Räume | II | 12 | 12 | 12 | 12 |
| | III | 15 | 15 | 15 | 15 |
| | IV | 21 | 21 | 21 | 21 |

| k Urteiler | | A | B | C | D |
|---|---|---|---|---|---|
| | I | 1 | 1 | 1 | 1 |
| n Personen | II | 4 | 4 | 4 | 4 |
| | III | 4 | 4 | 4 | 4 |
| | IV | 7 | 7 | 7 | 7 |

Die Tabelle 1 oben zeigt, dass vier Thermometer übereinstimmend in vier Räumen mit unterschiedlicher Temperatur jeweils den gleichen Messwert anzeigen. Man kann davon ausgehen, dass die Messungen korrekt sind, dass also etwa der Raum I wirklich eine Temperatur von 10 °C hat. Bei der unteren Tabelle hängt die Aussagekraft der Interpretation davon ab, wer die Urteiler sind, wer die Beurteilten sind und was beurteilt wird. Werden beispielsweise physikalische Größen beurteilt und sind die Daten von Tabelle 1 unten beispielsweise Schätzungen der Körpergröße, so sind die Ratings korrekt, wenn die Beziehungen zwischen den Skalenwerten (1, 4 und 7) und den in cm gemessenen Körpergrößen linear sind (oft erfolgen solche Schätzungen aber nicht anhand einer Ratingskala, sondern in einer gewohnten Längenskala, beispielsweise Meter und Zentimeter oder Fuß). Werden dagegen beispielsweise Persönlichkeitseigenschaften von persönlich gut bekannten Personen beurteilt, beispielsweise Fairness, Intelligenz, Fleiß, Aggressivität oder Geiz, dann zeigt die untere Tabelle maximale intersubjektive Übereinstimmung über eine Eigenschaft. Dies ist nur dann möglich, wenn die vier Urteiler über ähnliche Bedeutungen des Bezugssystems (z.B. Fairness) verfügen. Enthält das Bezugssystem eines Urteilers aber andere Bedeutungsaspekte, so würde die intersubjektive Übereinstimmung abnehmen, d.h. die Urteiler wären sich vielleicht nicht einig darüber, ob etwa die Person I fairer ist als die Person IV. Intersubjektive Übereinstimmung kann aber auch bloß Ausdruck eines Vorurteils sein, das nichts mit konkreten Verhaltensweisen oder Verhaltensneigungen der Beurteilten zu tun hat. So lösen oft soziale Merkmale übereinstimmende Urteile über Sympathie, Antipathie und/oder Persönlichkeitsmerkmale aus, ohne dass Informationen über Verhaltensweisen oder Verhaltensneigungen vorliegen.

Das wichtigste psychometrische Kriterium ist die Validität, die bei psychometrisch konstruierten Persönlichkeitstests entweder ein Korrelationskoeffizient zwischen dem Test und einem Kriterium oder ein Netzwerk von experimentellen Befunden zur Konstrukt-Validität ist. Geringe kriterienbezogene Validität zeigt sich durch niedrige Korrelationskoeffizienten zwischen Test und Kriterium (bei vielen Persönlichkeitstests liegt die kriterienbezogene Validität bestenfalls um 0.3, bei Intelligenztests kaum über 0.7). Die Konstruktvalidität zeigt die geringe Vorhersagekraft von Testwerten dadurch, dass unzählige experimentelle Untersuchungen nur schwache probabilistische Gesetzmäßigkeiten nachweisen, insbesondere Mittelwertsunterschiede. Dies bedeutet, dass bei Gruppenvergleichen (z.B. Ängstliche vs. Nicht-Ängstliche, Schizophrene vs. Depressive) in Bezug auf wesentliche abhängige Variablen mehr oder weniger überlappende Verteilungen von Messwerten vorliegen. Daher ist die Beschreibungs-, Erklärungs- und Vorhersagekraft von Persönlichkeitstests zu niedrig, um im Einzelfall Entscheidungen zu begründen, die für die Betroffenen (Kinder, Jugendliche, Erwachsene) schwerwiegende persönliche, soziale und rechtliche Folgen haben.

Man kann das Problem der mangelnden Vorhersagbarkeit des Verhaltens im Einzelfall anhand fiktiver Zahlen weiter verdeutlichen. Zwar gibt es Ausnahmen, bei denen das Verhalten vor allem durch die Reizverhältnisse oder durch personspezifische Einflüsse bedingt ist. In der Regel wirken aber die beiden Einflussquellen eng zusammen. Unter diesen Umständen sind präzise Vorhersagen des Verhaltens nur in einem

Sonderfall möglich. Dies ist das additive Zusammenwirken von Einflussfaktoren. Es gibt aber zahlreiche logisch-theoretische und empirisch-experimentelle Beweise dafür, dass das nicht-additive Zusammenwirken
der Regelfall ist (z.b. Barrett 2006; Colquhoun & Corcoran 1964; Mischel
2004; Revelle, Humphreys et al. 1980; Wegner & Vallacher 1977, S. 68-
74). Darauf weist auch das Wissen über die neurobiologischen Grundlagen der Selbststeuerung bzw. Selbstkontrolle (Abschnitt 4). Die Tabelle 2
zeigt die Unterschiede zwischen den beiden monokausalen Ansätzen (Si-
tuationismus, personzentrierte Ansätze), dem additivem und dem nicht-
additivem Zusammenwirken an fiktiven Zahlen.

**Tabelle 2:**
Vier fiktive Datenstrukturen, die verschiedene Positionen der Persönlichkeitsforschung beweisen, hier in Bezug auf drei Situationen (I, II, III), fünf Personen (A,
B, C, D, E) sowie die Messwerte (0 – 6) in einem Angsttest. (A) Das Verhalten ist
eine Funktion der Situation. (B) Das Verhalten ist eine Funktion der Person (Persönlichkeitseigenschaft). (C) Das Verhalten ist eine Funktion des additiven Zusammenwirkens von Situation und Person. (D) Das Verhalten ist eine Funktion
des nicht-additiven Zusammenwirkens von Situation und Person.

| | I | II | III | | I | II | III | | I | II | III | | I | II | III |
|---|---|---|---|---|---|---|---|---|---|---|---|---|---|---|---|
| A | 1 | 3 | 5 | A | 1 | 1 | 1 | A | 0 | 1 | 2 | A | 0 | 3 | 6 |
| B | 1 | 3 | 5 | B | 2 | 2 | 2 | B | 1 | 2 | 3 | B | 1 | 5 | 2 |
| C | 1 | 3 | 5 | C | 3 | 3 | 3 | C | 2 | 3 | 4 | C | 2 | 2 | 3 |
| D | 1 | 3 | 5 | D | 4 | 4 | 4 | D | 3 | 4 | 5 | D | 3 | 4 | 4 |
| E | 1 | 3 | 5 | E | 5 | 5 | 5 | E | 4 | 5 | 6 | E | 4 | 1 | 5 |

   (A)         (B)         (C)         (D)

Die Tabelle 2 (A) zeigt, dass die Werte nur in Abhängigkeit der Situation variieren, in (B) variieren sie nur in Abhängigkeit der Person (genetisch bedingt oder stabil gelernte Persönlichkeitseigenschaft), (C) zeigt
additives Zusammenwirken zwischen den Situationen und der Persönlichkeitseigenschaft, (D) zeigt nicht-additives Zusammenwirken zwischen
den Situationen und der Persönlichkeitseigenschaft.

Additives Zusammenwirken von zwei Einflussfaktoren erkennt man
daran, dass die Rangreihen der Messwerte über die beiden Faktoren
(hier: Situationen, Personen) konstant bleiben. Die Situation I ist somit
am wenigsten angstauslösend, während die Situation III am höchsten

angstauslösend ist. Die Person A ist am wenigsten ängstlich. Die Person E ist am ängstlichsten.

Die Daten in (D) variieren unregelmäßig zwischen den Situationen und den Personen. Die beiden Faktoren wirken also nicht-additiv zusammen. Solche Gesetzmäßigkeiten erschweren das Vorhersagen des Verhaltens wesentlich. So ist die Person A in der Situation I am wenigsten ängstlich, während sie in der Situation III den höchsten Angstwert hat und in der Situation II eine mittlere Position einnimmt. Derartige Gesetzmäßigkeiten weisen darauf, dass bei anderen Stichproben von Personen, Situationen und Angstreaktionen die Ergebnisse anders sein können. So ist es möglich, dass sich eine Person vor bestimmten Tieren fürchtet, während sie keine Angst bei sozialen Kontakten hat (wobei bestimmte Ausnahmen möglich sind), während es bei einer anderen Person umgekehrt ist. Außerdem ist es möglich, dass sich im Laufe der Zeit Veränderungen durch Erfahrungen bzw. Lerneinflüsse ergeben. Bei belastenden Ängsten ist auch systematische Behandlung durch Psychopharmaka und/oder Psychotherapie und eine entsprechende Reduktion von Messwerten möglich.

Im Bereich der organischen Medizin ist die Validierung von Diagnose-Tests einfach. Denn die entsprechende Störung bzw. Krankheit kann identifiziert werden und als Kriterium für den Diagnose-Test verwendet werden. Diagnostiziert der Test fehlerlos, d.h. es werden keine Kranken übersehen und Gesunde nicht als krank angesehen, dann ist der Test valide. Treten bei Anwendung des Diagnose-Tests Fehler auf, so kann anhand von Übereinstimmungsmaßen ein Validitätskoeffizient bestimmt werden, beispielsweise ein bestimmter Kappa-Koeffizient (z.B. Kraemer et al. 2002).

Im psychiatrisch-psychologischen Bereich ist das Identifizieren von Störungen bzw. Krankheiten nicht möglich. Denn die zugrundeliegenden wissenschaftlichen Begriffe (hypothetische Konstrukte), beispielsweise Intelligenz, Angst oder Schizophrenie, sind unüberwindbar subjektiv. Objektiv ist ein Begriff dann, wenn Objekte, Maschinen, Tiere oder Menschen, auf die der Begriff angewendet wird, identifiziert werden können. Andernfalls sind die Reiz- bzw. Wahrnehmungsbedingungen unzulänglich (z.B. Entfernung, Helligkeit, Sehfähigkeit, Erfahrung) oder der Begriff ist subjektiv. Subjektiven Begriffen fehlen definierende Merkmale, die nur ihnen zukommen und das Identifizieren ermöglichen. So gelten z.B. die objektiv erkennbaren bzw. messbaren Verhaltensweisen Herzklopfen, Schwitzen und Zittern als Indikatoren für die wissenschaftliche Diagnosekategorie „Angst". Doch sind diese Merkmale keineswegs sicher und sie treten auch dann auf, wenn für die Umstände und Gefühle das Wort Angst unpassend ist (z.B. Freude, Arbeit, Kälte). Diese Probleme sind im Bereich der Psychiatrie schon lange bekannt (z.B. Schneider 1967). So stellt Hummer (2009, S.14) fest: „Pathognomonische Symptome, das heißt Einzelsymptome, die nur bei schizophrenen Erkrankungen vorkommen, gibt es nicht". Die Entwicklung und Revision der psychiatrisch-psychologischen Diagnosesysteme (ICD, DSM, RDC) hat somit nichts an ihrer grundlegenden Problematik geändert und kann daran nichts ändern.

Die unüberwindbare Subjektivität der psychiatrisch-psychologischen Diagnosekategorien bildet keinen Widerspruch zu den zahlreichen therapeutischen Erfolgen nach Anwendung von Psychopharmaka und Psychotherapie (oder anderer Methoden, darunter Lichttherapie). Dies liegt vor allem daran, dass schwere psychische Störungen durch extreme Zustände der kortikalen und affektiven Aktivierung gekennzeichnet sind, und dass für die drei Hauptgruppen extremer kortikaler und affektiver Aktivierung (niedrig, hoch, zwischen niedrig und hoch wechselnd) drei Hauptgruppen von Psychopharmaka verfügbar sind (Antidepressiva, Antipsychotika, Stimmungsstabilisatoren).

## 2.2  Selbst- und/oder Gemeingefährlichkeit

Belastende Reize der materiellen, organischen und sozialen Außenwelt und/oder belastende Zustände und Prozesse der Innenwelt (Gefühle, Vorstellungen, Gedanken; Urteils- und Denkprozesse) können zu extrem niedriger oder extrem hoher kortikaler und affektiver Aktivierung führen (z.B. Apathie, Aufregung, Panik, Toben). Dadurch wird die Selbststeuerung bzw. Selbstkontrolle beeinträchtigt oder sie geht verloren. Dies erhöht die Wahrscheinlichkeit von Kurzschlusshandlungen.

Eine betroffene Person kann durch ihr Erscheinungsbild und/oder Verhalten so auffällig werden, dass bei einer anderen Person die Annahme von Geisteskrankheit bzw. psychischer Krankheit (allenfalls verbunden mit der Annahme einer Selbst- und/oder Gemeingefährlichkeit) ein so hohes Maß an subjektiver Wahrscheinlichkeit bekommt, dass sie einen Notdienst (insbesondere Rettung und/oder Polizei) verständigt.

Gemäß dem Unterbringungsgesetz darf in einer psychiatrischen Abteilung nur untergebracht werden, wer an einer psychischen Krankheit leidet und im Zusammenhang damit sein Leben oder seine Gesundheit oder das Leben oder die Gesundheit anderer ernstlich und erheblich gefährdet, und nicht in anderer Weise, insbesondere außerhalb einer psychiatrischen Abteilung, ausreichend ärztlich behandelt oder betreut werden kann.

Eindeutige bzw. augenfällige Selbst- und/oder Gemeingefährlichkeit ist als Ausdruck einer entsprechenden Gesinnung strafrechtlich relevant, beispielsweise als gefährliche Drohung (z.B. § 107 Österr. StGB). Ein solcher Zustand kann aber auch durch extreme kortikale und affektive Aktivierung bedingt sein, so dass eine Kurzschlusshandlung wahrscheinlich ist. Ein derartiges Verhalten ist eine einmalige Entgleisung oder es liegt ein Defizit in Bezug auf Selbstkontrolle (Gefühlskontrolle und Impulskontrolle) vor, dem bei Lernfähigkeit und Lernbereitschaft auch durch Psychotherapie entgegengewirkt werden kann.

Sprachlosigkeit und fehlender Widerspruch gegen die Unterbringung kann nur durch die außergewöhnliche Situation bedingt sein. Beispielsweise reagiert ein Vorgesetzter, ein Ehepartner oder ein enger Verwandter auf einen sozialen Konflikt nicht mit Ärger, Entrüstung usw. oder Anzeige, sondern veranlasst plötzlich und unerwartet eine Unterbringung. Nach der Unterbringung muss die Tatsache verkraftet werden, dass man von Experten als psychisch krank (geisteskrank) und gefährlich beurteilt wird. Sowohl die Aufregung über die ungerechtfertigte Unterbringung als auch Resignation bzw. Niedergeschlagenheit können der Entlassung entgegenwirken, wenn sie als Symptome interpretiert werden. Daher ist es notwendig, dass die untergebrachte Person ihre psychische Gesundheit dadurch belegt, dass sie ihr Verhalten als einmalige Entgleisung erklärt und zeigt, dass sie imstande ist, gegen Verhaltensweisen anzukämpfen, die eine Unterbringung begründen und aufrechterhalten.

In der Psychiatrie ist das Erkennen, dass eine Person die Selbststeuerung bzw. Selbstkontrolle aufgrund extremer (kortikaler und affektiver) Aktivierung verloren hat, ein grundlegender diagnostischer Vorgang. Denn es muss die Diagnose von organischen Störungen bzw. Organdefekten, darunter Hirnschaden, sowie der Einfluss psychotroper Substanzen (z.B. Rauschgift) ausgeschlossen werden. Um die Ansprechbarkeit der Person wiederherzustellen und zu erhalten, können aktivierende oder beruhigende Medikamente verabreicht werden. Die Auswahl passender Psychopharmaka (Mittel, Dosis, Dauer) wird dadurch begünstigt, dass es für die Behandlung der drei möglichen Extremzustände der kortikalen und affektiven Aktivierung (extrem hoch, extrem niedrig, extrem schwankend) drei Hauptgruppen von Medikamenten gibt. Dies sind Neuroleptika (Antipsychotika), Thymoleptika (Antidepressiva) und Stimmungsstabilisatoren. Die Verfügbarkeit über vielfältige Untergruppen und andere Medikamente, sowie genaues Wissen über deren Wirksamkeit auf das Nervensystem und das Verhalten, ermöglicht die Suche nach zunehmend differenziert wirkenden Mitteln oder Kombinationen von Medikamenten. So fördern einige trizyklische Thymoleptika (Antidepressiva) eher den Antrieb und die Psychomotorik, während andere vor allem eine anxiolytische (angstlösende) Wirkung haben.

Außerdem ist es möglich, die subjektiven Hauptbegriffe der Diagnosesysteme, d.h. Psychose (Schizophrenie, Manie, Depression, bipolare Störung), durch objektive Begriffe zu ersetzen, die auf Ergebnisse der Hirnforschung bezogen sind (s. Abschnitt 4). Dadurch ergibt sich auch eine umfassende Lösung des Stigma-Problems. Zu dieser Lösung gehört auch die Kommunikation zwischen Arzt und Patienten, die frei von gegenseitigen Vorurteilen sein kann, weil das Wissen über Ätiologie, Psychotherapie und Prävention wesentlich zugenommen hat. Außerdem ist zu erwarten, dass allfällige Vorurteile gegenüber der Psychiatrie im Laufe der Zeit verschwinden und daher die Bereitschaft von belasteten Personen zunimmt, psychiatrische Hilfe zu suchen.

Ein Defizit in Bezug auf Selbstkontrolle (Gefühlskontrolle und Impulskontrolle) bedeutet, dass eine reiz- und/oder personbedingte Störung der kortikalen und affektiven Aktivierung vorliegt. Diese Störung kann verschiedene Formen annehmen, auch in Abhängigkeit von den wesentlichen Veränderungen auf biochemischer Ebene. Dabei lassen sich vier Hauptformen unterscheiden. Diese neuen Diagnosekategorien werden den in den Diagnosesystemen (ICD, DSM) enthaltenen Begriffen gegenübergestellt (Tabelle 3).

**Tabelle 3:**
Neurowissenschaftlich fundierte Nosologie (Neu) im Vergleich zu Psychosen (Alt).

| Neu: | Alt: |
|---|---|
| *Störung der kortikalen und affektiven Aktivierung* | *Psychose* |
| Hyperaktivierung, dopaminerg | Schizophrenie |
| Hyperaktivierung, dopaminerg + noradrenerg + serotonerg | Manie |
| Hypoaktivierung | Depression |
| Periodische Hypo- und Hyperaktivierung | Bipolare Störung |

So bedeutet dopaminerg, dass vor allem Nervenzellen aktiv sind, die den Neurotransmitter Dopamin freisetzen oder durch Dopamin-Rezeptoren auf ihn reagieren. Dabei ist wesentlich, dass es verschiedene Dopamin-Rezeptoren gibt, und dass bestimmte Psychopharmaka unterschiedliche Dopamin-Rezeptoren blockieren. So gibt es eine Gruppe der Neuroleptika (Antipsychotika), die vor allem den $D_2$-Rezeptor blockieren. Diese (schon lange bekannten) Substanzen werden als typische Neuroleptika bezeichnet. Atypische (neuere) Antipsychotika können die Aktivität der Rezeptoren des Dopamin-Systems ($D_1 - D_5$) und der Rezeptoren anderer Neurotransmitter differenziert beeinflussen. Es gibt aber auch typische (ältere) Antipsychotika, die nicht nur auf Dopamin-Rezeptoren wirken, sondern auch auf andere Rezeptoren.

Ist es möglich, die biochemische Störung (extrem hohe und/oder extrem niedrige Konzentration bestimmter Neurotransmitter) vor der Therapie zu bestimmen, würde dies die Auswahl der passenden Psychopharmaka wesentlich erleichtern. Andernfalls ist die biochemische Komponente der Diagnose zuerst nur eine Hypothese. Sie wird durch die wirksame psychopharmakologische Behandlung bestätigt und ist daher entsprechend differenziert. Ist beispielsweise Haloperidol (typisch) wirksam, von dem bekannt ist, dass es vor allem an $D_2$-Rezeptoren bindet, dann lautet die Diagnose: Störung der kortikalen und affektiven Aktivierung (extrem hohe Aktivierung, $D_2$). Ist dagegen Olanzapin (untypisch) wirksam, dann ist die genaue Diagnose: Störung der kortikalen und affektiven Aktivierung (extrem hohe Aktivierung, $D_2$, 5-$HT_{2A}$, $H_1$, $M_1$). Denn Olanzapin bindet auch an bestimmte Rezeptoren anderer Neurotransmitter (Serotonin, Histamin, Muscarin).

## 2.3 Störungen in der Innenwelt

Psychische Krankheit (psychische Störung) ist nur dann ein objektiver Begriff, wenn das Verhalten einer Person (Sagen, Tun) Selbst- und/oder Gemeingefährlichkeit als Folge extremer kortikaler und affektiver Aktivierung erkennen lässt. In psychiatrischer Hinsicht kann Selbst- und/oder Gemeingefährlichkeit nach Verlust der Selbststeuerung bzw. Selbstkontrolle nicht nur durch psychische Krankheit (extreme kortikale und affektive Aktivierung) bedingt sein, sondern auch durch eine hirnorganische Störung oder durch Einfluss psychotroper Substanzen.

### 2.3.1 Patienten berichten über ihr Leiden

Bei ansprechbaren Personen (dies sind Personen, die psychiatrisch-psychologische Hilfe suchen sowie Personen, die noch in einer psychiatrischen Abteilung untergebracht aber wieder ansprechbar sind) ist nicht oder nicht mehr der objektive Begriff der psychischen Krankheit (psychische Störung) anwendbar. Denn die psychischen Störungen, an denen ansprechbare Personen leiden, lassen sich nicht objektiv messen bzw. kategorisieren.

Störungen sind nicht tolerierbare Diskrepanzen zwischen Ist- und Soll-Zuständen (Abschnitt 4). Ein einfaches Beispiel ist die persönlich erwünschte Raumtemperatur. Diese Regelung kann einen sozialen Konflikt auslösen, wenn es sich etwa um einen Büroraum handelt, und wenn die Personen sich über die Regelung nicht einig sind. Was für eine Person belastend ist, muss also für eine andere Person nicht belastend sein. Daher ist es auch nicht angebracht, dass der Arzt festlegt, ob bei einer Person eine psychische Störung (psychische Krankheit) vorliegt oder nicht, beispielsweise eine Störung der Konzentration, eine Angststörung oder eine Zwangsstörung. Dies bedeutet, dass es notwendig ist, dass die Patienten im Rahmen einer wechselseitig gerichteten Kommunikation (Dialog, Aussprache) mit dem Arzt möglichst konkret über ihre Belastungen sprechen. Die Patienten berichten somit über ihre Störungen in der Innenwelt.

Störungen in der Innenwelt sind belastende Gefühle, Vorstellungen und Gedanken oder Ideen. Sie werden vor allem durch Reize der Außenwelt verursacht, darunter das eigene Verhalten, beispielsweise persönlich und/oder sozial störendes Essen, Trinken oder Sexualität. Die belastenden Reize sind gewohnt oder ungewohnt, ein- oder mehrdeutig, materiell, organisch oder sozial. Störungen in der Innenwelt können aber auch oder nur durch Prozesse der Innenwelt (Urteilen, Denken) ausgelöst werden. Beim Urteilen sind dies vor allem belastende emotionale Äußerungen über sich selbst, beispielsweise Selbstbeschimpfung oder negative Werturteile. Doch auch sachliche Darstellungen in Form von realistischen oder unrealistischen Beschreibungen, Erklärungen und Vorhersagen können schwer belasten (z.B. Weltuntergangsstimmung).

Ein Sonderfall ist das Vorliegen eines Konflikts in der Innenwelt, d.h. es wirken gegensätzliche Motive, die annähernd gleich stark sind und daher das Entscheiden für ein Verhalten blockieren. Ist der Konflikt bewusst, beispielsweise zwischen einem Bedürfnis und einem Gebot, so können im Rahmen der Selbststeuerung bzw. Selbstkontrolle passende Prozesse der Innenwelt dadurch zur Lösung beitragen, dass die Stärke eines Motivs erhöht und/oder die Stärke des anderen Motivs verringert wird. Gelingt dies nicht, so nehmen die Spannungen zu und können zu extremer kortikaler und affektiver Aktivierung führen. Es ist aber auch möglich, dass der Konflikt verdrängt wird, beispielsweise um einen drohenden sozialen Konflikt zu vermeiden. Nicht bewusste bzw. verdrängte Konflikte, die also nicht auf geistig-neuronaler, sondern nur auf neuronaler Ebene wirksam sind, können hohe Spannungen erzeugen und zu organischen Störungen führen. Vor allem Psychotherapeuten können Konflikte bewusst machen.

Wenn Patienten über ihre Störungen in der Innenwelt berichten, dann kann es notwendig sein, dass der Arzt bei bestimmten Äußerungen der Patienten Vermutungen über tiefere bzw. grundlegende Störungen nachgeht. Sind solche Störungen wahrscheinlich, dann sind spezielle Maßnahmen (Medikamente und/oder Psychotherapie) nötig, die im Einvernehmen mit dem Patienten erfolgen, beispielsweise das Aufdecken von Konflikten. Solche Vermutungen betreffen beispielsweise eine allfällige Überempfindlichkeit (vegetative Labilität) oder erhöhte Spannung durch intensive soziale Belastung oder durch verdrängte Konflikte, oder nicht direkt erkennbare belastende Neigungen des Patienten (z.B. zur negativen Interpretation mehrdeutiger sozialer Reize oder zu sehr unwahrscheinlichen doch belastenden Hypothesen, beispielsweise über Machenschaften oder Intrigen).

Nachdem der Patient (die Patientin) über sein (ihr) Leiden berichtet hat, informiert der Arzt (die Ärztin) über mögliche Ursache-Wirkungs-Zusammenhänge, insbesondere über psychosoziale und psychosomatische Zusammenhänge, und schlägt eine bestimmte Form der Behandlung der geäußerten Störung vor (vor allem Medikamente und/oder Psychotherapie). Zumeist gibt es verschiedene Möglichkeiten der Therapie, so dass Alternativen existieren, wenn Patienten eine bestimmte Therapieform ablehnen.

Besteht bei einem Patienten, der in einer psychiatrischen Abteilung untergebracht sind, keine Krankheitseinsicht, so ist es notwendig, diese Person auf die Hauptursache hinzuweisen, die zur erwiesenen Selbst- und/oder Gemeingefährlichkeit geführt hat. Dies war die unzureichende Selbstkontrolle aufgrund extremer kortikaler und affektiver Aktivierung. Dies erfordert eine Behandlung. Die Auswahl der Behandlung kann dadurch begünstigt werden, dass der Patient über mögliche Ursachen spricht, die zum Verlust der Selbststeuerung bzw. Selbstkontrolle geführt haben. Zu diesen Gründen gehören belastende Reize der materiellen, organischen und sozialen Außenwelt, vor allem schwere Verluste. Doch auch sozialer Druck von relativ mächtigen Personen bzw. Personengruppen, der sehr verschiedene verbale und nichtverbale Formen haben kann, darunter das Ausnutzen von Abhängigkeiten, das gezielte Ängstigen, die soziale Ausgrenzung, das Erzeugen von belastender Ungewissheit durch Mehrdeutigkeiten sowie der Gebrauch ethisch fragwürdiger Rechtsmittel, kann sehr belastend sein. Zu den wesentlichen Einflüssen kann aber auch die Neigung gehören, dass mehrdeutige soziale Reize als beleidigend bzw. kränkend oder angstauslösend interpretiert werden und/oder die Neigung zu belastenden Urteils- und Denkprozessen und damit verbundenen belastenden Vorstellungen und Gedanken.

### 2.3.2 Diagnose und Therapie

Die Auswahl einer Therapie setzt eine Diagnose voraus. Im psychiatrisch-psychologischen Bereich sind die Berichte der Patienten über ihre Störungen in der Innenwelt sowie Wissen über signifikant wirksame Behandlungsmethoden grundlegend. Häufig sind die Alltagsbegriffe, mit denen Patienten ihre Störungen in der Innenwelt beschreiben, gleichzeitig Diagnosekategorien eines internationalen Diagnosesystems (ICD, DSM). Einfache Beispiele sind berichtete Ängste, Essstörungen oder Schlafstörungen. Oft lassen sich die Alltagsbegriffe durch Fachbegriffe ersetzen, beispielsweise Agoraphobie, Bulimia nervosa oder Pavor nocturnus. Ein Problem besteht aber dann, wenn Kinder durch störende Verhaltensweisen sozial auffällig werden und unüberwindbar subjektive psychiatrisch-psychologische Diagnosen folgen.

### 2.3.2.1  Sozial störende Verhaltensweisen von Kindern

Auch bei Kindern ist die Diagnose sozial störender Verhaltensweisen durch psychiatrisch-psychologische Klassifikationssysteme (ICD, DSM) zumeist nicht angebracht. Ein Beispiel sind hirnorganisch gesunde Kinder, die den Unterricht stören. Auch dann, wenn pädagogische Maßnahmen nicht erfolgreich sind, kann nicht von einer psychischen Krankheit (psychische Störung) gesprochen werden. Allerdings besteht vor allem in den USA die Tendenz, sozial abweichende Verhaltensweisen durch unüberwindbar subjektive Diagnosekategorien zu klassifizieren und zu behandeln. Ein Beispiel ist die Aufmerksamkeitsdefizit-/Hyperaktivitätsstörung (ADHS) und die Symptomähnlichkeit zwischen ADHS und der bipolaren Störung (BPD). So hat Biederman 1998 in einer Diskussion mit Klein, Pine & Klein (Biederman, Klein et al. 1998) darauf hingewiesen, dass in der Präadoleszenz (< 12 Jahre) fälschlicherweise oft ADHS anstatt Manie diagnostiziert wird, und dass die hohe Ähnlichkeit zwischen ADHS und BPD durch drei gemeinsame Symptome bedingt ist (inattention, impulsivity, and hyperactivity). Als definierendes Merkmal für BPD wird eine Abnormität der Stimmung genannt (abnormality in mood), d.h. eine ständige Instabilität der Stimmung (persistent mood instability) mit gelegentlichen Gefühlsausbrüchen. Nach Geller, Craney et al. (2002) haben Kinder mit BPD überdies drei gemeinsame Merkmale, die bei ADHS nicht diagnostiziert werden (elevated mood, grandiosity, and flight of ideas).

Bei Kindern besteht aber nur selten Selbst- und/oder Gemeingefährlichkeit, die eine Einweisung in eine psychiatrische Klinik und kurzzeitige Anwendung von Psychopharmaka notwendig macht. Dies bedeutet, dass bei Kindern unüberwindbar subjektive Klassifikationen sozial störender

Verhaltensweisen erfolgen, die mit Behandlungen durch Antipsychotika und/oder Stimmungsstabilisatoren verbunden sind. So berichtet Correll (2007) über einen Algorithmus zur Behandlung der bipolaren Störung bei pädiatrischen Patienten mit akuter Manie. Nach Correll (2007) empfiehlt die Amerikanische Gesellschaft für Psychiatrie eine mindestens 18 Monate dauernde Fortsetzung der Pharmakotherapie nach Stabilisierung einer manischen Phase der bipolaren Störung. Doch wird auch die Notwendigkeit längerer Therapien diskutiert, um Rückfällen vorzubeugen, und für viele Fälle wird auch lebenslange Therapie als notwendig angesehen. Außerdem wird über Erfolge nach Anwendung von Elektroschocktherapie bei Jugendlichen berichtet, die dann empfohlen wird, wenn Medikamente nicht wirksam sind oder nicht vertragen werden.

Ein Beispiel ist eine Untersuchung von Biederman, Mick et al. (2005) an 31 Vorschulkindern (Alter: 4 – 6 Jahre), bei denen eine bipolare Störung nach DSM IV diagnostiziert worden war. In einem Zeitraum von 8 Wochen wurden die Kinder mit einem von zwei Antipsychotika behandelt (16 Kinder mit Risperidon, 15 Kinder mit Olanzapin). Die Wirksamkeit wurde anhand eines Fragebogens (Young Mania Rating Scale) festgestellt, der am Beginn und am Ende der Behandlung vorgegeben wurde. Die statistische Auswertung der Daten ergab bei jedem Medikament eine signifikante Abnahme des Mittelwertes der Gesamtpunkte nach der Behandlung, wobei die beiden Medikamente gleich wirksam waren (kein signifikanter Mittelwertsunterschied am Ende der Behandlung). Bei beiden Mitteln bestand die vorrangige Nebenwirkung in einer Gewichtszunahme. Bei Risperidon war dieser Mittelwert 2.2 kg, bei Olanzapin 3.2 kg.

Wenn bei Kindern extreme Zustände der kortikalen und affektiven Aktivierung auftreten, dann ist in der Regel keine Zuordnung zu einer psychiatrisch-psychologischen Diagnosekategorie angebracht. Die Regelung der affektiven Aktivierung durch Medikamente kann bei Kindern nur eine Ausnahme sein, für die es schwerwiegende Gründe geben muss. Denn normalerweise beruht die Regelung der kortikalen und affektiven Aktivierung auf Lernprozessen durch Interaktionen mit Bezugspersonen in der Familie oder in familienähnlichen Systemen (Abschnitt 5). Mangelt es an solchen Lernprozessen, beispielsweise wegen Vernachlässigung, dann sind Maßnahmen notwendig, um diese Lernprozesse in der Familie oder in familienähnlichen sozialen Systemen zu fördern. Außerdem ist

Psychotherapie möglich, wenn Kinder, Jugendliche und/oder die Eltern entsprechende Hilfe suchen.

### 2.3.2.2 Die Prüfung der Wirksamkeit von Psychopharmaka und Psychotherapie

Die Prüfung der Wirksamkeit einer Therapie wird hier in Bezug auf Psychopharmaka und Psychotherapie diskutiert. Die Medikamententests sind im Idealfall Vergleiche zwischen Versuchsgruppe (Medikament) und Kontrollgruppe (Placebo) in Bezug auf wesentliche subjektive und/oder objektive Indikatoren bzw. Symptome (z.B. Stimmung, Verhalten), wobei weder die Patienten noch die behandelnden Ärzte über den Versuchsplan Bescheid wissen (Doppelblindversuch). In den letzten Jahren gibt es auch zahlreiche Untersuchungen anhand von Neuroimaging in Bezug auf die Veränderung der Aktivität von Neuronensystemen nach einer Therapie. Drei Übersichtsarbeiten dazu stammen von Beauregard (2007), Haldane & Frangou (2006) sowie Taylor & Liberzon (2007). Diese Arbeiten zeigen auch, dass Psychopharmaka und Psychotherapie ähnliche Wirkungen auf die Aktivität von Neuronensystemen haben.

Die Ergebnisse der Untersuchungen über die Wirksamkeit einer Therapie sind stets probabilistische Zusammenhänge, insbesondere signifikante Mittelwertsunterschiede zwischen behandelter Versuchsgruppe (z.B. Depression, Schizophrenie, Zwangsstörung) und Kontrollgruppe (unbehandelte Patienten oder Gesunde). Daher besteht im Einzelfall nie Sicherheit über den therapeutischen Erfolg. So ist es möglich, dass nicht bloß die Dosierung eines Mittels verändert werden muss, sondern dass ein anderes (chemisch mehr oder weniger ähnliches) Medikament gesucht werden muss. Ähnliche Probleme können bei der Psychotherapie bestehen, auch dann, wenn Methoden angewendet werden, die auf Ergebnisse der neurowissenschaftlichen Forschung bezogen sind und nicht auf überholten psychologischen Schulen oder Theorien beruhen.

Die Auswahl der Behandlungsmethode kann dadurch erschwert werden, dass sehr verschiedene Belastungen genannt werden, dass verschiedene Belastungen zusammenwirken, beispielsweise belastendes Grübeln, Angst und Schlafstörung, und/oder dass verschiedene Behandlungsmethoden existieren.

Eine Quelle dieser Probleme ist auch das Klassifikationsproblem. Denn bei den Studien zur Wirksamkeit von Psychopharmaka oder Psychotherapie ist eine Diagnose durch Bezug auf eines der der drei internationalen Diagnosesysteme (ICD, DSM, RDC) notwendig. Dies sichert die Vergleichbarkeit mit ähnlichen Untersuchungen oder zwischen einer Studie und ihrer Replikation. Doch das Zusammenfassen von verschiedenen Symptomen zu zunehmend breiten Kategorien ist einerseits nicht frei von Subjektivität und führt andererseits dazu, dass bei einer Patientengruppe zunehmend große Heterogenität von Symptomen besteht. Außerdem ist es möglich, dass bei einem Patienten so verschiedene Symptome existieren, dass Zuordnung zu zwei oder mehr Diagnosekategorien erforderlich ist (Komorbidität).

Ein Beispiel ist die Zwangsstörung (Zwangsgedanken, Zwangshandlungen), die auch eine Kategorie im ICD-10 und DSM-IV ist. Allerdings bestehen zwischen den beiden Diagnosesystemen Unterschiede in der Definition, d.h. im ICD-10 ist sie eine eigene Gruppe, beim DSM-IV gehört sie zu den Angststörungen.

Beim Zwang ist die Motivation zu Zwangsgedanken oder Zwangshandlungen sehr stark, weil die subjektive Wahrscheinlichkeit sehr hoch ist, dass bestimmte Verhaltensweisen oder Unterlassungen mit sehr negativen Folgen verbunden sind. Ergeben sich Verzögerungen, so steigt die Angst, dass die negativen Folgen eintreten, obwohl sie objektiv sehr unwahrscheinlich sind. Doch die erhöhte kortikale und affektive Aktivierung beeinträchtigt das sachliche Urteilen und Denken, das die persönlich störende hohe Motivation zu Zwangsgedanken und Zwangshandlungen schwächen könnte. Ist der Zwang sehr belastend, so kann das biologische Stresssystem (CRF-ACTH-Corticosteroid-System) überlastet werden und es resultieren Stoffwechselstörungen. Die Belastung kann aber auch dazu führen, dass depressive Reaktionsweisen auftreten, allenfalls auch neuropathologische Veränderungen. Davon ist unter anderem der Hippocampus betroffen.

Die Zwangsstörung kann mit oder ohne Depression auftreten und mit bestimmter Hirnaktivität verbunden sein (Saxena, Brody et al. 2001). Beispielsweise ist der Stoffwechsel bzw. die Aktivität im linken Hippocampus bei Zwangsstörung mit Depression signifikant niedriger als bei Zwangsstörung oder bei der Kontrollgruppe (Gesunde). Der Zusammenhang zwischen der Aktivität des Hippocampus und der Depression zeigte sich auch bei einem Vergleich der Daten aller Personen. Denn zwischen dem Ausmaß der Aktivität des Hippocampus und dem Ausmaß der Depression gab es eine signifikante negative Korrelation (s.a. Abschnitt 3.2.2).

Für die Behandlung von Depressionen, die sehr verschiedene Form haben können, stehen vor allem Antidepressiva zur Verfügung, darunter selektive Wiederaufnahme-Hemmer, beispielsweise Serotonin-Wiederaufnahme-Hemmer. Doch gibt es auch Therapieerfolge mit diesen Medikamenten bei Zwangsstörungen. So berichten Soomro, Altman et al. (2008) in einer Übersichtsarbeit über die signifikante Wirksamkeit von Antidepressiva (fünf Serotonin-Wiederaufnahme-Hemmer). Der Vergleich umfasste 17 Untersuchungen mit 3097 Patienten und zeigte eine signifikante Abnahme der Schwere der Störung nach 6 – 13 Wochen Behandlung im Vergleich zu den unbehandelten Patienten (Placebo-Gruppen). Die Messungen erfolgten durch einen Fragebogen, der in Form eines halbstrukturierten Interviews Symptome erfasst (Yale-Brown Obsessive Compulsive Scale). Zu den unerwünschten Wirkungen gehörten insbesondere Übelkeit, Kopfschmerzen und Schlaflosigkeit.

In einer Untersuchung anhand von Neuroimaging verglichen Saxena, Brody et al. (2002) drei Patientengruppen (Depression, Zwangsstörung, Zwangsstörung mit Depression) vor und nach 8 – 12 Wochen Behandlung mit einem Serotonin-Wiederaufnahme-Hemmer in Bezug auf signifikante Aktivitäten von Neuronensystemen. Ein wichtiger Vergleich betraf Patienten mit Zwangsstörung, bei denen die Therapie erfolgreich (12 Patienten) oder erfolglos (13 Patienten) war. Der Erfolg wurde mit der Yale-Brown Obsessive Compulsive Scale gemessen. Bei den erfolgreich behandelten Patienten nahm die Aktivität bestimmter Bereiche des präfrontalen Kortex (PFC) sowie subkortikaler Bereiche signifikant ab. Dies waren der linke ventrolaterale PFC und der orbitofrontale PFC (bilateral) sowie der rechte Nucleus caudatus und der Thalamus (bilateral). Bei den erfolglos behandelten Patienten gab es nur die signifikante Abnahme der Aktivität des orbitofrontalen PFC (bilateral). Die erfolgreich behandelten Patienten der beiden anderen Versuchsgruppen zeigten andere Aktivitätsveränderungen. Gemeinsam war den drei Gruppen nur eine signifikante Abnahme der Aktivität des linken ventrolateralen PFC. Die Abbildung 1 zeigt die Ergebnisse in Bezug auf den rechten Nucleus caudatus.

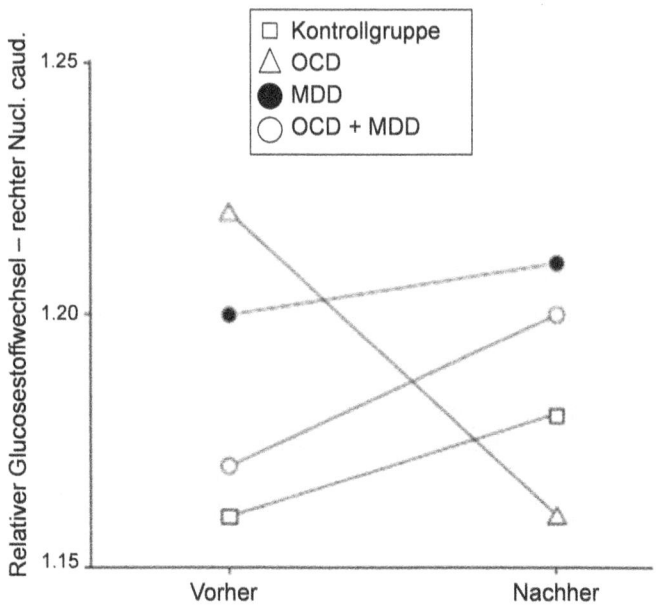

**Abbildung 1:**
Die relative Aktivität des rechten Nucleus caudatus (gemessen durch den Glucose-Stoffwechsel) vor und nach Behandlung mit einem Serotonin-Wiederaufnahme-Hemmer. Verglichen wurden eine Kontrollgruppe (Gesunde, n = 16) und erfolgreich behandelte Patienten der drei Versuchsgruppen. Dies waren Patienten mit Zwangsstörung (OCD, n = 12), Patienten mit Depression (MDD, n = 18) sowie Patienten mit Zwangsstörung und Depression (OCD + MDD, n = 9). Die varianzanalytische Wechselwirkung (Zeitpunkt der Messung x Gruppe) ist signifikant. Auffällig ist, dass die Aktivität des rechten Nucleus caudatus nur bei den Patienten mit Zwangsstörung abgenommen hat. Bei den erfolgreich behandelten Patienten mit Zwangsstörung und Depression nimmt diese Aktivität eher zu als ab. (Aus Saxena et al. 2002, modifiziert)

Starke Zunahme der Aktivität des orbitofrontalen PFC sowie des Nucleus caudatus gelten als charakteristisch für die Zwangsstörung (z.B. Taylor & Liberzon 2007; Whiteside, Port & Abramowitz 2004). Genannt werden immer wieder auch der vordere Gyrus cinguli (ACC) sowie der Thalamus. Doch werden diese Aktivitäten stark durch die Versuchsbedingungen beeinflusst. Daher sind die Ergebnisse über die Aktivität der beiden Neuronensysteme, die jeweils funktionell heterogen sind, uneinheitlich. Vom ACC ist bekannt, dass er Signalfunktionen bei der Impulskontrolle im kognitiven (sachbezogenen) Bereich hat, und dass er in verschiedener Hinsicht mit der Schaltung von Emotionen verbunden sein kann (Abschnitt 4.7.3.2).

Ein Bereich des ACC gehört zum medialen Monitoring-System (Abschnitt 4.7.3.3). Dieses System signalisiert Diskrepanzen zwischen Ist- und Soll-Zuständen, um durch passende Verhaltensweisen die Störung zu beheben, beispielsweise das Waschen der Hände, um Infektionen zu vermeiden. In Experimenten mit Neuroimaging werden Patienten mit Zwangsstörung und gesunde Personen in Bezug auf besonders aktive Neuronensysteme beim Lösen von Aufgaben verglichen, die Impulskontrolle erfordern. Den verschiedenen Aufgaben (z.B. Stroop-Test) ist gemeinsam, dass Impulse zu Verhaltensweisen auftreten, die einem Plan bzw. einer Instruktion widersprechen und daher unterdrückt werden sollten. Die Ergebnisse verschiedener Untersuchungen zeigen weitgehend übereinstimmend überhöhte Aktivität beim vorderen Gyrus cinguli in Abhängigkeit der Versuchsbedingungen. Neben dem Signalisieren von Diskrepanzen zwischen Ist- und Soll-Zuständen können andere Bereiche des ACC emotionale Reaktionen auslösen, entweder in Abhängigkeit der Stärke des Reaktionskonflikts, also der Stärke des Impulses zu einer unpassenden Reaktion, oder als Folge von Fehlreaktionen (z.B. Fitzgerald, Welsh et al. 2005; Ursu, Stenger et al. 2003). Bei Depression nehmen die emotionalen Reaktionen ab (Abschnitt 4.7.3.2.2.2).

Die Zwangsstörung kann durch sehr verschiedene Symptome gekennzeichnet sein, die mit unterschiedlichen Aktivitäten im Gehirn verbunden sind. Eine entsprechende Untersuchung stammt von Mataix-Cols, Wooderson et al. (2004). Sie verglichen die neuronalen Aktivitäten bei Waschzwang, Kontrollzwang und Sammelzwang (Vorräte horten) und fanden signifikante Unterschiede. So war bei den Patienten mit Waschzwang im Vergleich zur Kontrollgruppe (Gesunde) die Aktivität des ventromedialen PFC (bilateral) und des rechten Nucleus caudatus signifikant erhöht.

Eine differenziertere Behandlung des Zwanges (Verhalten, Gedanken) kann durch Psychotherapie erfolgen. So werden schon seit langer
Zeit verschiedene kognitiv-verhaltenstherapeutische Strategien vorgeschlagen, um die Wahrscheinlichkeit von Zwangsgedanken und Zwangshandlungen zu verringern. Dazu gehören Modelllernen, Reizkonfrontation
und Reaktionsverhinderung (Zwänge werden unterdrückt, um zu erfahren, dass dies keine negativen Folgen hat) sowie Gedankenstopp.
Es gibt auch einige Untersuchungen über die Effizienz von Psychotherapie bei Zwangsstörungen. Dazu gehört eine Arbeit von Saxena,
Gorbis et al. (2009) über eine kurze und intensive kognitive Verhaltenstherapie. Die Tabelle 4 zeigt eine signifikante Veränderung der Mittelwerte einer Gruppe von Patienten mit Zwangsstörung (obsessive-compulsive
disorder) bei fünf Fragebögen nach einer vierwöchigen Therapie. Bei vier
Skalen nahmen die Werte ab (Zwangsstörung, Angst und zwei Depressi-
onsskalen). Bei der fünften Skala (GAS) bedeuten zunehmend hohe
Werte zunehmendes Wohlbefinden. Diese Skala misst die Schwere der
psychiatrischen Störung (severity of psychiatric disturbance).

**Tabelle 4:**
Fragebogendaten von Patienten mit Zwangsstörungen (OCD) und Gesunden im Abstand von vier Wochen. Die Patienten erhielten in den vier Wochen eine intensive kognitive Verhaltenstherapie. Die Ergebnisse sind Mittelwerte und Standardabweichungen bei fünf Fragebögen vorher (pre) und nachher (post). Die Auswertung erfolgte durch eine multivariate Varianzanalyse. Alle fünf Vergleiche sind signifikant. GAS (Global Assessment Scale), HAS (Hamilton Anxiety Scale), HDRS (Hamilton Depressive Rating Scale), Y-BOCS (Yale-Brown Obsessive-Compulsive Scale). (Aus Saxena et al. 2009, modifiziert)

| Clinical variable | OCD patients | Normal controls | Repeated-measures MANOVA | |
|---|---|---|---|---|
| | (n = 10) | (n = 12) | (Diagnosis × time) | |
| | | | F (d.f. = 20) | P |
| *Y-BOCS* | | | | |
| Pre | 25.2 (±3.3) | 0.4 (±1.4) | | |
| Post | 11.0 (±5.1) | 0.2 (±0.6) | 265.9 | < 0.001 |
| *HDRS-17* | | | | |
| Pre | 11.8 (±5.4) | 1.3 (±1.2) | | |
| Post | 6.1 (±6.5) | 2.1 (±2.1) | 29.6 | < 0.001 |
| *HDRS-28* | | | | |
| Pre | 17.7 (±7.0) | 1.6 (±1.6) | | |
| Post | 8.0 (±5.9) | 3.0 (±2.9) | 51.7 | < 0.001 |
| *HAS* | | | | |
| Pre | 13.7 (±7.0) | 1.8 (±1.8) | | |
| Post | 6.3 (±5.3) | 2.6 (±2.4) | 28.5 | < 0.001 |
| *GAS* | | | | |
| Pre | 51.9 (±5.1) | 86.8 (±3.9) | | |
| Post | 64.5 (±7.3) | 84.7 (±6.1) | 70.6 | < 0.001 |

# 3 Ätiologie psychischer Störungen

Das Vulnerabilitäts-Stress-Modell ist (neben dem ähnlichen biopsychoso-zialen Modell) ein anerkanntes Modell zur Erklärung der Ursachen psy-chischer Störungen (z.b. Nuechterlein & Dawson 1984; Nuechterlein, Dawson & Green 1994; Zubin & Spring 1977). Dieses Modell wird bei-spielsweise bei Rüesch & Neuenschwander (2004) graphisch dargestellt. Psychobiologische Vulnerabilität bedeutet vor allem Anfälligkeit durch erbliche Veranlagungen, Entwicklungsstörungen im Embryonalstadium oder Komplikationen während der Geburt. Gemäß dem Modell wird das Zusammenwirken der psychobiologischen Vulnerabilität mit Stressoren durch die Verfügbarkeit über soziale und personspezifische Protektoren beeinflusst (vor allem Unterstützung durch die Familie und/oder Coping-Mechanismen). Dementsprechend werden die Belastungen verkraftet oder es kommt zum Ausbruch einer psychischen Störung.

Das neue Wissen über die allgemeinen Gesetzmäßigkeiten der menschlichen Informationsverarbeitung und ihrer neuronalen Grundlagen ermöglicht eine genauere Beschreibung der Ursache-Wirkungs-Zusam-menhänge sowie neue Wege der Prävention und Psychotherapie. Vo-raussetzung ist, dass die Faktoren, die zusammenfassend als psychobio-logische Vulnerabilität bezeichnet werden, keine zu starken irreversiblen Einflüsse ausüben. So können Komplikationen während der Geburt dazu führen, dass Teilsysteme des präfrontalen Kortex geschädigt werden, die zwar erst nach Entwicklung der Selbststeuerung bzw. Selbstkontrolle wesentliche Funktionen bekommen, die aber dann nicht oder nicht hin-reichend verfügbar sind.

## 3.1 Psychobiologische Vulnerabilität auf genetischer und epigenetischer Ebene

Genetische und epigenetische Faktoren beeinflussen die Wahrschein-lichkeit von psychischen Störungen. Doch haben vielfältige und umfang-reiche molekularbiologische Analysen nicht zum Nachweis eines Gende-fekts geführt, der nur bei einer bestimmten psychischen Störung vorkommt, beispielsweise nur bei Schizophrenie oder nur bei Depression. Allerdings gibt es bei einer Reihe von Genen Varianten von Allelen, die zu erhöhter Vulnerabilität führen, d.h. bei den Trägern eines solchen Allels besteht erhöhte Wahrscheinlichkeit einer psychischen Störung. Ähnliche Ergebnisse gibt es auch in Bezug auf den Einfluss epigenetischer Faktoren.

Wesentlich ist auch, dass genetisch oder epigenetisch bedingte Vulnerabilität zumeist nicht primär auf eine bestimmte psychische Störung bezogen ist, sondern auf Störungen der affektiven Aktivierung, d.h. die Emotionalität ist zu niedrig oder zu hoch. So wird die mesolimbische Bahn mit verschiedenen psychischen Störungen in Verbindung gebracht, darunter Depression, Manie und Schizophrenie (Abschnitt 4.7.3.2.2.2).

Dazu kommt, dass viele genetisch geregelte Stoffwechselprozesse unter zentralnervöser Kontrolle stehen, d.h. es können komplexe Wechselwirkungen zwischen biochemischen und geistig-neuronalen Prozessen bestehen. Dies betrifft beispielsweise die Gedächtnisbildung sowie das vorhandene oder fehlende Wissen einer Person über das erfolgreiche Bewältigen von Stress. Denn auch dann, wenn bei einer Person genetisch bedingte Vulnerabilität besteht, kann Wissen, Können und Wollen zur Prävention und Bewältigung von Stress oder einer spezifischen psychischen Störung beitragen, sofern die Lernbereitschaft und Lernfähigkeit hinreichend sind.

### 3.1.1 Molekulargenetische Analysen

Bei den molekulargenetischen Analysen wird von den Phänotypen ausgegangen. Im Unterschied zu den genetisch bedingten neurologischen Störungen (z.B. Chorea major) besteht bei den psychischen (und psychosomatischen) Störungen das Problem, dass ihre Wahrscheinlichkeit wesentlich davon abhängt, ob ein- oder mehrdeutige Reize der Außenwelt und/oder Prozesse der Innenwelt (Urteilen, Denken) Belastungen erzeugen und steigern, vor allem bei und nach sozialen Interaktionen. Ein grundlegendes Problem besteht außerdem darin, dass die psychiatrisch-psychologischen Diagnosekategorien unüberwindbar subjektiv sind, und dass daher verschiedene Klassifikationssysteme existieren (DSM, ICD, RDC). Doch erschweren auch andere Umstände die Untersuchung von Zusammenhängen. Dazu gehört die Untergliederung von Diagnosekategorien, beispielsweise Unterformen der bipolaren Störung. Bei psychischen Störungen kann überdies beträchtliche zeitliche Instabilität bestehen und zu einem Zeitpunkt können mehrere Störungen zusammen auftreten (beispielsweise Komorbidität verschiedener Formen der Depression mit verschiedenen Formen der Angst). Außerdem gibt es bei einer Reihe von Störungen gemeinsame Symptome. Dazu gehören die Aufmerksamkeitsdefizit-Hyperaktivitätsstörung (ADHS), die bipolare Störung und das Borderline-Syndrom. Dies kann auch zu Mischkategorien führen (z.B. schizoaffektive Störung).

Die Ergebnisse zahlreicher Untersuchungen beweisen nicht, dass wesentliche Gene in bestimmten Bereichen bestimmter Chromosomen liegen. Vielmehr handelt es sich nur um erhöhte Wahrscheinlichkeiten. Dies zeigen beispielsweise die Übersichtsarbeiten von Hayden & Nurnberger (2006) sowie Preisig (2006) über molekulargenetische Grundlagen der bipolaren Störung. Zu den Ergebnissen wird auch festgestellt, dass es Chromosomen-Bereiche gibt, die nicht nur auf einen probabilistischen Zusammenhang mit der bipolaren Störung weisen, sondern auch mit der Schizophrenie (als verbindende Diagnosekategorie gilt seit einiger Zeit die schizoaffektive Störung). Allerdings gibt es bei den verschiedenen Untersuchungen unterschiedliche Ergebnisse über die Position wesentlicher Gene. Zu den Bereichen über die bei mehreren Untersuchungen Übereinstimmung besteht, gehören 6p, 13q, 18p und 22q. Doch zeigt eine Arbeit von Crow (2007), der die Ergebnisse mehrerer umfangreicher Untersuchungen verglichen hat, dass keine der verschiedenen Hypothesen über kausale Wirkungen von Genen auf das Entstehen von Gefühlsstörungen (Schizophrenie, schizoaffektive Störung, bipolare Störung) als bestätigt anzusehen ist. An den wahrscheinlichsten Stellen befinden sich demnach keine Gene, die kausal mit Gefühlsstörungen in Beziehung stehen. Von zahlreichen Forschern wird angenommen, dass dieser Misserfolg darauf beruht, dass viele Gene wesentlich sind, die jeweils nur schwache Wirkungen haben. Doch gibt es für ein derartiges Zusammenwirken keine Belege.

Die zahlreichen Ergebnisse molekulargenetischer Analysen beweisen jedenfalls nur einen probabilistischen Ursache-Wirkungs-Zusammenhang. Ein solcher Ursache-Wirkungs-Zusammenhang ist also weder eine gegenseitige Implikation noch eine Implikation. Dies bedeutet, dass psychische Störungen möglich sind, ohne dass ein Gendefekt vorliegt, und dass ein Gendefekt oder eine Genvariante nicht eine Gefühlsstörung bedingt.

Es kann aber in Bezug auf einzelne Gene, bedingt durch Varianten von Allelen und/oder von epigenetischen Prozessen, eine beträchtliche interindividuelle Variabilität von Stoffwechselprozessen geben, die für die gelernte affektive Aktivierung wesentlich sind. Es gibt also Stoffwechselprozesse, welche die Wahrscheinlichkeit von Extremzuständen der affektiven Aktivierung erhöhen. Über den probabilistischen Einfluss von genetischen und epigenetischen Faktoren auf Gefühlsstörungen gibt es auch Untersuchungen anhand von Neuroimaging.

### 3.1.2 Interindividuelle Variabilität von Stoffwechselprozessen: genetische Faktoren

Ein Beispiel über den probabilistischen Einfluss genetischer Faktoren ist eine Arbeit von Pezawas, Meyer-Lindenberg et al. (2005). Es wurde davon ausgegangen, dass zwei genetische Varianten, d.h. ein kurzes (s) und ein langes (l) Allel des Serotonin-Transporter-Gens (5-HTTLPR), signifikante Unterschiede in der Entwicklung und beim Zusammenwirken bestimmter Neuronensysteme bewirken, die reziprok verbunden sind und das Verarbeiten von Emotionen wesentlich beeinflussen. Diese Neuronensysteme sind die Amygdala, die am Entstehen von (reiz- und personbedingten) Emotionen wesentlich beteiligt ist, sowie der perigenuale vordere Gyrus cinguli (pACC). Der pACC, der aus den Brodmann-Arealen (BA) 32, 24 und 25 besteht, beeinflusst vor allem über seine Verbindungen mit dem Hypothalamus endokrine und viszeromotorische Reaktionen (Abschnitt 4.7.3.2.2). Die Aktivität des pACC, insbesondere des subgenualen Bereiches (vor allem BA 25), ist bei Depression erheblich reduziert. Das Neuroimaging an gesunden Versuchspersonen zeigte, dass bei den Trägern des s-Allels das Volumen der grauen Substanz im pACC (insbesondere im subgenualen Teil) und in der rechten Amygdala signifikant niedriger war. Dadurch ist das Zusammenwirken zwischen den beiden Neuronensystemen beeinträchtigt. Dies erhöht die Wahrscheinlichkeit von Gefühlsstörungen, sofern nicht andere Kräfte entgegenwirken. Dazu gehören insbesondere die Reizverhältnisse und die Kontrolle von Emotionen durch den präfrontalen Kortex (Abschnitt 4.7.3.6).

Ein anderes Beispiel ist der genetische Einfluss auf die Entwicklung des Hippocampus und daran gebundene Gedächtnisleistungen. Der genetische Einfluss wird durch das BDNF (brain-derived neurotrophic factor) Gen ausgeübt, zu dessen Funktionen die Entwicklung des Hippocampus und danach die Mitwirkung an der Gedächtnisbildung gehört. In einigen Untersuchungen wurde nachgewiesen, dass es beim BDNF Gen einen Polymorphismus (val66met) gibt, und dass bei Personen mit dem met-Allel das Volumen des (linken und rechten) Hippocampus signifikant niedriger ist als bei val-Homozygoten (z.b. Pezawas, Verchinski et al. 2004). Die genetischen Unterschiede zeigen sich auch bei der Gedächtnisbildung. So wurde nachgewiesen, dass die Aktivität des Hippocampus sowie die Leistungen beim episodischen Gedächtnis bei Personen mit dem met-Allel signifikant niedriger sind (Hariri, Goldberg et al. 2003).

### 3.1.3 Interindividuelle Variabilität von Stoffwechselprozessen: epigenetische Faktoren

Zahlreiche Forscher gehen davon aus, dass die Gefühlsstörungen epigenetisch beeinflusst sind (z.B. Crow 2007; DeLisi, Shaw et al. 2002; Peedicayil 2003, 2007; Petronis 2004; Sweatt 2009; Tsankova, Renthal et al. 2007; Zhang & Meaney 2010).

#### 3.1.3.1 Epigenetische Prozesse

Epigenetische Prozesse sind molekular bedingte kurz- oder langzeitige Veränderungen der Funktion von Genen, die ohne Veränderung der DNA-Sequenz erfolgen. Zu den kurzzeitigen Veränderungen gehören vor allem die epigenetischen Prozesse bei der Gedächtnisbildung. Die langzeitigen Veränderungen können über Zellteilung (Mitose und/oder Meiose) vererbt werden. Auf solchen epigenetisch bedingten Unterschieden bei der Expression von Genen beruht die Entwicklung verschiedener Zelltypen. Zwar enthalten fast alle Zellen die Enzyme für die Hauptwege des Stoffwechsels (z.B. Lehninger 1987). Doch haben verschiedene Zelltypen unterschiedliche Strukturen und Funktionen, für die spezifische Proteine notwendig sind. Derartige Differenzierungen von Zellen sind epigenetisch bedingt. Dies betrifft beispielsweise Myosin- und Actin-Filamente in den Skelettmuskelzellen, Enzyme für die Synthese von Harnstoff in der Leber oder Enzyme für die Synthese von Neurotransmittern in den Nervenzellen. Auch Nervenzellen können sehr verschiedene Strukturen und Funktionen haben, beispielsweise Nervenzellen des Gehirns, die sich unter anderem in Bezug auf die relative Häufigkeit (Wahrscheinlichkeit) von Enzymen für Neurotransmitter und Rezeptoren beträchtlich voneinander unterscheiden können (z.B. Dopamin und Dopamin-Rezeptoren, etwa $D_2$ und $D_4$). Als komplexes Beispiel für den Einfluss epigenetischer Faktoren auf individuelle Unterschiede gilt die Händigkeit und die damit verbundene Asymmetrie beim Planum temporale bzw. der Lateralisation der Sprache. Denn die Händigkeit kann bei monozygotischen Zwillingen, also identischer DNS, ungleich sein.

Die epigenetischen Prozesse erfolgen an den Proteinkomplexen (Nucleosomen), die aus spezialisierten Proteinen (Histonen) bestehen und an die DNA gebunden sind (benachbarte Nucleosomen bilden eine Chromatinfaser, die zu Chromatinschleifen gefaltet werden). An den Histonen befinden sich Ketten von Aminosäureresten, an denen biochemische Prozesse erfolgen, welche den Zustand der Chromatinstruktur beeinflussen. Die Zustände der Chromatinstruktur, die von den Prozessen an den Histonen abhängen, können auf zwei zusammenwirkenden Wegen beeinflusst werden. Der eine Weg ist die Methylierung der DNA. Dies ist die Addition von $CH_3$ zu Cytosinen, denen in der Richtung von 3' nach 5' Guanin vorangeht. Der andere Weg ist die durch extra- und intrazelluläre Signale bedingte Veränderung von Histonen, insbesondere durch Methylierung, Phosphorylierung und Acetylierung (z.B. Lehninger 1987).

### 3.1.3.2    Epigenetische Prägungen (Brutpflegeverhalten, Stressreaktionen)

Ein Beispiel, das den Einfluss epigenetischer Faktoren auf die Prägung von Verhaltensweisen bei Tieren zeigt, sind Untersuchungen an Ratten über die Wirkungen des Brutpflegeverhaltens der Mütter auf die Entwicklung dieses Verhaltens bei Neugeborenen (z.B. Champagne 2008). Die Untersuchungen beruhen auf Beobachtungen, wonach bei den Müttern große Unterschiede bei der Pflege der Neugeborenen bestehen. Diese Verhaltensweisen sind überdies sehr stabil, d.h. es gibt nur dann intraindividuelle Unterschiede, wenn extreme Reizverhältnisse auftreten, insbesondere Stressreize. Die weiblichen Nachkommen übernehmen im Wesentlichen das Brutpflegeverhalten (licking/grooming) von den Müttern.

Außerdem gibt es Beweise dafür, dass das Verhalten der Nachkommen, also hohe, mittlere oder niedrige Pflegeaktivität, nicht vererbt wird, sondern epigenetisch bedingt ist. Gegen die Vererbung spricht, dass weibliche Ratten, deren Mütter niedrig (hoch) pflegeaktiv sind, als Erwachsene hohe (niedrige) Pflegeaktivität zeigen, wenn sie von Tieren aufgezogen werden, die hoch (niedrig) pflegeaktiv sind. Aufgrund von Untersuchungen, über die Champagne (2008) berichtet, sind auch wesentliche neuroendokrine und molekulare Faktoren bekannt, die das Pflegeverhalten bedingen, das also epigenetisch geprägt wird.

Bei den Tieren mit niedriger Pflegeaktivität ist dies vor allem eine stark verminderte Östrogen-Empfindlichkeit, die darauf beruht, dass in einem bestimmten Bereich des Hypothalamus (mediale präoptische Region) ein Mangel an Östrogen-Rezeptoren besteht. Wegen des Zusammenwirkens von Östrogen und Oxytocin bedingt dies einen Mangel an Oxytocin-Rezeptoren. Daher können die entsprechenden Hormone nicht hinreichend häufig binden, um im Organismus passend zu wirken. Es wird angenommen, dass der Mangel durch die Methylierung des Abschnittes der DNA bedingt ist, der für den Östrogen-Rezeptor kodiert. Bei den weiblichen Ratten, die ein hohes Maß an mütterlicher Pflegeaktivität erfahren haben, dürfte dagegen die Methylierung verringert sein. Die dadurch gesteigerte Transkription erhöht die Konzentration der Östrogen-Rezeptoren in der präoptischen Region. Dies erhöht bei trächtigen Tieren, bei denen vermehrt Hormone ausgeschüttet werden, die Östrogen-Empfindlichkeit. Darauf binden die in erhöhter Konzentration vorliegenden hypothalamischen Oxytocin-Rezeptoren das Hormon Oxytocin. Es wird angenommen, dass dadurch über die mesolimbische Bahn dopaminerge Neurone im Nucleus accumbens aktiviert werden, und dass durch diese Aktivität die Dauer und Häufigkeit des Brutpflegeverhaltens zunimmt.

Das Brutpflegeverhalten der Mütter prägt nicht nur das zukünftige Brutpflegeverhalten der weiblichen Neugeborenen, sondern auch deren spätere endokrine Reaktionen und Verhaltensweisen auf belastende Reize (Stress), auch der männlichen Neugeborenen. Denn die Ergebnisse verschiedener Untersuchungen, über die vor allem Zhang & Meaney (2010) berichten, weisen darauf, dass die erwachsenen Nachkommen von Müttern mit hoher Brutpflegeaktivität weniger extrem auf Stress reagieren als Nachkommen von Müttern mit niedriger Brutpflegeaktivität. Dies wurde in Bezug auf die Verbindungen des Hippocampus mit dem Nucleus paraventricularis des Hypothalamus und die daraus resultierenden hormonellen Reaktionen, vor allem CRF, ACTH und Glucocorticoide nachgewiesen (Abbildung 2). Auch die geprägten Stressreaktionen werden durch epigenetische Faktoren hervorgerufen. Dies ist in Bezug auf die Biosynthese von Glucocorticoid-Rezeptoren im Hippocampus erwiesen (Zhang & Meaney 2010). Dabei kommt dem Serotonin, das bei belastenden Reizverhältnissen vermehrt aus den Raphe-Kernen ausgeschüttet wird, vermittelnde Funktion zu. Denn das Serotonin beeinflusst die Transkription des Gens zur Biosynthese von Glucocorticoid-Rezeptoren. Es setzt eine intrazelluläre Reaktionskette in Gang, die mit einer Demethylierung der DNA verbunden ist und zur Biosynthese von Glucocorticoid-Rezeptoren führt. Eine hohe Zahl von Glucocorticoid-Rezeptoren im Hippocampus und in anderen Neuronensystemen sowie die resultierende Bindung von Glucocorticoid-Molekülen ist für die Hemmung von Stressreaktionen (Synthese und Ausschüttung von CRF und ACTH) notwendig. Die Abbildung 2 zeigt die unterschiedlichen Folgen, die hohe und niedrige Konzentrationen von Glucocorticoid-Rezeptoren für diese Funktionen haben.

Die Ergebnisse der verschiedenen Tierversuche über die epigenetische Prägung des Brutpflegeverhaltens und der Stressreaktionen werden auch mit den menschlichen Mutter-Kind-Beziehungen in Zusammenhang gebracht (z.B. Champagne 2008). Derartigen Analogieschlüssen sind allerdings enge Grenzen gesetzt.

Die Mutter-Kind-Beziehung (darunter Nahrung, Pflege und liebevolle nicht-sprachliche und sprachliche Zuwendung) ist beim Menschen von grundlegender Bedeutung für die soziale Entwicklung. Allerdings können auch oder nur andere Bezugspersonen die Entwicklung der Kernstrukturen der Persönlichkeit (Ich-Struktur, Motivationshierarchie, Innenwelt) der Kinder wesentlich beeinflussen. Das Erziehungsverhalten (Sagen, Tun) der Bezugspersonen, das stets in einem mehr oder weniger komplexen Reizkontext stattfindet und mehr oder weniger mit Gefühlen verbunden ist, führt bei den Kindern und Jugendlichen zu entsprechenden Formen des reizbedingten Wahrnehmungslernens, darunter Imitation. Nach Entwicklung der Selbststeuerung bzw. Selbstkontrolle kann das Lernen auch aktiv sein oder unterlassen werden, wenn entsprechende Motive dominieren.

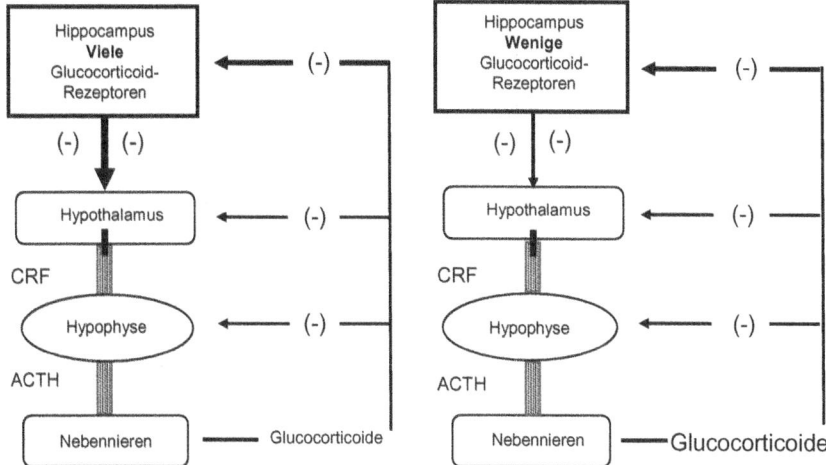

**Abbildung 2:**
Das Schema zeigt die Kontrolle (–) der Ausschüttung von Hormonen aus dem im Hypothalamus gelegenen Nucleus paraventricularis, der Adenohypophyse und der Nebennierenrinde durch den Hippocampus in Abhängigkeit der verfügbaren Glucocorticoid-Rezeptoren. In der linken Darstellung ist die Zahl der Glucocorticoid-Rezeptoren viel höher und die Kontrolle viel stärker (dicker Pfeil). Dies ist für die erwachsenen Ratten charakteristisch, deren Mütter hohe Pflegeaktivität zeigten. Die zahlreichen Glucocorticoid-Rezeptoren im Hippocampus binden Glucocorticoide, die von der Nebennierenrinde ausgeschüttet werden. Dies bewirkt eine Hemmung der Produktion und Ausschüttung von CRF im Nucleus paraventricularis und verringert dementsprechend die Ausschüttung von Glucocorticoiden aus der Nebennierenrinde. Diese Hemmungsprozesse, die eine Begrenzung der Stressreaktionen bedeuten, sind bei den erwachsenen Nachkommen, deren Mütter niedrige Pflegeaktivität zeigten, stark reduziert (rechte Darstellung). (Aus Zhang & Meaney 2010, modifiziert)

Das Verhalten der Mutter oder einer anderen Bezugsperson gegenüber dem Kind (darunter Nahrung, Pflege und liebevolle Zuwendung) hängt von den dominanten Motiven ab. Diese Motive können sehr stabil gelernt sein und das Verhalten bedingt determinieren. Doch ist das Verhalten gegenüber den Kindern keineswegs frühkindlich (oder später) geprägt wie das Brutpflegeverhalten der Ratten und anderer Tiere. Daher sind beim Menschen auch andere Motive möglich, darunter Vernachlässigung und Kindesmissbrauch. Zwar gibt es überzufällige Zusammenhänge zwischen dem Erziehungsverhalten der Mütter (Väter) und dem Erziehungsverhalten ihrer erwachsenen Kinder. Beispielsweise wird geschätzt, dass bis zu 70% der Eltern, die ihre Kinder missbrauchen, selbst missbraucht wurden, während ein beträchtlicher Anteil der missbrauchten Kinder (vielleicht 20-30%) selbst zu Tätern werden (s. Champagne 2008). Doch sind solche Zusammenhänge kein Beweis dafür, dass Kindesmissbrauch geprägt (epigenetisch bedingt) ist.

Besteht ein Mangel an sozialer Stimulation in der ersten Lebensphase, die ca. zwei Jahre umfasst, so kommt es selbst bei einwandfreier Versorgung und Pflege zu schweren Entwicklungsstörungen, die seit R. A. Spitz zusammenfassend als Hospitalismus bezeichnet werden. Unzureichende positive soziale Stimulation und/oder negative soziale Stimulation (verschiedene Formen von Traumata, darunter Vernachlässigung und Kindesmissbrauch) führt zu irreversiblen Veränderungen des biologischen Stressverarbeitungssystems, bei dem vor allem das sympathisch beeinflusste CRF-ACTH-Corticosteroid-System, die Catecholamine (darunter Adrenalin) und das Serotonin-System zusammenwirken (z.b. De Bellis 2005; Watts-English, Fortson et al. 2006). Ein wesentliches Beispiel sind traumatisch bedingte Stoffwechselstörungen und Gewebedefekte im Hippocampus, die Lern- und Gedächtnisstörungen zur Folge haben (Abschnitt 3.2.2). Von besonderer sozialer Bedeutung sind die verschiedenen Formen von Gefühlsstörungen, die mit der Veränderung der Aktivität bestimmter Neuronensysteme verbunden sind, darunter das posttraumatische Stresssyndrom, bei dem vor allem die Amygdala, der mediale präfrontale Kortex und der Hippocampus betroffen sind (z.B. Shin, Rauch & Pitman 2006).

Es ist möglich, dass unzureichende Stimulation während einer kritischen Phase der Entwicklung dazu führt, dass Synapsen nicht gebildet und Neurone eliminiert werden. Ein Beispiel ist der Ausfall binokularer Neurone, wenn durch einen Defekt eines Auges nur monokulare Erfahrungen möglich sind. Denn die Aktivierung binokularer Neurone, zu denen Axone monokularer Neurone beider Augen konvergieren, ist nur dann möglich, wenn innerhalb einer kritischen Periode von einigen Jahren annähernd synchrone reizbedingte Erregungen der monokularen Neurone wirksam werden (Hubel 1988). Sweatt (2009) berichtet über Untersuchungen, die darauf weisen, dass der Mangel an binokularer Stimulation zu DNA-Methylierung führt, dass also dieser epigenetische Prozess die neuronale Entwicklung binokularer Neurone hemmt, dass aber die Möglichkeit besteht, diese Störung durch äußere Eingriffe mit DNA-Demethylierung zu beheben.

### 3.1.3.3  Epigenetische Einflüsse auf psychische Störungen

Den Einfluss epigenetischer Faktoren auf die Wahrscheinlichkeit von psychischen Störungen zeigt eine Untersuchung von Abdolmaleky, Cheng et al. (2006). Dabei wird von einigen bekannten Zusammenhängen ausgegangen. Dazu gehört insbesondere der Zusammenhang zwischen Funktionsstörungen des präfrontalen Kortex und Schizophrenie, die durch Dopamin-Mangel erklärt werden (dies betrifft die mesokortikale Bahn, Abschnitt 4.7.3.2.2.3). Außerdem ist bekannt, dass die Konzentration von Dopamin im präfrontalen Kortex vor allem durch das an die Zellmembran bei der Synapse gebundene Enzym COMT (catechol-O-methyltransferase) kontrolliert wird, und dass es neben dieser Form (membrane bound: MB-COMT) eine seltenere zweite Form (soluble: S-COMT) gibt, die nicht an die synaptische Membran gebunden ist. Das zugrunde liegende Gen, das für das Enzym COMT kodiert, liegt im Chromosom 22 (22q11.21). Vor allem die Konzentration von MB-COMT regelt den Abbau des Neurotransmitters Dopamin. MB-COMT kann in zwei Formen auftreten, die homozygot oder heterozygot vererbt sind. Die beiden Formen unterscheiden sich nur durch eine Aminosäure. Die Substitution einer Base (Guanin) durch eine andere Base (Adenin) an einer bestimmten Stelle der Gensequenz führt dazu, dass das gebildete Enzym statt Valin (RNS-Code: GUG) Methionin (RNS-Code: AUG) enthält, wobei das Methionin-Enzym weniger aktiv ist, d.h. das Dopamin wird weniger stark abgebaut. Daher wird angenommen, dass das Valin-Allel, das die Synthese der aktiveren Form des MB-COMT Enzyms bewirkt, am Entstehen von Schizophrenie beteiligt ist. Zwar wurde in einigen Untersuchungen ein Zusammenhang zwischen der Form des Gens (Valin-Allel) und Schizophrenie festgestellt. Doch gibt es auch inkonsistente Ergebnisse bzw. Widersprüche.

Abdolmaleky et al. gehen davon aus, dass eine allfällige Hyperaktivität des Enzyms MB-COMT epigenetisch bedingt ist, d.h. durch eine Hypomethylierung der DNA. Um dies zu prüfen, wurde in einer post mortem Untersuchung an 115 Gehirnen (40 Patienten mit Schizophrenie, 35 mit bipolarer Störung, 40 als Kontrollgruppe) der Zustand der DNA-Methylierung des entsprechenden Gens im Frontallappen (BA 9, 10, 46) verglichen. Die Analyse zeigte, dass die Methylierung bei den Gehirnen der Kontrollgruppe signifikant häufiger war als bei den Gehirnen der Patienten mit Schizophrenie (60% vs. 26%) oder mit bipolarer Störung (60% vs. 29%), vor allem im präfrontalen Kortex der linken Hemisphäre. Verschiedene Vergleiche haben überdies gezeigt, dass die Unterschiede der Methylierung nicht durch die Einnahme von Psychopharmaka oder durch einige andere Faktoren bedingt sind (z.B. Rauchen, Alter bei Einsetzen der Gefühlsstörung).

Es wurde außerdem geprüft, ob neben den epigenetischen Effekten auch genetisch bedingte Einflüsse nachweisbar sind. Dabei wurde festgestellt, dass die Häufigkeit des Valin-Allels, das für die aktivere Form des MB-COMT Enzyms kodiert, bei der Kontrollgruppe signifikant seltener ist als bei den Schizophrenen (37.5% vs. 55%). Damit in Einklang war auch eine häufigere Homozygotie des Methionin-Allels bei der Kontrollgruppe als bei den Schizophrenen (35% vs. 15%).

In der Untersuchung von Abdolmaleky et al. (2006) wird somit nicht nur ein epigenetischer, sondern auch ein genetischer Einfluss auf das Entstehen von Gefühlsstörungen (Schizophrenie, bipolare Störung) nachgewiesen. Der genetische Faktor ist das Valin-Allel, das für das aktivere Form des MB-COMT Enzyms kodiert. Der epigenetische Faktor ist die Hypomethylierung des MB-COMT Enzyms, die mit einer gesteigerten Genexpression verbunden ist, d.h. das Enzym MB-COMT wird im präfrontalen Kortex angereichert, insbesondere in der linken Hemisphäre. Abdolmaleky et al. und andere Forschergruppen betonen auch den Einfluss von Umweltfaktoren auf die Methylierung der DNA, vor allem der Ernährung und von Alkohol, der in verschiedenen Untersuchungen nachgewiesen ist (Mangel an bestimmten Nährstoffen, darunter die Vitamine Folsäure und Nikotinsäure, stört die Erhaltung und Veränderung des

Zustandes der Methylierung der DNA). Außerdem weisen die Forscher auf die Möglichkeit der Prävention durch passende Ernährung oder durch Medikamente, um die Aktivität von COMT passend zu regulieren und psychiatrische Symptome zu verhindern oder zu mildern.

Eine gezielte Regulation von COMT kann zwar notwendig sein. Doch ist dies keineswegs hinreichend. Denn auch andere Gene und Genprodukte (Enzyme) beeinflussen die Wahrscheinlichkeit von psychischen Störungen, insbesondere von extremer kortikaler und affektiver Aktivierung. Besondere Bedeutung kommt aber den reiz- und/oder personbedingten neuronalen und geistig-neuronalen Prozessen zu. So kann die Interpretation eines mehrdeutigen sozialen Reizes, beispielsweise das Lachen mehrerer Personen, zu einer psychischen Störung (negatives Gefühl: Unbehagen, Ärger usw.) führen oder nicht.

### 3.1.4 *Analyse von Anlage- und Umwelteinflüssen*

Lange Zeit hat sich die Analyse von Anlage- und Umwelteinflüssen im psychiatrisch-psychologischen Bereich darauf beschränkt, durch Zwillings- und Adoptionsstudien die Varianzanteile von Anlage- und Umweltfaktoren an der Populationsvarianz eines Phänotyps (z.B. Intelligenz, Schizophrenie) zu schätzen. Ein charakteristisches Ergebnis der frühen Verhaltensgenetik besteht beispielsweise darin, dass das Risiko einer Erkrankung eines eineiigen Zwillings an Schizophrenie ca. 50% beträgt, wenn der andere Zwilling an Schizophrenie erkrankt. Allerdings werden solche Werte bei Zwillingen, die gemeinsam aufgewachsen sind, durch ähnliche Umweltfaktoren beeinflusst.

Seit einiger Zeit werden im Rahmen der Verhaltensgenetik nicht nur die additiven Varianzanteile der Anlage und der Umwelt an der Populationsvarianz eines Phänotyps untersucht, sondern auch verschiedene Formen von Zusammenhängen zwischen Anlage- und Umweltfaktoren. Über derartige Zusammenhänge, entsprechende Untersuchungen sowie methodische Probleme berichten vor allem Rutter, Moffitt & Caspi (2006), Jaffee & Price (2007) sowie Rutter (2007). Neben epigenetischen Faktoren (Abschnitt 3.1.3) sind dies Anlage-Umwelt-Interaktionen (gene x environment interactions) und Anlage-Umwelt-Korrelationen (gene–environment correlations).

### 3.1.4.1  Anlage-Umwelt-Interaktionen (gene x environment interactions)

#### 3.1.4.1.1  Untersuchungen mit Bezug auf molekularbiologische Ergebnisse

Von besonderer Bedeutung für die Analyse genetischer Faktoren in Form von Gen-Umwelt-Interaktionen sind Untersuchungen, die an molekularbiologischen Ergebnissen orientiert sind. Einige solcher Untersuchungen wurden von Caspi und seinen Kollegen durchgeführt. So haben Caspi, Sugden et al. (2003) gezeigt, dass das kurze (s) Allel des Serotonin-Transporter-Gens (5-HTTLPR) mit einer signifikant erhöhten Wahrscheinlichkeit einer Depression nach Kindesmissbrauch oder nach einer Kumulation negativer Lebensereignisse in den letzten fünf Jahren verbunden war. Die Ergebnisse von Caspi et al. (2003) wurden im Wesentlichen in anderen Untersuchungen repliziert. Darauf weist eine Metaanalyse von Karg, Burmeister et al. (2011). Die in Abschnitt 3.1.2 dargestellte Untersuchung von Pezawas et al. (2005) verdeutlicht die Ursache-Wirkungs-Zusammenhänge in Bezug auf das Zusammenwirken bestimmter Neuronensysteme (Amygdala, vorderer Gyrus cinguli).

Ein anderes Beispiel ist eine Untersuchung von Caspi, Moffitt et al. (2005). Sie haben die Anlage-Umwelt-Interaktion in Bezug auf die beiden Formen des Gens, das für das Enzym COMT kodiert (Valin-Allel, Methionin-Allel, s. Abschnitt 3.1.3.3), sowie auf den Konsum von Cannabis während der Adoleszenz untersucht. Es zeigte sich, dass Träger des Valin-Allels, die Cannabis konsumiert hatten, mit hoher Wahrscheinlichkeit an Schizophrenie erkrankten. Bei Trägern des Methionin-Allels war dies nicht der Fall. Es wird angenommen, dass der Cannabis so wie das Enzym COMT über die mesokortikale Bahn Wirkungen im präfrontalen Kortex ausübt (Abschnitt 4.7.3.2.2.3).

Ein weiteres Beispiel ist eine Untersuchung von Caspi, McClay et al. (2002). Sie stellten fest, dass missbrauchte Kinder, bei denen das MAO-A-Gen, das für das Enzym Monoaminooxidase A kodiert, nur wenig aktiv ist, im Erwachsenenalter signifikant häufiger kriminelle Gewalt (antisocial personality, violent criminality) ausübten als missbrauchte Kinder mit hoher Aktivität des MAOA-Gens. Das MAOA-Enzym baut biogene Amine (Dopamin, Noradrenalin und Serotonin) ab und reduziert dadurch die

kortikale und affektive Aktivierung. Die Abbildung 3 verdeutlicht diese Anlage-Umwelt-Interaktion.

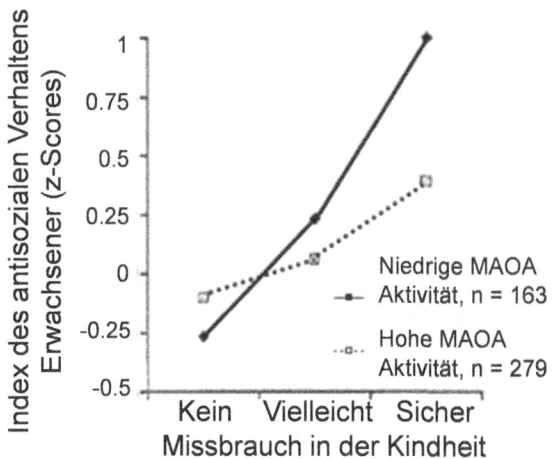

**Abbildung 3:**
Mittelwerte der abhängigen Variable (Index des antisozialen Verhaltens Erwachsener) als Funktion der Aktivität des MAOA-Gens (Allel mit hoher oder Allel mit
niedriger Aktivität) und Missbrauch in der Kindheit (kein, wahrscheinlich, schwer).
(Aus Caspi et al. 2002, modifiziert)

Nicht in allen nachfolgenden Untersuchungen konnten die Ergebnisse von Caspi et al. (2002) repliziert werden. In einer Untersuchung von
Kim-Cohen, Caspi et al. (2006) wurden jedoch weitere experimentelle
Beweise für diese Anlage-Umwelt-Interaktion vorgelegt. Eine Untersuchung von Reif, Rösler et al. (2007) an gewalttätigen und nichtgewalttätigen Erwachsenen zeigte noch komplexere Ergebnisse. Neben der Interaktion zwischen dem MAOA-Gen und den Belastungen in der Kindheit
wurde auch eine zweite Anlage-Umwelt-Interaktion nachgewiesen. Sie
bestand darin, dass hohe Gewaltneigung Erwachsener, die in der Kindheit schwer belastet wurden, bei Vorhandensein des kurzen (wenig aktiven) Allels des Serotonin-Transporter-Gens (5-HTTLPR) signifikant erhöht war. Allerdings ist der Einfluss dieses Gens nicht groß, weil es nach
Reif et al. (2007) nur 5% der Varianz des gewalttätigen Verhaltens er-

klärt. Doch auch der Einfluss des MAOA-Gens ist nicht sehr groß. So hatten 45% der gewalttätigen und 30% der nichtgewalttätigen Erwachsenen das wenig aktive MAOA-Gen. Außerdem scheinen in Bezug auf die Wirkung von Serotonin Widersprüche zu bestehen. Zwar weist der Zusammenhang zwischen dem wenig aktiven MAOA-Gen und Aggression darauf, dass hohe Konzentrationen von Serotonin die Aggression bewirken (das Enzym MAOA baut Serotonin ab). Ähnlich weist der Zusammenhang zwischen dem wenig aktiven 5-HTTLPR-Gen und Aggression darauf, dass hohe Konzentrationen von Serotonin die Aggression bewirken (der Serotonin-Transporter bewirkt die Wiederaufnahme von Serotonin in das präsynaptische Neuron). Doch kann, wie zuvor gezeigt wurde, das kurze (wenig aktive) Allel des Serotonin-Transporter-Gens (5-HTTLPR) nach Kindesmissbrauch auch die Wahrscheinlichkeit einer Depression erhöhen (Caspi et al. 2003). Außerdem gibt es Untersuchungen, die einen negativen Zusammenhang zwischen der Konzentration von Serotonin und Aggression nachweisen (Abschnitt 6.1.2). Dazu kommt, dass alle diese Wahrscheinlichkeiten auch durch die spezifisch menschliche Verfügbarkeit über Selbstkontrolle beeinflusst werden (Abschnitt 4.7.3.6).

### 3.1.4.1.2  Untersuchungen ohne Bezug auf molekularbiologische Ergebnisse

Es gibt zahlreiche Untersuchungen, in denen Anlage-Umwelt-Interaktionen ohne Bezug auf molekularbiologische Ergebnisse analysiert werden. Diese Anlage-Umwelt-Interaktionen können verschiedene Form haben (Shanahan & Hofer 2005). In einer Gruppe von Arbeiten erfolgt der Nachweis, dass das Ausmaß der Erblichkeit nicht konstant ist, sondern durch Umweltbedingungen beeinflusst werden kann.

Ein Beispiel ist die Vererbung kognitiver Fähigkeiten. Es wird geschätzt, dass der Erbanteil an der Populationsvarianz über 50% beträgt. Untersuchungen haben jedoch gezeigt, dass dieser Wert in Abhängigkeit des sozioökonomischen Status (SES) der Familie beträchtlich variiert. So haben Turkheimer, Haley et al. (2003) bei 7-jährigen Zwillingen festgestellt, dass die Erblichkeit in Familien mit niedrigem SES nur 10% beträgt, in Familien mit hohem SES aber 72%. Diese Gen x SES Wechselwirkung wurde überdies in verschiedenen Altersbereichen nachgewiesen (z.B. Harden, Turkheimer & Loehlin 2007; Tucker-Drob, Rhemtulla et al. 2011).

Tucker-Drob et al. (2011) haben die Entwicklung dieser Wechselwirkung bei 750 Zwillingspaaren im Alter von 10 Monaten und zwei Jahren untersucht. Im Alter von 10 Monaten gab es keinen Einfluss des sozioökonomischen Status der Familie. Im Alter von 2 Jahren war die Erblichkeit in Familien mit niedrigem SES geringfügig, in Familien mit hohem SES aber annähernd 50%. Allerdings gibt es auch widersprüchliche Ergebnisse (z.B. Asbury, Wachs & Plomin 2005; van der Sluis, Willemsen et al. 2008).

Ein anderes Beispiel ist die Variabilität der Erblichkeit der körperlichen Gesundheit in Abhängigkeit des Einkommens und dem Gefühl von Kontrolle in wichtigen Lebensbereichen (z.B. health, work situation, financial situation). Eine Untersuchung von Johnson & Krueger (2005) an 719 Zwillingspaaren im Alter von 25 bis 74 Jahren hat gezeigt, dass die Erblichkeit der körperlichen Gesundheit (Zahl der chronischen Krankheiten, Body Mass Index) mit zunehmendem Einkommen sowie mit zunehmendem Gefühl von Kontrolle (gemessen durch einen Fragebogen) abnimmt. Nach Johnson & Krueger (2005) bedeutet dies beispielsweise in Bezug auf die genetische Prädisposition für Diabetes, dass Kontrollen (z.B. Diät, Blutzuckerkontrolle) den Ausbruch der Krankheit verhindern können, und dass hohes Einkommen derartige Maßnahmen begünstigt. Johnson & Krueger (2005) nehmen an, dass die biologische Grundlage dieser Anlage-Umwelt-Interaktion der Zusammenhang zwischen Stress und Stressverarbeitung ist. So ist genetische Prädisposition für Diabetes oder Schizophrenie ein Stressor, der durch hohes Einkommen und/oder das Gefühl der Kontrolle bewältigt wird. Dagegen wirken niedriges Einkommen und/oder das Gefühl geringer Kontrolle als Stressoren. Die Stressreaktionen sind Stoffwechselveränderungen, die zu Vulnerabilität auf genetischer Ebene führen. Dies bedeutet, dass die Vulnerabilität auf genetischer Ebene keine primäre Ursache ist. Primäre Ursachen sind reiz- und/oder personbedingte neuronale und geistig-neuronale Prozesse. So ist es sogar möglich, dass eine Person trotz hohem Einkommen und vielfältigen Kontrollmaßnahmen zu belastenden Urteils- und Denkprozessen neigt, die zu gesundheitsbelastenden Ängsten führen. Diese Zusammenhänge werden noch klarer, wenn man sich auf Neuronensysteme bezieht, die von Stressreaktionen besonders betroffen sind. Dies sind der Hippocampus und der präfrontale Kortex (Abschnitt 3.2.2).

## 3.1.4.2   Anlage-Umwelt-Korrelation (gene–environment correlation)

Auch die Anlage-Umwelt-Korrelation kann auf die molekularbiologische Ebene bezogen werden (z.B. Jaffee & Price 2007). Doch gibt es nur wenige Untersuchungen. Der Unterschied zur Anlage-Umwelt-Interaktion lässt sich am zuvor dargestellten Ergebnis der Untersuchung von Caspi et al. (2005) zeigen, wonach der Konsum von Cannabis die Wahrscheinlichkeit von Schizophrenie bei Trägern des Valin-Allels wesentlich erhöht. Denn aus dieser Interaktion folgt, dass der Verzicht auf Cannabis das Risiko beträchtlich reduziert, an Schizophrenie zu erkranken. Wären dagegen der Cannabiskonsum und das Schizophrenie-Risiko korreliert, so hätte der Verzicht auf Cannabis keine Auswirkung auf das Schizophrenie-Risiko.

Der Anlage-Umwelt-Korrelation wird vor allem für die Verhaltensweisen innerhalb von Familien Bedeutung zugeschrieben. Bei der Anlage-Umwelt-Korrelation werden drei Ursache-Wirkungs-Zusammenhänge unterschieden (z.B. Jaffee & Price 2007; Rutter 2007). Dies ist passive, aktive und evokative Anlage-Umwelt-Korrelation, beispielsweise bei der Persönlichkeitsentwicklung von Kindern. Bei passiver Korrelation entspricht die Umwelt dem Genotyp des Kindes. Beispielsweise ist das Kind begabt für Musik und im Elternhaus wird viel musiziert. Bei aktiver (selektiver) Korrelation wählt das Kind Aktivitäten, die seinem Genotyp entsprechen, beispielsweise Beschäftigung mit Musik. Bei evokativer Korrelation reagieren die Bezugspersonen auf den Genotyp des Kindes und damit verbundene Interessen. Beispielsweise erhält das musikalisch begabte (und interessierte) Kind ein Musikinstrument. Auch das Erziehungsverhalten der Eltern kann in Bezug auf passive, aktive und evokative Anlage-Umwelt-Korrelation beschrieben werden.

Anlage-Umwelt-Korrelationen (sowie Anlage-Umwelt-Interaktionen) werden als wesentlich für die Entwicklung von Psychopathologie angesehen (z.B. Moffitt 2005; O'Connor, Deater-Deckard et al. 1998). In einer Adoptionsstudie von O'Connor et al. (1998), die fünf Jahre dauerte, berichteten die Adoptiveltern anhand eines Fragebogens über ihr Erziehungsverhalten. Dies waren drei Kategorien (Warmth: acceptance, child centeredness, sensitivity, positive involvement, and shared decision making; Negative Control: guilt induction, hostility, and withdrawal from relationship; Inconsistency: inconsistent or lax discipline, detachment). Die

Adoptivkinder (7 – 12 Jahre) bildeten in Abhängigkeit des selbst berichteten Verhaltens ihrer biologischen Mütter (antisocial behavior, conduct problems) zwei Gruppen, d.h. mit genetischem Risiko (n = 38) sowie ohne genetisches Risiko (n = 50). Die Ergebnisse zeigten, dass das Erziehungsverhalten der Adoptiveltern in Bezug auf eine Kategorie (Negative Control) zu allen fünf Befragungszeitpunkten gegenüber der Risikogruppe signifikant strenger war (Abbildung 4). Bei den beiden anderen Kategorien gab es keine signifikanten Unterschiede.

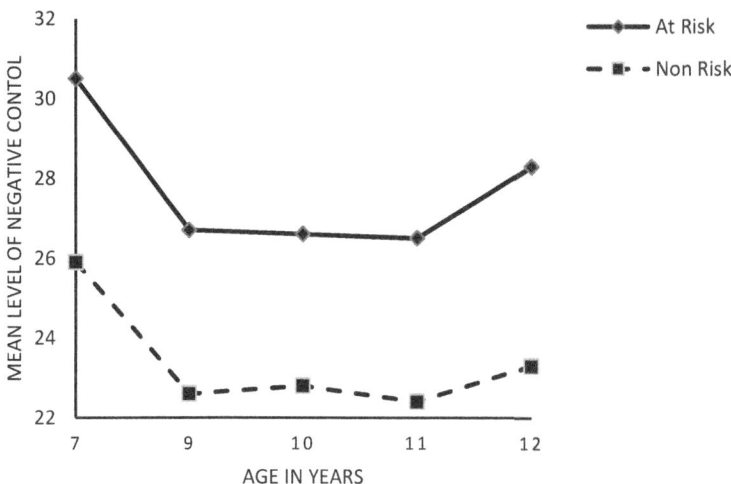

**Abbildung 4:**
Mittelwerte einer Kategorie des Erziehungsverhaltens (Negative Control) in Abhängigkeit des Alters der Adoptivkinder und ihrer Zugehörigkeit zur Gruppe mit oder ohne genetisches Risiko für abweichendes Sozialverhalten (antisocial behavior, conduct problems). Die statistische Wechselwirkung Alter x Risikogruppe ist nicht signifikant. (Aus O'Connor et al. 1998, modifiziert)

Das Verhalten der beiden Gruppen der Adoptivkinder, auf das die Adoptiveltern in stabiler Weise unterschiedlich reagierten, weist auf genetische Einflüsse, während die Verbindung zwischen dem Verhalten der Adoptivkinder und dem Erziehungsverhalten (Negative Control) als evokative Anlage-Umwelt-Korrelation angesehen werden kann. O'Connor et al. (1998) halten aber auch andere Erklärungen für wahrscheinlich.

### 3.1.5  Werden psychische Störungen durch Gene ausgelöst?

Die vorangegangenen Abschnitte haben klar gezeigt, dass Gene beträchtliche Einflüsse auf die Wahrscheinlichkeit von psychischen Störungen ausüben können, wobei auch verschiedene Gene bekannt sind, die an diesen probabilistischen Ursache-Wirkungs-Zusammenhängen beteiligt sind (z.b. 5-HTTLPR, COMT, MAOA). Allerdings werden die Ursache-Wirkungs-Zusammenhänge erst dann zunehmend klar, wenn die Genwirkungen auf Neuronensysteme bezogen werden können, deren Aktivität bei der psychischen Störung abnorm verändert ist. Dies ist beispielsweise beim s-Allel des Serotonin-Transporter-Gens (5-HTTLPR), einem verminderten Volumen des subgenualen Gyrus cinguli und Depression der Fall. Doch bedeutet eine solche genetisch bedingte Abnormität nur eine Erhöhung der Wahrscheinlichkeit, dass eine psychische Störung ausgelöst wird. Außerdem können abnorme Verringerungen der Volumina von Neuronensystemen nicht nur genetisch bedingt sein, sondern auch durch extrem belastende Reizverhältnisse hervorgerufen werden. Bei entsprechender Behandlung (Medikamente, Psychotherapie) ist es möglich, dass diese abnormen Veränderungen reversibel sind. Ein charakteristisches Beispiel ist der Hippocampus (Abschnitt 3.2.2).

### 3.1.5.1  Defekte Gene

Psychische Störungen könnten durch defekte Gene ausgelöst werden. Dies wäre dann der Fall, wenn Gene aktiviert werden, deren Produkte defekte Enzyme oder abnorme Konzentrationen von Enzymen sind. Die resultierenden abnormen biochemischen Aktivitäten, darunter die unpassende Synthese notwendiger Neurotransmitter und Rezeptoren oder die unpassende Elimination von Neurotransmittern, würde dazu führen, dass im Laufe der Zeit eine psychische Störung resultiert, d.h. ein bestimmter Phänotyp (eindeutige Verhaltensstörung).

So ist ein Fall bekannt, wonach eine Mutation des MAOA-Gens zu einem völligen Ausfall der Enzymproduktion und zu einer entsprechenden Störung des Stoffwechsels der Monoamine geführt hat (Brunner, Nelen et al. 1993). Davon sind fünf hemizygote Männer einer großen holländischen Familie betroffen (d.h. das Gen liegt auf dem X-Chromosom). Diese Männer neigen zu verschiedenen Formen der Gewalt und zu anderen sozial unerwünschten bzw. rechtswidrigen Verhaltensweisen (impulsive aggression, arson, attempted rape, exhibitionism). Es ist aber möglich, dass die Folgen der genetischen Störung deshalb verstärkt zum Ausdruck kommen, weil das Lernen der Selbstkontrolle mit Hilfe von Bezugspersonen unzureichend war.

### 3.1.5.2    Die Aktivierung von Genen durch Signalmoleküle

Der von Brunner et al. (1993) dargestellte Fall eines Gendefekts ist ein Sonderfall. Die möglichen Ursache-Wirkungs-Zusammenhänge werden dadurch erweitert, dass Genaktivierung davon abhängig ist, dass Signalmoleküle auf Rezeptormoleküle wirken. Dies führt zur Frage, von welchen Aktivitäten die Signalmoleküle stammen. Grundsätzlich können dies biochemische, neuronale und geistig-neuronale Aktivitäten sowie Reize der Außenwelt sein. Ein Beispiel für ein solches Signalmolekül ist Serotonin, das die Aktivität des Glucocorticoid-Rezeptor Gens reguliert (z.B. Zhang & Meaney 2010). Nach Zhang & Meaney ist die Aktivität von Serotonin von Signalen aus der Umwelt abhängig. Dies kann das Körperinnere, die Körperoberfläche oder die Körperumgebung sein, beispielsweise die Verfügbarkeit über Glucose oder die Wirkung sozialer Reize (Berührung, Zuruf). Ist die Konzentration eines Signalmoleküls abnorm verändert, so kann dies die genetische Aktivität so stören, dass eine psychische Störung resultiert, d.h. ein bestimmter Phänotyp.

Es stellt sich somit die Frage, wodurch eine abnorme Veränderung der Konzentration von Signalmolekülen erfolgt, die durch Zusammenwirken mit Rezeptormolekülen Genaktivierung bewirken. Die vielfältigen Tierversuche dieses Bereiches weisen darauf, dass die Kausalität bei den Reizverhältnissen liegt. Denn bei Versuchstieren ist es notwendig, eine Gefühlsstörung entweder durch gezielte Genmutation, biochemisch oder durch massiv belastende Reizverhältnisse (gelernte Hilflosigkeit) zu erzeugen. Dazu kommt, dass die Genmutation bei homozygoten Tieren mit bestimmten organischen Störungen verbunden ist, die sogar tödlich sein können. So ist aus Untersuchungen an Mäusen bekannt, dass eine gezielte Mutation des Gens Neuregulin 1 oder des Gens, das für die Glutamat-Rezeptoren kodiert, bei heterozygoten Tieren die Zahl dieser Rezeptoren, darunter NMDA-Rezeptoren, erheblich einschränkt, für homozygote Tiere aber tödlich ist (z.B. Britsch, Kirchhoff et al. 1998; Stefansson, Sigurdsson et al. 2002).

### 3.1.5.3   *Geistig-neuronale Einflüsse auf die Aktivierung von Genen*

Beim Menschen ermöglicht die besonders komplexe zentralnervöse Kontrolle der genetisch bedingten Stoffwechselprozesse auch geistig-neuronale Einflüsse auf die Aktivierung von Genen. Denn die hierarchisch organisierte hormonelle Regulation durch den Hypothalamus (die oberste Ebene des vegetativen Nervensystems) wird durch die oberste Ebene des somatischen Nervensystems und daran gebundene Prozesse der spezifisch menschlichen Informationsverarbeitung (Wahrnehmen, Urteilen, Denken, Verhalten) kontrolliert. Die Vernetzung bzw. Koordination zwischen den verschiedenen Ebenen ist teils angeboren und teils gelernt, beispielsweise die Regelung der Körpertemperatur. Besonders in diesem Bereich ist das Wissen, Können und Wollen in Bezug auf die Beeinflussung der angeborenen Regelsysteme (insbesondere der Hypothalamus) wesentlich. Denn deren Regelbereich ist relativ eng, d.h. ohne kulturelle Produkte ist ein Aufenthalt in extremen Klimazonen nicht möglich. Darüber hinaus ist spezifisches Wissen, Können und Wollen erforderlich, um sich auf plötzlich und unerwartet auftretende Veränderungen der Umgebungstemperatur einzustellen, beispielsweise beim Bergsteigen durch entsprechende Vorsorge in Bezug auf Proviant und Wärmeschutz. Am Beispiel der Thermoregulation lässt sich auch zeigen, dass der Einfluss der obersten Ebene der Informationsverarbeitung durch Prozesse der Innenwelt (Urteilen, Denken) nicht nur begünstigt, sondern auch gestört werden kann. So bleibt eine Unterkühlung unbemerkt, wenn die Aufmerksamkeit, etwa aufgrund einer konzentrierten Tätigkeit (z.B. Problemlösen) oder aufgrund von Sorgen oder Verzweiflung, von den thermischen Empfindungen abgelenkt ist. Umgekehrt kann belastende Hitze etwa in Verbindung mit Schlafmangel, auch aufgrund anderer belastender Gefühle, Kurzschlusshandlungen begünstigen.

Eine Kontrolle durch die oberste Ebene des somatischen Nervensystems ist nur dann möglich, wenn die kortikale und affektive Aktivierung nicht extrem hoch oder extrem niedrig ist. Denn extreme kortikale und affektive Aktivierung beeinträchtigt oder verhindert die Koordination von Ist- und Soll-Zuständen durch (aufmerksames bzw. konzentriertes) Wahrnehmen, Urteilen, Denken, Entscheiden und Verhalten.

Die Analyse der Mechanismen der Genaktivierung weist somit darauf, dass psychische Störungen nicht durch Gene ausgelöst werden, sondern durch reiz- und personbedingte Prozesse (neuronale und geistig-neuronale Aktivitäten). Eine weitere Klärung der Verhältnisse ergibt sich durch die Beschreibung der Verbindungen zwischen der Aktivität von Neuronensystemen und psychischen Störungen.

### 3.1.5.4  Die reiz- und personbedingte Aktivität von Neuronensystemen und psychische Störungen

Zwar sind die Ergebnisse zahlreicher Untersuchungen von Phänotypen des psychiatrisch-psychologischen Bereiches statistisch signifikant, obwohl sich diese Phänotypen (z.b. Intelligenz, Schizophrenie, Depression) von anderen Phänotypen (z.b. Körpergröße, Taubstummheit, Chorea major) dadurch unterscheiden, dass sie subjektive wissenschaftliche Begriffe sind, d.h. das Identifizieren von Merkmalsträgern ist nicht möglich (Abschnitt 2.1). Doch lassen sich diese Begriffe nicht hinreichend genau mit den Strukturen und Funktionen des Nervensystems in Beziehung setzen. Ein solcher Bezug gelingt problemlos, wenn die unüberwindbar subjektiven wissenschaftlichen Begriffe durch Definitionen ersetzt werden, denen objektive wissenschaftliche Begriffe zugrunde liegen. Dies führt zu zwei Definitionen des Begriffes der psychischen Störung, wobei Störungen nicht tolerierbare Diskrepanzen zwischen Ist- und Soll-Zuständen sind. Psychische Störung (psychische Krankheit) ist ein objektiver Begriff, wenn das Verhalten einer Person (Sagen, Tun) Selbstund/oder Gemeingefährlichkeit als Folge extremer kortikaler und affektiver Aktivierung erkennen lässt (Abschnitt 2.2). Psychische Störungen sind aber auch Störungen in der Innenwelt (Abschnitt 2.3). Über diese Störungen, d.h. belastende Gefühle, Vorstellungen und Gedanken oder Ideen, berichten Patienten. Daher sind diese Störungen subjektiv. Doch sind die wissenschaftlichen Begriffe, darunter Störung, Innenwelt und Vorstellung, objektiv und es besteht ein enger Bezug zu Strukturen und Prozessen des Nervensystems. Auf diesen Bezug wird in Abschnitt 3.2 (Psychobiologische Vulnerabilität auf der Ebene der Selbststeuerung bzw. Selbstkontrolle) und in Abschnitt 4 (Neurobiologische Grundlagen der Selbststeuerung bzw. Selbstkontrolle) genau eingegangen, beispielsweise in Abschnitt 4.4 (Angeborene affektive Aktivierung als Grundlage einfacher Lernprozesse) und Abschnitt 4.5 (Reizwirkungen: Kortikale und affektive Aktivierung).

Die Ausführungen zahlreicher Teilabschnitte von Abschnitt 4 zeigen, dass psychische Störungen durch belastende Reize der materiellen, organischen und sozialen Außenwelt und/oder durch belastende Prozesse der Innenwelt (Urteilen, Denken) verursacht werden. Intensive oder chronische Störungen in der Innenwelt können zu extremer kortikaler und affektiver Aktivierung führen, die mit einem folgenschweren Verlust der Selbststeuerung bzw. Selbstkontrolle verbunden ist, allenfalls in Form von Selbst- und/oder Gemeingefährlichkeit.

Man kann den Verlust der Selbststeuerung bzw. Selbstkontrolle aufgrund extremer kortikaler und affektiver Aktivierung auch in Bezug auf die biochemische Ebene beschreiben. Denn extreme kortikale und affektive Aktivierung beruht auf extremen biochemischen Prozessen und Zuständen, die vor allem durch Aktivitäten der Amygdala und mit ihr eng verbundener Neuronensysteme hervorgerufen werden. Dazu gehören der Hypothalamus (darunter der Nucleus paraventricularis), die Raphe-Kerne (serotonerg), der Locus coeruleus (noradrenerg) und die Area tegmentalis ventralis (dopaminerg). Bei intensiven oder chronischen Belastungen durch Reize der Außenwelt und/oder durch Prozesse der Innenwelt (Urteilen, Denken) ist die Amygdala überaktiviert. Durch die Efferenzen in den Nucleus paraventricularis wird insbesondere das CRF-ACTH-Corticosteroid-System übermäßig aktiviert. Daraus resultieren Störungen des Glucocorticoid- und Glutamat-Stoffwechsels (Abschnitt 3.2.2). Durch die anderen Efferenzen wird der Stoffwechsel der Neurotransmitter Serotonin, Noradrenalin und Dopamin gestört.

## 3.2 Psychobiologische Vulnerabilität auf der Ebene der Selbststeuerung bzw. Selbstkontrolle

Mangelt es an Wissen, Können und/oder Wollen (darunter Gebote und Pflichten) in Bezug auf die Regelung der affektiven Aktivierung, d.h. die Emotionalität ist zu niedrig oder zu hoch, dann steigt die Wahrscheinlichkeit einer psychischen Störung in Form von Selbst- und/oder Gemeingefährlichkeit (Abschnitt 2.2). Eine solche Störung ist häufig mit neuropathologischen Veränderungen verbunden. Grundsätzlich können diese Veränderungen bereits vor der psychischen Störung als Folge genetischer oder epigenetischer Einflüsse oder von Problemen bei der Geburt auftreten.

Auch unzureichende Stimulation während einer kritischen Phase der Entwicklung kann dazu führen, dass Synapsen nicht gebildet und Neurone eliminiert werden (Abschnitt 3.1.3.2). Es ist aber auch möglich, dass neuropathologische Veränderungen gemeinsam mit der psychischen Störung auftreten oder ihr folgen, und dass sie reversibel sind.

Zwischen verschiedenen Formen von psychischen Störungen kann es überlappende Symptome bzw. Symptomähnlichkeiten geben (z.b. bipolare Störung und ADHS) und es können verschiedene Formen von Komorbidität existieren (z.b. Sucht und Depression, Angst und Depression, Zwangsstörung und Depression). Zwischen verschiedenen Formen von psychischen Störungen kann es auch ähnliche neuropathologische Befunde geben. Beispielsweise hat man in zahlreichen Untersuchungen, bei denen das Volumen des Hippocampus von Gesunden mit Personen verglichen wurde, die an psychischen Störungen leiden, signifikant höhere Mittelwerte bei den Gesunden nachgewiesen. Solche Volumensverringerung gibt es beispielsweise bei Schizophrenie, bei unipolarer Depression und bei der posttraumatischen Belastungsstörung.

### 3.2.1 Beispiele neuropathologischer Befunde

In diesem Abschnitt erfolgt ein beispielhafter Vergleich zwischen Schizophrenie und Depression in Bezug auf einige Bereiche des präfrontalen Kortex (PFC, Abbildung 6) und des Hippocampus, bei denen anhand verschiedener Untersuchungsmethoden signifikante Unterschiede gegenüber Gesunden erwiesen wurden. Doch gibt es auch bei anderen Neuronensystemen anatomische Veränderungen, die mit der psychischen Störung zusammenhängen. Dies zeigt beispielsweise eine Metaanalyse von Fornito, Yücel et al. (2009) über neuropathologische Aspekte der Schizophrenie. Die Ergebnisse weisen darauf, dass eine Verringerung der grauen Substanz in einem Netzwerk besonders häufig ist, das aus frontalen und temporalen Regionen sowie Bereichen des Thalamus und Striatums besteht. Fornito et al. (2009) haben aber auch nachgewiesen, dass die Form der Untersuchung die Ergebnisse beeinflusst. Dazu gehören histologische post mortem Analysen oder in vivo Analysen anhand von Neuroimaging sowie die Untersuchungen von Personen, die schon jahrelang krank sind oder kurz vor der Untersuchung erkrankt sind oder Gesunde mit erhöhtem Krankheitsrisiko sind.

Bei Schizophrenie sind Erweiterungen der Seitenventrikel und des dritten Ventrikels sowie ein reduziertes Volumen des Kortex charakteristisch. Auf zytoarchitektonischer Ebene sind Abnormitäten der dendritischen und axonalen Verzweigungen von Neuronen nachgewiesen. Die Zahl der Neuronen ist zwar nicht signifikant niedriger ist als bei Gesunden, doch sind sie kleiner und dichter angeordnet. Von solchen Veränderungen ist besonders der Hippocampus und der dorsolaterale PFC betroffen (z.b. Harrison 1999, 2004). Die pathologischen Veränderungen sind jedoch keine degenerativen Veränderungen. Zur Pathologie des Hippocampus gibt es zahlreiche Untersuchungen anhand von Neuroimaging, in Form von Metaanalysen und Übersichtsarbeiten (z.b. Steen, Mull et al. 2006; Tamminga, Stan & Wagner 2010; Velakoulis, Wong et al. 2006). Auch die Abnormität des dorsolateralen PFC gegenüber Gesunden wurde in mehreren Untersuchungen anhand von Neuroimaging nachgewiesen (z.b. Barch, Sheline et al. 2003). Intensiv untersucht wurde auch der vordere Gyrus cinguli (ACC). In verschiedenen Regionen wurde ein Abbau der grauen Substanz nachgewiesen, bei Personen mit hohem Krankheitsrisiko bereits vor Ausbruch der Schizophrenie. Dieser Abbau kann im Verlauf der Krankheit weiter fortschreiten. Nach Behandlung mit atypischen Antipsychotika kann die graue Substanz im ACC zunehmen. Über diese Untersuchungen des ACC berichten Fornito, Yücel et al. (2009).

Bei Depression kann ebenfalls die Funktion des dorsolateralen PFC beeinträchtigt sein. Doch wie bei Schizophrenie liegen keine degenerativen Veränderungen zugrunde (Selemon & Rajkowska 2003). Drevets (1998) berichtet von Studien, die anhand von Neuroimaging funktionelle Abnormitäten (verringerte Durchblutung und Glucose-Stoffwechsel) im dorsolateralen und dorsomedialen PFC (im Vergleich zu Kontrollgruppen) erwiesen haben. In manchen Untersuchungen wurde gezeigt, dass diese Abnormitäten nach einer erfolgreichen Behandlung mit Antidepressiva verschwinden. Über den Zusammenhang zwischen Depression und Hippocampus-Volumen gibt es zahlreiche Untersuchungen. Bei unipolarer Depression ist das Volumen zumeist verringert, bei bipolaren Störungen ist dies zumeist nicht der Fall (s. Drevets, Savitz & Trimble 2008; McKinnon, Yucel et al. 2009; Videbech & Ravnkilde 2004). Eine Verringerung der Durchblutung und des Glucose-Stoffwechsels bei Depressiven (uni- und bipolar) gibt es auch beim ACC. Nach Drevets (1998) ist davon vor allem der subgenuale Teil betroffen. Die Übersichtsarbeit von Drevets et al. (2008) bestätigt zwar diese Zusammenhänge. Doch gibt es bestimmte Bedingungen, unter denen bei Depressiven eine Zunahme des Stoffwechsels erfolgt (unabhängig davon erfolgt bei bipolaren Störungen in der manischen Phase eine Erhöhung des Glucose-Stoffwechsels). Nach Drevets et al. (2008) haben post mortem Analysen anhand von Neuroimaging geringeres Volumen des subgenualen ACC (Bereiche von BA 24 und 25) bei Depressiven und Personen mit bipolaren Störungen gezeigt. In anderen Untersuchungen konnten diese volumetrischen Veränderungen bereits in frühen Stadien der Störung sowie bei gesunden Jugendlichen mit hohem familiärem Störungsrisiko nachgewiesen werden. Doch berichten Drevets et al. auch von Befunden über die Zunahme des Volumens des subgenualen ACC bei Remission (vor allem nach Behandlung).

### 3.2.2 Funktionsstörung des Hippocampus

Eine Störung der Funktion des Hippocampus bedingt eine Störung der Gedächtnisbildung und daran gebundener Funktionen. Dies betrifft das Wahrnehmen, Urteilen, Denken und Verhalten als Grundlage der Selbststeuerung bzw. Selbstkontrolle, die vor allem eine Funktion des PFC ist. Die Funktionsstörung hängt wesentlich von der Art, vom Ort und vom Umfang der pathologischen Veränderung ab. So können Patienten mit einem größeren Gewebeschaden im Hippocampus (ca. 50%) zwar nicht mehr lernen, sich in einer neuen Umgebung zu orientieren, weil die Konsolidierung (Übergang vom Kurzzeit- in das Langzeitgedächtnis) gestört ist. Doch bleibt das gelernte räumliche Wissen, das vor der Störung verfügbar war, im Wesentlichen erhalten. Bei den Volumenverringerungen, die bei psychischen Störungen festgestellt werden, handelt es sich aber nicht um Gewebedefekte, sondern um Abnormitäten der dendritischen und axonalen Verzweigungen von Neuronen, die unter günstigen Umständen reversibel sind. Bei Schizophrenen liegen die Mittelwerte (Reduktion gegenüber Gesunden) nach Harrison (1999) zwischen 4% und 12%. In der Metaanalyse von Steen et al. (2006) resultiert ein Wert von >8%. Bei Depressiven werden Mittelwerte von 8% (links) und 10% (rechts) berichtet (Videbech & Ravnkilde 2004) sowie von bis zu 20% (Sapolsky 2001). Man kann daher von mehr oder weniger großer Erschwernis der Gedächtnisbildung (Enkodierung bzw. Kurzzeitgedächtnis, Konsolidierung) sprechen, die bei psychischen Störungen häufig ist. Vor allem intensive oder lang andauernde belastende Reizverhält- nissen (Stress) und/oder belastende Prozesse und Zustände der Innen- welt (Urteilen, Denken; Gefühle, Vorstellungen, Gedanken) können die Struktur und Funktion des Hippocampus beeinträchtigen. Doch ist die Analyse von Ursache-Wirkungs-Zusammenhängen schwierig, auch weil beim Hippocampusgewebe beträchtliche Plastizität besteht (z.b. Kemp- ermann 2002; McEwen 2007). Darauf nehmen beim Menschen nicht nur die ein- und mehrdeutigen Reizverhältnisse, die erwartet oder unerwartet auftreten, sondern auch oder nur die Prozesse der Innenwelt (Urteilen, Denken, Apelle und Fragen an sich selbst) einen wesentlichen Einfluss. Denn diese Prozesse können negative oder positive Reizwirkungen ver- stärken oder ihnen entgegenwirken und auch ohne Reizwirkung positive oder negative Gefühle erzeugen. So ist es möglich, ohne Wirkung belas- tender Reizverhältnisse belastende Gefühle zu erzeugen, beispielsweise durch entsprechendes Interpretieren mehrdeutiger Reize der Außenwelt oder durch Grübeleien.

Im Gegensatz zu monotonen Reizverhältnissen sind beeindruckende Reizverhältnisse, insbesondere Interaktionen mit nahestehenden Perso- nen sowie interessante Reizverhältnisse, die differenzierte (auch mühsa- me und belastende) Lernprozesse erfordern, mit Neurogenese verbun- den, um den Prozess der Konsolidierung zu erleichtern. Dagegen führen massive Belastungen oder anhaltend belastende Reizverhältnisse zu Atrophie von Dendriten in einem Bereich des Hippocampus (CA3) und zur Unterdrückung der Neurogenese in einem anderen Bereich (Gyrus dentatus). Allerdings zeigen Untersuchungen an Kindern und Jugendli- chen, die durch Missbrauch oder Vernachlässigung emotional schwer be- lastet wurden, keine signifikante Volumensverringerung des Hippocam- pus (z.B. De Bellis 2005). Dagegen wurden in Untersuchungen an Er- wachsenen, bei denen eine posttraumatische Belastungsstörung diag- nostiziert worden war (diese Personen wurden in der Kindheit durch Missbrauch oder Vernachlässigung emotional schwer belastet), signifi- kante Volumensverringerungen des Hippocampus festgestellt (z.B. Shin et al. 2006). Doch berichten Shin et al. auch über negative Ergebnisse, d.h. die Diagnose einer posttraumatischen Belastungsstörung (also einer unüberwindbar subjektiven Diagnosekategorie) ist bei der untersuchten Personengruppe nicht mit einer signifikanten Volumensverringerung des Hippocampus verbunden. Es gibt aber auch Hinweise darauf, dass ein niedriges Hippocampus-Volumen, das genetisch bedingt oder eine Folge wenig stimulierender sozialer Reizverhältnisse ist, ein Risikofaktor für das Entstehen pathologischer Stressreaktionen ist. Denn Shin et al. berichten über eine Untersuchung mit eineiigen Zwillingen, die in Bezug auf das Trauma diskordant waren. Die Zwillingsbrüder von Kriegsveteranen mit posttraumatischer Belastungsstörung hatten signifikant niedrigere Volumina des Hippocampus als die Zwillingsbrüder von Kriegsveteranen ohne posttraumatische Belastungsstörung.

Auch die reduzierten Volumina des Hippocampus bei anderen psychischen Störungen (davon ist vor allem die Schizophrenie und die unipolare Depression betroffen) können genetisch, epigenetisch und/oder durch belastende Reizverhältnisse und/oder durch belastende Prozesse der Innenwelt (Urteilen, Denken) bedingt sein.

Die durch Stress bedingten pathologischen Veränderungen des Hippocampus (Mangel an Neurogenese, Volumensverringerung) sind durch biochemische Prozesse bedingt, vor allem aufgrund stark erhöhter Konzentrationen von Glucocorticoiden (vor allem Cortisol) und des Neurotransmitters Glutamat (z.B. Campbell & MacQueen 2004; McEwen 2007). Das Glutamat-System ist am Zusammenwirken zwischen der Regio entorhinalis (entorhinal cortex, glutamaterg) und dem Hippocampus sowie an der Gedächtnisbildung wesentlich beteiligt. Die Regio entorhinalis ist ein multimodales sensorisches Assoziationsfeldsystem, in dem verschiedene unimodale Afferenzen konvergieren. Weitere Afferenzen kommen vor allem aus dem Gyrus cinguli, dem Hypothalamus (vegetativ-multimodale Integration) und der Amygdala. Die stärkste kortikale Efferenz der Regio entorhinalis geht zum Hippocampus, dessen Neuronen weit überwiegend (90%) glutamaterg sind.

Intensive oder chronische Belastung aktiviert das CRF-ACTH-Corticosteroid-System übermäßig. Unter normalen Umständen (dazu gehören auch mäßig und kurzzeitig belastende Reizverhältnisse) wird die Konzentration der Glucocorticoide durch den Hippocampus kontrolliert (Abbildung 2, links). Bei extrem hoher Konzentration von Glucocorticoiden besteht ein Mangel an Glucocorticoid-Rezeptoren (Abbildung 2, rechts).

Dadurch wird die Kontrolle der Stress-Reaktion verhindert. Es gibt Beweise dafür, dass die Glucocorticoide das Glutamat-System kontrollieren (nicht nur im Hippocampus, sondern auch im PFC), dass also bei überhöhter Konzentration von Glucocorticoiden auch die Konzentration des extrazellulären Glutamats überhöht ist (Popoli, Yan et al. 2012). Überhöhte Konzentrationen von Glutamat führen zu Störungen des Glutamat-Stoffwechsels, d.h. der Ausschüttung und Wiederaufnahme von Glutamat sowie der Synthese und Aktivität (einschließlich der intrazellulären Signale) der Glutamat-Rezeptoren (NMDA, AMPA). Dadurch kommt es zu Störungen von Funktionen im PFC und Hippocampus, darunter Aufmerksamkeitsstörungen und Störungen der Gedächtnisbildung. Die überhöhten Konzentrationen von Glucocorticoiden und Glutamat können auch reversible neuropathologische Veränderungen bewirken (Abbildung 5).

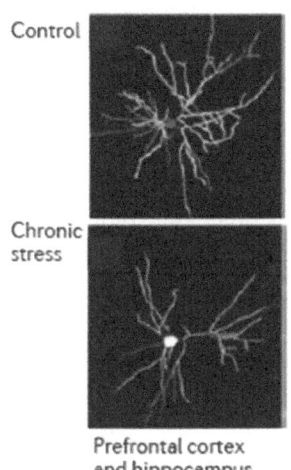

**Abbildung 5:**
Schrumpfen von Dendriten im PFC und Hippocampus bei chronischem Stress aufgrund überhöhter Konzentrationen von Glucocorticoiden und Glutamat. (Aus Popoli et al. 2012, modifiziert)

Der (reversible) Schaden wird durch intrazelluläre Proteine verursacht, darunter BDNF (brain-derived neurotrophic factor), das für die Neurogenese sowie die Erhaltung von Neuronen und Synapsen notwendig ist. Aus Untersuchungen, über die Popoli et al. (2012 berichten, ist bekannt, dass der Schaden durch Rezeptor-Blocker verhindert werden kann, die an bestimmten Glutamat-Rezeptoren binden (NMDA), d.h. die Hypofunktion der NMDA-Rezeptoren verhindert das Schrumpfen der Dendriten.

Die stressbedingten chronischen Störungen des Glucocorticoid- und Glutamat-Stoffwechsels können mit phasischen oder tonischen Veränderungen des extremen Zustandes der kortikalen und affektiven Aktivierung verbunden sein. Beispielsweise kommt es bei der Erinnerung an ein traumatisches Erlebnis (z.b. an eine lebensgefährliche Gefechtsszene oder an eine erlebte Folterung) wieder zu extrem hoher kortikaler und affektiver Aktivierung (mesokortikale Bahn, Abschnitt 4.7.3.2.2.3). Danach folgt eine mehr oder weniger lange Phase abnehmender Aktivierung, bis hin zu extrem niedriger kortikaler und affektiver Aktivierung. Beispielsweise gehen Interessen verloren, es besteht kaum Anteilnahme am sozialen Leben und es kann zu Anhedonie und Apathie kommen. Diese Zustände bedeuten, dass auch der Stoffwechsel der Neurotransmitter gestört ist, die an der Regelung der kortikalen und affektiven Aktivierung beteiligt sind (Abschnitt 4.5). Dies sind vor allem extreme Konzentrationen (zuerst zu hoch, dann Mangelzustände) von Serotonin, Noradrenalin und Dopamin. Auf diese Zusammenhänge wird auch an anderer Stelle eingegangen (Abschnitt 6.1.2).

Popoli et al. (2012) informieren auch über Untersuchungen, in denen die Stoffwechselstörungen durch verschiedene Antidepressiva behandelt wurden. Eine Gruppe sind die selektiven Wiederaufnahme-Hemmer, zu denen die Serotonin-Wiederaufnahme-Hemmer, die Serotonin-/Noradrenalin-Wiederaufnahme-Hemmer sowie die Noradrenalin-/Dopamin-Wiederaufnahme-Hemmer) gehören.

Die erfolgreiche Therapie nach Anwendung von Antidepressiva bei psychischen Störungen ist ebenfalls mit Erhöhung des Hippocampus-Volumens verbunden. Über solche Wirkungen bei unipolaren Depressionen berichten McKinnon et al. (2009). Andere positive Ergebnisse betreffen die Therapie von posttraumatischen Belastungsstörungen (Shin et al. 2006) und die Therapie von bipolaren Störungen (Yucel, Taylor et al. 2008).

Auch Medikamente, die direkt den Glutamat-Stoffwechsel beeinflussen, konnten die Funktionsstörungen von Neuronensystemen beheben, vor allem im PFC (s. Popoli et al. 2012). Zu diesen Mitteln mit antidepressiver Wirkung gehört Ketamin, ein NMDA-Antagonist. Die genauen Ursache-Wirkungs-Zusammenhänge sind zwar nicht bekannt. Doch gibt es Beweise dafür, dass die Blockierung des NMDA-Rezeptors durch Ketamin (oder durch andere NMDA-Antagonisten) nur eine Zwischenstufe einer Wirkungskette ist, an der auch der AMPA-Rezeptor beteiligt ist. Denn durch die Blockierung des NMDA-Rezeptors wird die Aktivität des AMPA-Rezeptors erhöht und es werden damit zusammenhängende intrazelluläre Prozesse gesteigert (synaptische Proteinsynthese, Bildung dendritischer Fortsätze), wodurch die antidepressive Wirkung rasch eintritt.

Es gibt auch Antidepressiva, die eine signifikante Abnahme der CRF-Überproduktion bewirken, die durch Stress bedingt ist. Dazu gehört beispielsweise der MAO-Hemmer Tranylcypromin, über dessen Wirkung Laux & Ulrich (2006) berichten, auch über die Verringerung von stressinduzierten neuropathologischen Veränderungen bei Ratten (darunter verminderter Verlust von Hippocampus-Neuronen).

Die Zusammenhänge zwischen extrem hoher und extrem niedriger kortikaler und affektiver Aktivierung und den damit verbundenen Stoffwechselstörungen werden auch auf andere Weise deutlich. Denn zu starke Blockierung der NMDA-Rezeptoren (Hypofunktion) durch Ketamin führt zu Symptomen von Psychosen (z.B. Halluzinationen) und es gibt Erklärungsversuche für das Entstehen von Schizophrenie, die von Störungen des Glutamat-Systems ausgehen, d.h. von einer Hypofunktion der NMDA-Rezeptoren (Stahl 2007).

## 4 Neurobiologische Grundlagen der Selbststeuerung bzw. Selbstkontrolle

Seit C. Bernard und W. B. Cannon gilt die Homöostase des inneren Milieus (darunter die Konzentration der Ionen und der Glucose im Blut, der osmotische Druck im Gewebe, die Körpertemperatur und der Blutdruck) als Grundprinzip der Lebenserhaltung. Durch entsprechende Mechanismen werden Lebewesen zu selbstregulierenden Systemen (Jänig 1977). Zur Regelung gehören auch neuronale Mechanismen, insbesondere die drei Ebenen des vegetativen Nervensystems (Rückenmark, Hirnstamm, Zwischenhirn). Beim Menschen bestehen darüber hinaus komplexe Einflüsse der Strukturen und Prozesse der obersten Ebene des somatischen Nervensystems (Zwischenhirn/Endhirn) auf die oberste Ebene des vegetativen Nervensystems (Hypothalamus) und die dadurch geregelte Homöostase.

Die spezifisch menschliche Selbststeuerung bzw. Selbstkontrolle ist die Koordination von Ist-Zuständen und Soll-Zuständen der Außen- und Innenwelt (s.a. Carver & Scheier 2011; Carver, Sutter & Scheier 2000; Karoly 1993). Diese Prozesse, mit denen Störungen (Diskrepanzen zwischen Ist- und Soll-Zuständen) vermieden, behoben oder verkraftet werden, sind automatisiert gelernt (nicht bewusst, neuronal) oder bedacht (bewusst, geistig-neuronal, neuro-mental). Über die Neuronensysteme, die an der Selbststeuerung bzw. Selbstkontrolle beteiligt sind, gibt es umfangreiches Wissen (z.B. Buxbaum 2014; Heatherton 2011; Lieberman 2007, 2010).

Die Selbststeuerung bzw. Selbstkontrolle geht von drei Kernstrukturen der Persönlichkeit aus (Ich-Struktur, Motivationshierarchie, Innenwelt). Die zentralen Hirnprozesse bestehen im Zusammenwirken von kortikalen und subkortikalen Neuronensystemen. Auf oberster Ebene wirken vor allem drei Bereiche zusammen. Dies sind die reizrepräsentierenden Bereiche des Kortex (primäre Sinneszentren), die durch reizbedingtes Wahrnehmungslernen konstituierten und konsolidierten Gedächtnis- bzw. Erfahrungsstrukturen (limbisch-thalamo-neokortikale Systeme) sowie die Subsysteme des präfrontalen Kortex (PFC).

Von besonderer Bedeutung ist die Regelung der gelernten affektiven Aktivierung, die auf der angeborenen affektiven Aktivierung beruht. Denn extrem niedrige oder extrem hohe kortikale und affektive Aktivierung beeinträchtigt die Selbststeuerung bzw. Selbstkontrolle oder führt zu ihrem Verlust. Ist dies persönlich nicht erwünscht, so bestehen entsprechende psychische Störungen.

## 4.1 Kernstrukturen der Persönlichkeit sowie grundlegende Steuerungsprozesse

Die Kernstrukturen der Persönlichkeit sowie die Prozesse der Ich-gesteuerten Informationsverarbeitung (Wahrnehmen, Urteilen, Denken, Verhalten) bilden die oberste Ebene des somatischen Nervensystems (Zwischenhirn/Endhirn). Sie werden im Laufe der ersten Lebensjahre unter dem steuernden Einfluss von Bezugspersonen, darunter Nahrung, Pflege und liebevolle nicht-sprachliche und sprachliche Zuwendung, durch passives Wahrnehmungslernen entwickelt.

Die Selbststeuerung wird nach etwa 2 bis 2.5 Jahren, teils auch vorher (ca. 18 Monate nach der Geburt), durch das Anstreben von Zielen deutlich merkbar. Dementsprechend wird auch aktives Wahrnehmungslernen oder absichtliches Unterlassen bzw. Ablehnen zunehmend möglich. Dabei bilden die drei Kernstrukturen eine funktionelle Einheit, die durch den Aufbau des Gehirns bedingt ist.

Die Ich-Struktur ist das an die Verfügbarkeit von Gedächtnis- bzw. Erfahrungsstrukturen (limbisch-thalamo-neokortikale Systeme) gebundene Koordinations- bzw. Steuerungssystem einer Person (Kind, Jugendliche/r, Erwachsene/r). Sprachlich kommt diese Funktion durch die Verfügbarkeit über den eigenen Namen sowie den Ich-Begriff und daraus gebildete Sätze zum Ausdruck, beispielsweise „Ich muss nachschauen, überlegen, entscheiden und handeln" oder „Ich kann nicht mehr weiter". Der Begriff des „Ich" umfasst das Wissen um die eigene Person sowie ihre Wünsche, Pläne und Ziele und erweitert dadurch die koordinierenden Funktionen der Ich-Struktur. Die Motivationshierarchie besteht aus den mehr oder weniger stark wirksamen Grundwerten, Geboten, Bedürfnissen, Pflichten und Interessen. In der Innenwelt einer Person, die im Unterschied zur materiellen, organischen und sozialen Außenwelt nur der

Selbstbeobachtung zugänglich ist, gibt es Prozesse und Zustände. Die Prozesse sind das Urteilen und Denken aber auch Appelle und Fragen an sich selbst. Die Ist-Zustände der Innenwelt sind Gefühle, Vorstellungen und Gedanken. Die Soll-Zustände der Innenwelt sind die hierarchisch organisierten Motive, die in Bezug auf die Ist-Zustände der Außen- und/oder Innenwelt wirken. Wenn die Ist-Zustände der Außen- und/oder Innenwelt von Motiven (Soll-Zustände der Innenwelt) nicht tolerierbar abweichen, so bestehen Störungen in der Außen- und/oder Innenwelt.

Selbststeuerung bzw. Selbstkontrolle ist die Koordination von Ist-Zuständen (Reize der Außenwelt und/oder Zustände der Innenwelt) mit Soll-Zuständen (Motive). Die damit verbundenen Prozesse (Wahrnehmen, Urteilen, Denken, Verhalten) beruhen auf der Verfügbarkeit über nicht-sprachliche und sprachliche Gedächtnis- bzw. Erfahrungsstrukturen (limbisch-thalamo-neokortikale Systeme), vor allem in Form von Begriffen mit sach-, gefühls- und wertbezogener Bedeutung. So kann ein Kind ein fliegendes Objekt nur dann anhand seiner Merkmale identifizieren, wenn es über einen passenden Begriff verfügt, beispielsweise Flugzeug, Vogel oder Adler. Dementsprechend ist auch das Hören, Lesen und Verstehen von Sprachzeichen (Sprachlaute, Schriftzeichen, Worte und Sätze) an Begriffe und Begriffssysteme (Gedächtnis- bzw. Erfahrungsstrukturen) gebunden. Begriffe und Begriffssysteme ermöglichen auch das Sprechen und Schreiben sowie komplexe nicht-sprachliche Verhaltensweisen.

Die verfügbaren Gedächtnis- bzw. Erfahrungsstrukturen (limbisch-thalamo-neokortikale Systeme) sind durch reizbedingtes Wahrnehmungslernen entstanden. Sie sind die Grundlage für Wahrnehmungen, beispielsweise das Suchen und Wiedererkennen von Orten und Personen, sowie für weitergehende Prozesse des passiven und aktiven Wahrnehmungslernens. Beispielsweise lernen Volksschüler den Schulweg, das Finden des Klassenzimmers und das Erkennen von Mitschülern auf der Grundlage verfügbarer visueller Erfahrungen. Neue Reizverhältnisse sind Neukombinationen von bekannten Merkmalen, wobei herausragende Merkmale das unterscheidende Lernen erleichtern, während Reizähnlichkeiten dies erschweren.

Voraussetzung für ungestörte Prozesse der Selbststeuerung bzw. Selbstkontrolle ist die passende (nicht zu extreme) kortikale und affektive Aktivierung.

## 4.2  Das Zusammenwirken zwischen kortikalen Neuronensystemen

Auf der Grundlage histologischer Befunde über den Schichtenbau und weiterer mikroskopischer Kriterien wurde der gesamte menschliche Kortex von K. Brodmann 1909 in Felder (Areale) unterteilt und mit Zahlen zwischen 1 und 52 bezeichnet. Beim Menschen wurden 44 Areale nachgewiesen (die Areale 13 – 16, 27 und 49 – 51 gibt es nur bei Affen). Allerdings hat Brodmann den orbitofrontalen Kortex weniger detailliert analysiert als den lateralen und medialen Bereich, über deren Einteilung in Areale es Hirnkarten gibt. In neueren Arbeiten wurde der orbitofrontale Kortex weiter analysiert. So hat man beim Menschen die Areale 13 und 14 gefunden. Darüber berichten beispielsweise Ongür & Price (2000). Alle Areale werden als Brodmann-Areale bezeichnet und mit BA abgekürzt.

Die Selbststeuerung bzw. Selbstkontrolle ist die zentrale Funktion des präfrontalen Kortex (PFC), der eng mit kortikalen und subkortikalen Neuronensystemen zusammenwirkt. Der präfrontale Kortex (PFC) kann nach Fuster (2001) in einen lateralen, einen medialen und einen orbitalen Bereich unterteilt werden (Abbildung 6).

Der hierarchisch organisierte laterale PFC, bei dem drei Ebenen unterschieden werden, d.h. ventrolateral (BA 44, 45, 47), dorsolateral (BA 9, 46) und polar (BA 10), ist vor allem bei sachbezogenen sprachlichen und nicht-sprachlichen Regelungsprozessen (Koordination von Ist- und Soll-Zuständen) aktiviert. Dazu gehören beispielsweise visuelle Suchprozesse, gezielte Handgriffe und das Anwenden von Regeln (etwa bei einer Reparatur) sowie das damit verbundene Formulieren von Sätzen. Das Zusammenwirken von zwei oder drei Ebenen ist vor allem dann notwendig, wenn eine Tätigkeit nicht fortgeführt werden kann, weil Probleme auftreten, die bestimmte Klärungsprozesse erfordern, beispielsweise durch Nachfragen, durch die Suche nach einer Regel im Gedächtnis oder durch Denken, das induktiv oder deduktiv sein kann (z.B. Badre 2008; Badre & D'Esposito 2007; Bunge & Zelazo 2006; Koechlin & Summerfield 2007). Die Funktionen des medialen und orbitalen PFC betreffen vor allem den emotionalen Bereich (Abschnitt 4.7.3).

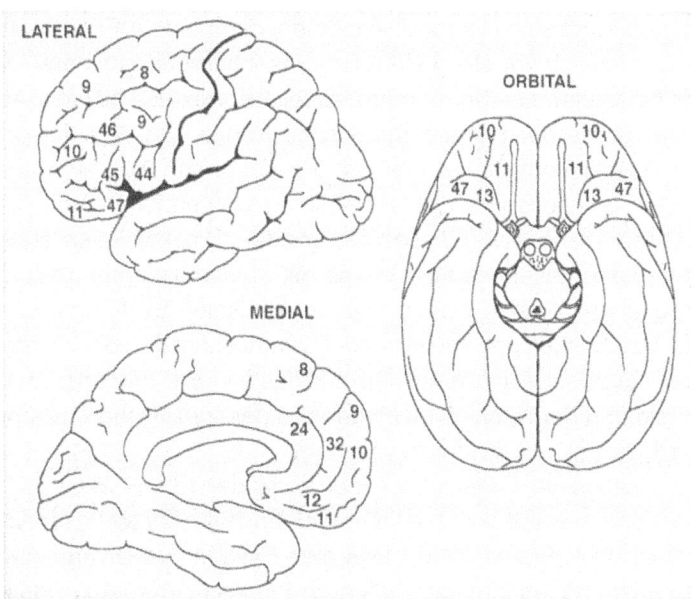

**Abbildung 6:**
Die drei Bereiche des präfrontalen Kortex und die zugehörigen Brodmann-Areale (BA). Die Areae 14 (orbital, medial) und 25 (medial) sind nicht dargestellt. Lateral öffnet sich der Sulcus lateralis zwischen Frontallappen/Parietallappen und Temporallappen zur Insula hin. Die anteriore Insula (Gyri breves insulae) wird durch den Sulcus centralis insulae von der posterioren Insula (Gyrus longus insulae) abgegrenzt. Orbital ist die posteriore Insula (BA 13) sichtbar. Die Abbildung 9 zeigt BA 13 sowie Anteile der anterioren Insula. (Aus Fuster 2001)

Treten negative Ist-Zustände auf und/oder ist das Wissen und Können unzureichend, dann steigt die Wahrscheinlichkeit, dass Ist-Zustände nicht tolerierbar von Soll-Zuständen abweichen, dass also entsprechende Störungen in der materiellen, organischen oder sozialen Außenwelt (z.B. Blechschaden, Beinbruch, Streit) und/oder in der Innenwelt (z.B. Trauer, Wut) bestehen. Solche Belastungen können zu Extremzuständen der kortikalen und affektiven Aktivierung sowie zum Verlust der Selbststeuerung bzw. Selbstkontrolle führen, sofern nicht Wissen, Können und Wollen (Motive) verfügbar ist, um dagegen anzukämpfen. Dabei wirken der laterale, mediale und orbitale PFC eng zusammen.

Bei den kortikalen Neuronensystemen, die mit dem PFC zusammenwirken, lassen sich vor allem die reizrepräsentierenden primären Sinneszentren, beispielsweise der primäre visuelle Kortex (BA 17), die Assoziationsfelder sowie der primäre motorische Kortex (BA 4) unterscheiden. Bei den Assoziationsfeldern gibt es drei Gruppen. Dies sind uni- bzw. intramodale (sensorisch/sensible), multi- bzw. intermodale und prämotorische (senso-motorische) Assoziationsfelder. Die kortikalen Neuronensysteme sind in gesetzmäßiger Weise mit Thalamuskernen reziprok verbunden und werden dadurch zu thalamo-kortikalen Systemen. So ist der seitliche Kniehöcker der spezifische Thalamuskern für BA 17, das Pulvinar der spezifische Thalamuskern für das visuelle (intramodale) Assoziationsfeld und der Nucleus mediodorsalis der spezifische Thalamuskern für den PFC.

Die funktionelle Organisation auf kortikaler Ebene lässt sich stark vereinfachend anhand von zwei divergenten Bahn- bzw. Fasersystemen beschreiben (s.a. Fuster 2006). Das eine System von Divergenzen geht von den reizrepräsentierenden primären Sinneszentren aus. Das andere System von Divergenzen geht von den Subsystemen des PFC aus. Beide Gruppen von Divergenzen endigen in multi- bzw. intermodalen Assoziationsfeldern. Dementsprechend resultiert in den intermodalen Assoziationsfeldern eine Vielfalt an konvergierenden Afferenzen, die von zwei oder mehr Sinnesmodalitäten und den Subsystemen des PFC stammen. Die Erregungen aus den reizrepräsentierenden primären Sinneszentren sind die Grundlage für Wahrnehmungen und Verhaltensweisen, die durch den PFC über die senso-motorischen Assoziationsfelder und den primären motorischen Kortex gemäß der Motivationshierarchie realisiert werden. Ein Beispiel ist die visuelle Suche nach einem Objekt. Dies erfordert eine intakte Verbindung zwischen dem dorsolateralen PFC und den Assoziationsfeldern im posterioren parietalen Kortex. Ist diese frontoparietale Verbindung zerstört (zumeist in der rechten Hemisphäre), so resultiert unilateraler Neglect. Dies bedeutet, dass visuelle Informationen über Objekte, die sich auf der linken Seite des Raumes befinden, nicht wahrgenommen werden können, obwohl die Sehbahn, der primäre visuelle Kortex und das visuelle (unimodale) Assoziationsfeld intakt sind (z.B. Bartolomeo, Thiebaut de Schotten & Doricchi 2007).

Seit einiger Zeit weiß man, dass bestimmte funktionelle Beziehungen zwischen den primären Sinneszentren, den intramodalen und den intermodalen Assoziationsfeldern auch räumlich organisiert sind. So unterscheidet man seit den Untersuchungen von Ungerleider & Mishkin (1982) zwei Wege der visuellen Informationsverarbeitung im Kortex (s.a. Ungerleider, Courtney & Haxby 1998). Ein Assoziationsfasersystem verbindet den Okzipitallappen mit dem Parietallappen, das andere Assoziationsfasersystem verbindet ihn mit dem Temporallappen. Im Parietallappen erfolgt die visuell-räumliche Informationsverarbeitung ("Where"-pathway), im Temporallappen befinden sich Gedächtnis- bzw. Erfahrungsstrukturen für das Erkennen von Objekten, darunter Gesichter ("What"-pathway). Eine solche Organisation wurde auch für das Hören nachgewiesen (Rauschecker 1998; Rauschecker & Tian 2000; Scott 2005).

Der okzipito-parietale Weg führt von BA 17 über BA 18 und 19 und endet in den bimodalen (visuellen und senso-motorischen) Bereichen der umfangreichen BA 7 (räumlich-visuelle Orientierung). Der okzipito-temporale Weg führt von BA 17 über BA 18 und 19 und erstreckt sich vor allem über den lateral gelegenen Gyrus temporalis inferior (BA 37, 20) und den Gyrus occipitotemporalis (medialis, lateralis), in dem die medialen Bereiche der BA 37 und 20 liegen. Der Gyrus occipitotemporalis ist in der Medial- und Basalansicht sichtbar. In der angloamerikanischen Anatomie wird dieser Bereich als Gyrus fusiformis bezeichnet. Die Definition des Gyrus fusiformis ist aber nicht einheitlich. Manche Autoren grenzen ihn auf den Gyrus occipitotemporalis lateralis ein, bei anderen Autoren umfasst er nicht nur die medialen Bereiche der BA 37 und 20, sondern auch die ventralen Bereiche von BA 18 und 19 (BA 37 liegt zwischen BA 19 und BA 20). Der Gyrus fusiformis erstreckt sich auch über die Tiefe der Sulci, darunter die Region, die besonders beim Identifizieren von Gesichtern aktiviert ist.

Beim Erkennen (Identifizieren) von Gesichtern wird vor allem ein Bereich des mittleren Gyrus fusiformis aktiviert (mehr rechts als links). Ist dieser Bereich zerstört, der FFA (fusiform face area) genannt wird, so ist das Erkennen von Gesichtern nicht möglich. Diese Störung, die auch angeboren sein kann, wird Prosopagnosie genannt. Die Abbildung 7 zeigt die Ergebnisse von Untersuchungen, die anhand von Imaging die Existenz der FFA nachgewiesen haben.

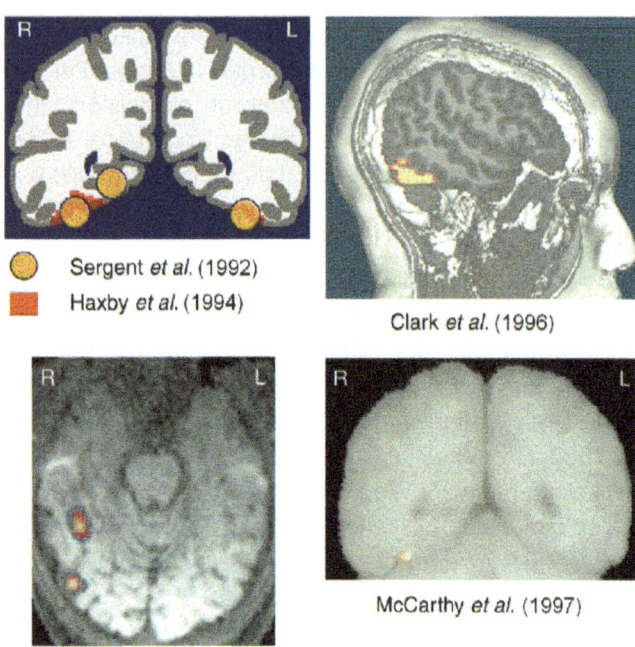

**Abbildung 7:**
Die Lage der für Gesichtsreize empfindlichen Neuronensysteme im Gyrus fusiformis bei fünf Untersuchungen anhand von Neuroimaging. In den Untersuchungen von Haxby et al. (PET) und Clark et al. (fMRI) wurde die Aktivierung beim Betrachten von Gesichtern gegenüber dem Betrachten von sinnfreien Bildern verglichen. Bei Sergent et al. (PET) erfolgte der Vergleich in Bezug auf das Identifizieren von Gesichtern vs. Identifizieren des Geschlechts. In den Untersuchungen von Kanwisher et al. (fMRI) und McCarthy et al. (fMRI) wurde die Aktivierung beim Betrachten von Gesichtern vs. Betrachten von Objekten verglichen. fMRI = Functional magnetic resonance imaging, PET = Positron Emission Tomography. (Aus Haxby et al. 2000)

Es gibt auch zwei andere (ebenfalls bilaterale) Bereiche, die bei der Wahrnehmung von Gesichtern überzufällig stark aktiviert werden (z.B. Kanwisher & Yovel 2006). Ein Bereich liegt okzipital und wird OFA (occipital face area) genannt. Dieses Areal ist in Abbildung 7 (bei Kanwisher et al.) sichtbar. Es gibt Beweise dafür, dass die reizbedingten Erregungen aus dem OFA in das FFA und in die dritte Gesichtsregion geleitet werden, dass das OFA also weniger spezifisch ist (s. Haxby, Hoffman & Gobbini 2000). Der dritte Bereich liegt im Sulcus temporalis superior (STS). Diese Region ist vor allem bei der Wahrnehmung von Gesichtsbewegungen (Mimik, Lippenbewegungen) aktiviert (Haxby et al. 2000). Allerdings sind die drei Regionen (OFA, FFA, STS) nur als Schwerpunktbereiche der Gesichtserkennung zu verstehen, auch weil zwischen verschiedenen Personen beträchtliche Schwankungen bestehen. Das Gesichtserkennen ist auch mit sprachlichen Prozessen verbunden. Daran ist der vordere Bereich des (linken) Temporallappens beteiligt. Dies ist der Temporalpol (Teil von BA 38, visuell-sprachlich) und der Gyrus temporalis medius (BA 21, visuell-sprachlich).

Oberhalb des okzipito-temporalen Weges, in den lateralen Bereichen des Temporallappens, sind die sprachspezifischen intermodalen Assoziationsfelder organisiert (z.B. Lau, Phillips & Poeppel 2008). Bei Rechtshändern befinden sich die sensorischen Sprachzentren zumeist in der linken Hemisphäre, darunter der Gyrus temporalis superior (BA 22), der Gyrus temporalis medius (BA 21), der Sulcus temporalis superior (STS) und der Temporalpol (Teil von BA 38). Der STS trennt BA 22 von BA 21. Er enthält Gedächtnis- bzw. Erfahrungsstrukturen für die Wahrnehmung von Sprache und das Bewegen von Körperteilen, darunter Gesichtsbewegungen. Vor allem der Temporalpol ist eng mit der Amygdala verbunden und bei emotionalen Prozessen des sozialen Bereiches aktiviert. Dazu gehören das Erkennen von Gesichtern (durch Zusammenwirken mit der FFA) sowie Urteile (Hypothesen) über die Zustände und Prozesse der Innenwelt anderer Personen (Olson, Plotzker & Ezzya 2007; Ross & Olson 2010). Das Erkennen von Gesichtern betrifft das Identifizieren, Benennen und das Erinnern an autobiographische Daten (Haxby et al. 2000). Das Wernicke-Zentrum für das Sprachverstehen (die hierarchisch zu Worten organisierten Sprachlaute) liegt vor allem im BA 22. Das Sprechen (Fragen, Appelle, Urteile) sowie das Suchen nach Worten oder Sätzen im Gedächtnis erfordert ein intaktes fronto-temporales Netzwerk (Friederici 2009). Im Gyrus frontalis inferior (BA 44, 45) liegt das Broca-Zentrum der Sprachmotorik. Dieser Teilbereich des ventrolateralen PFC wirkt eng mit den anderen Subsystemen des PFC zusammen. Doch auch die andere Hemisphäre (zumeist rechts) ist an Sprachprozessen beteiligt, beispielsweise automatisiert gelerntes Sprechen (z.b. Zählen, Aufzählen), nicht-automatisiertes prosodisches (ausdrucksvolles) Sprechen sowie Verstehen von prosodischer Sprache, Metaphern und Geschichten (Lindell 2006).

## 4.3 Sprachgebundene Prozesse

Wahrnehmungen und Verhaltensweisen (Sagen, Tun) können durch Prozesse der Innenwelt (insbesondere Urteilen und Denken) verbunden werden. So werden automatisiert gelernte neuronale Prozesse der Selbststeuerung bzw. Selbstkontrolle dadurch kontrolliert, dass das Nervensystem die Notwendigkeit bedachter Regelungen signalisiert, dass also für das Vermeiden, Beheben oder Verkraften einer Störung neuro-mentale Prozesse notwendig sind (Abschnitt 4.7.3.3).

Die Prozesse der Innenwelt können mit Zuständen der Innenwelt zusammenwirken. Diese Zustände sind Gefühle, Vorstellungen und Gedanken. Ein Beispiel ist die Beziehung zwischen Gefühlen und Denkprozessen. So können Gefühle das Denken hemmen oder bestimmte Themen bestimmen. Umgekehrt kann das Denken Gefühle verhindern, unterdrücken oder auslösen. Ist das Urteilen und Denken einer Person für andere Personen hörbar, so wirkt es als ein- oder mehrdeutiger sprachlicher Reiz der Außenwelt. Andernfalls sind das Urteilen und Denken Prozesse der Innenwelt, die nur der Selbstbeobachtung zugänglich sind.

### 4.3.1 Begriffe und Begriffssysteme

Das Urteilen und Denken ist ohne Begriffe und Begriffssysteme nicht möglich. Begriffe sind linguistische Einheiten (zumeist Worte) sowie Gedächtnis- bzw. Erfahrungsstrukturen (limbisch-thalamo-neokortikale Systeme), die vor allem durch reizbedingtes Wahrnehmungslernen konstituiert und konsolidiert werden. Über die Organisation von Begriffen, auch in Bezug auf das Gehirn, gibt es umfangreiches Wissen (z.B. Humphreys & Forde 2001; Mahon & Caramazza 2009; Martin 2007; Rosch 1978; Smith & Medin 1981).

Begriffe haben sach-, gefühls- und wertbezogene Bedeutung. Bedeutungen (Eigenschaften, Attribute, Merkmale usw.) sind untergeordnete Begriffe. Nur Begriffe mit sachbezogener Bedeutung können objektiv sein. Dies sind Begriffe mit sicheren reiz- bzw. wahrnehmungsbedingten Merkmalen, die nur diesen Begriffen zukommen. Solche Merkmale ermöglichen das Unterscheiden bzw. Identifizieren von eindeutigen Reizen der Außenwelt. Subjektiven Begriffen fehlen zwar definierende Merkmale, die nur ihnen zukommen, doch haben sie andere Funktionen (Buxbaum 2014, section 2.1). Dies gilt vor allem für Begriffe mit gefühls- und wertbezogener Bedeutung, vor allem dann, wenn diese Begriffe mit starken Gefühlen und/oder hohen Werten verbunden sind. Denn solche Begriffe sind starke Motive (Grundwerte, Bedürfnisse, Gebote, Pflichten, Interessen). Dominante Motive sind Soll-Zustände der Innenwelt, die das Verhalten bestimmen. Für individuelle Regelungen sowie für Regelungen in sozialen Systemen (Zwei- oder Mehr-Personen-Systeme) kann wesentlich sein, ob die Ist-Zustände subjektiv oder objektiv richtig sind. So sind im sozialen Bereich viele Reize grundsätzlich mehrdeutig, so dass objektive Richtigkeit von Wahrnehmungen nicht möglich ist. Daher ist bei vielen Regelungen rücksichtsvolles Verhalten sowie Toleranz wesentlich (Abschnitt 5.2). Bei den meisten Reizen der Außenwelt kann aber korrektes Identifizieren lebensnotwendig sein, vor allem dann, wenn sichere Ursache-Wirkungs-Zusammenhänge (wenn-dann-Beziehungen) bestehen und entsprechende Störungen drohen, die also schwere Verletzungen von starken Motiven sein können, darunter Gesundheit. Werden Soll-Zustände der materiellen, organischen oder sozialen Außenwelt durch Gesetze festgelegt bzw. vereinbart (z.B. Strafrecht), dann sind objektive Regelungen an objektive Begriffe gebunden.

### 4.3.2 Urteilen

Urteile sind grundlegende Satzfunktionen. Sie werden durch ein frontotemporales Netzwerk von Neuronensystemen erzeugt. Dazu gehören vor allem das Broca-Zentrum der Sprachmotorik (dies ist ein Teil des lateralen PFC) und das Wernicke-Zentrum für das Sprachverstehen (z.B. Friederici 2009).

In der Linguistik unterscheidet man mehrere grundlegende Satzfunktionen (imperative sentence, exclamatory sentence, declarative sentence, negation, question). Die Sprachfunktionen Auslösung (Appell), Kundgabe und Darstellung wurden schon von Bühler (1934) definiert. Die Kundgaben (exclamatory sentences) und Darstellungen (declarative sentences) bilden die Urteile. Auch die Appelle (imperative sentences) und Fragen (questions) können Prozesse der Innenwelt sein (Appelle und Fragen an sich selbst). Bei Darstellungen lassen sich Beschreibungen, Erklärungen und Vorhersagen unterscheiden. Ein Sonderfall sind verallgemeinerte Darstellungen, d.h. Beschreibungs-, Erklärungs- und Vorhersagegesetze.

Kundgaben sind wertende Stellungnahmen und Rückmeldungen, die allenfalls emotional geladen sind, z.b. Ausdruck von Unzufriedenheit (Pfui! Miserabel! usw.). Grundsätzlich können alle Satzformen die eigenen Gefühle oder die Gefühle anderer Personen beeinflussen, d.h. bestimmte Gefühle hervorrufen, steigern oder verringern. Neben dem nur der Selbstbeobachtung zugänglichen (positiven oder negativen) Gefühlston, sind dies viszero- und somatomotorische Reaktionen, von denen viele als sichtbares Verhalten auf Gefühle weisen. Dazu gehören Lachen, Weinen oder Zittern sowie gefühlsbetonte Gestik, Mimik und Sprache (auch von Schauspielern). Entsprechende Urteile sind stets subjektiv, da Gefühlsbegriffe (z.B. Angst, Freude, Ärger, Wut, Hilfsbereitschaft) subjektive Begriffe sind. Vor allem aber Kundgaben können dazu beitragen, dass über die Sprache Gefühle in positiver oder negativer Weise beeinflusst werden. Unter Umständen kann dies zu extremer kortikaler und affektiver Aktivierung führen, die persönlich unerwünscht oder erwünscht ist (z.b. Apathie, Verzweiflung, Wut, Glück). Das Sprechen kann überdies mehr oder weniger emotionale Prosodie (Sprachmelodie, Gefühlsausdruck) enthalten, die mit dem Inhalt übereinstimmt oder nicht (z.b. unfreundlicher Inhalt – freundlich mitgeteilt).

Bei der Selbststeuerung bzw. Selbstkontrolle können die grundlegenden Satzfunktionen eng mit dem begrifflichen Denken zusammenwirken. Sie können überflüssiges Denken hemmen oder notwendiges Denken fördern oder am Denken beteiligt sein. Beispielsweise können Appelle an sich selbst dazu führen, dass in einer belastenden Situation Beruhigung eintritt, und dass Denkprozesse einsetzen, um eine Lösung zu finden, die zumeist in Form eines Urteils verfügbar wird.

### 4.3.3 Denken

Beim Denken kann man Induktion, Deduktion sowie Analyse-Synthese unterscheiden. Analyse-Synthese ist hierarchisch übergeordnet, weil damit die Ergebnisse (Schlussfolgerungen) des induktiven und deduktiven Denkens auf ihre logische und empirische Richtigkeit überprüft werden können. Beim Denken wirken zumeist neuro-mentale (geistig-neuronale, bewusste) und neuronale (nicht bewusste) Prozesse zusammen. So sind zwar der Beginn und der Abschluss einer Analyse neuro-mental, doch dazwischen erfolgen neuronale Prozesse. Ein einfaches Beispiel ist das Suchen nach Worten oder Sätzen im Gedächtnis, das kurz oder lange dauern kann (z.B. Wer komponierte Aida?). Ein anderes Beispiel ist das Kopfrechnen.

Über die Aktivitäten von Neuronensystemen beim induktiven und deduktiven Denken gibt es zahlreiche Untersuchungen. Die Ergebnisse weisen auf den großen Einfluss der Aufgabenstellung auf die Aktivierung von Subsystemen des PFC und anderen Neuronensystemen. Vergleiche zwischen den Ergebnissen verschiedener Untersuchungen sind auch deshalb schwierig, weil sowohl die Aufgaben, als auch die Kontrollaufgaben (Baselines) variieren. Denn die signifikanten Differenzen der Stoffwechselaktivität bei den Aufgaben und den Baselines ergeben die aufgabenspezifischen Aktivitäten. Trotz der Probleme resultieren charakteristische Übereinstimmungen sowie Unterschiede zwischen den Aktivitäten beim induktiven und deduktiven Denken. Ein Beispiel ist eine Untersuchung von Goel & Dolan (2004), die den Versuchspersonen Aufgaben vorlegten, die induktives oder deduktives Denken erfordern. Die Abbildung 8 zeigt Beispiele dieser Aufgaben.

Die Ergebnisse zeigten gemeinsame und unterschiedliche Aktivitäten. Gemeinsam ist vor allem die Aktivität des fronto-temporalen Netzwerks der linken Hemisphäre. Die Unterschiede betreffen vor allem den PFC. Beim induktiven Denken ist insbesondere der linke dorsolaterale PFC (BA 9) aktiviert. Beim deduktiven Denken ist insbesondere das Broca-Zentrum (BA 44) aktiviert.

|  | Deduction | Induction |
|---|---|---|
| Reasoning | All animals with 32 teeth are cats | House cats have 32 teeth |
|  | No cats are dogs | Lions have 32 teeth |
|  | No dogs have 32 teeth | All felines have 32 teeth |
| Baseline | All animals with 32 teeth are cats | House cats have 32 teeth |
|  | No cats are dogs | Lions have 32 teeth |
|  | All zebras have stripes | All elephants have trunks |

**Abbildung 8:**
Aufgaben, die induktives oder deduktives Denken erfordern, sowie Kontrollaufgaben (Baseline). Die Zeile Reasoning zeigt ein Beispiel für das deduktive und ein Beispiel für das induktive Denken (es muss entschieden werden, ob die Schlussfolgerung richtig ist oder nicht). Die Zeile Baseline zeigt Kontrollaufgaben (der dritte Satz ist keine Schlussfolgerung). Beim Auswerten des Neuroimaging wird die neuronale Aktivität beim Schlussfolgern mit der neuronalen Aktivität bei den Baseline-Aufgaben verglichen. (Nach Goel & Dolan 2004)

In einer Untersuchung von Crescentini, Seyed-Allaei et al. (2011) wurde das induktive Denken mit nicht-sprachlichen Aufgaben untersucht. Dies geschah anhand von Karten, die 2 × 6 Kreise enthielten, darunter ein blauer Kreis. Die Versuchspersonen mussten die Position des blauen Kreises auf weiteren Karten vorhersagen, die einer bestimmten Regel folgte. Im Verlauf des Versuches wurde zwischen verschiedenen Regeln gewechselt. Dadurch ergaben sich verschiedene Reaktionsphasen. Dies waren Falschreaktionen, das Entdecken der Regel, das Anwenden der Regel sowie Falschreaktionen auf eine neue Regel. Die Auswertung des Neuroimaging erfolgte durch Vergleiche der Hirnaktivität beim Entdecken einer Regel und beim Anwenden der Regel. Beim Entdecken der Regel war der dorsolaterale PFC besonders aktiviert. Eine überhöhte Aktivität gab es auch beim (hierarchisch höheren) polaren PFC (BA 10).

In einer Übersichtsarbeit verglich Goel (2007) zahlreiche Untersuchungen über das deduktive Denken, um Gemeinsamkeiten neuronaler Aktivitäten herauszufinden. Im Kortex sind dies bilaterale okzipitale, parietale, temporale und frontale Aktivitäten, die je nach Aufgabenstellung variieren. Handelt es sich bei den Aufgaben um Sätze mit bekannten Inhalten (wie das Beispiel von Abbildung 8), so ist die Aktivierung eines fronto-temporalen Netzwerks (BA 47, BA 21/22) charakteristisch. Bei abstrakten Syllogismen (z.b. all A are B; all B are C; all A are C) dominieren dagegen Aktivitäten bilateral parietal (BA 7, 40) sowie frontal (BA 6).

Die Schlussfolgerungen, die beim induktiven Denken resultieren, sind Prämissen für das deduktive Denken. Diese Urteile sind Darstellungen in Form von allgemeinen Sätzen (Gesetze). Solche Urteile können aber auch ohne induktives Denken, d.h. durch Lesen oder Hören, übernommen werden. Diese Gesetze sind Allsätze (alle, kein, immer, 0% usw.) und Existenzsätze (einige, viele, 66% usw.) sowie entsprechende Konditionalsätze (wenn-dann-Beziehungen). Das Hauptproblem beim induktiven Denken besteht darin, dass allgemeine Sätze bereits nach einer einzigen Beobachtung formuliert werden können, und dass über die Richtigkeit des allgemeinen Satzes ein so hohes Maß an subjektiver Sicherheit bestehen kann, dass die Überprüfung an anderen Beobachtungen, d.h. der Hypothesentest, unterbleibt. Werden empirisch falsche Gesetze als Prämissen beim deduktiven Denken verwendet, so resultieren auch bei logisch richtigen Denkprozessen Schlussfolgerungen, die empirisch sicher oder wahrscheinlich falsch sind.

Ein wesentliches Beispiel sind soziale Vorurteile. Denn dabei werden einer Person oder allen Mitgliedern einer Personengruppe (z.B. Nationalität, Geschlecht, Hautfarbe, Beruf) bestimmte Persönlichkeitseigenschaften zugeschrieben, die aber nicht eine Funktion dieser Merkmale sind. Außerdem sind Persönlichkeitseigenschaften zumeist keine objektiven Begriffe, sondern subjektive Begriffe, die nur in sozialen Systemen eindeutige Bedeutung haben, deren Mitglieder sich gut kennen und aufeinander verlassen können (z.B. fair, hilfsbereit, faul, geizig). Bei Vorurteilen werden also sichere (positive oder negative) Folgen erwartet, obwohl sie in Wirklichkeit unsicher sind. Daher haben Personen, die von sozialen Vorurteilen betroffen sind, verringerte oder keine Chancen, dass auch sie aufgrund ihres Verhaltens sozial integriert werden. Dies kann die Quelle von schwerwiegenden sozialen Störungen sein, die leicht verhindert werden können, wenn die Vorurteile vermieden werden. Dafür kann das Wissen genügen, dass sie falsch sind. Es gibt aber auch verschiedene Strategien, um dagegen anzukämpfen (z.B. Paluck & Green 2009).

Die Deduktionen erfolgen anhand impliziter (neuronaler) und/oder expliziter (geistig-neuronaler) Prozesse. Die Vorurteile des Alltags gehen in der Regel von einem allgemeinen und einem besonderen Satz aus.

Außerdem ist der allgemeine Satz oft nur implizite wirksam. Dies bedeutet, dass der Schluss gezogen wird, ohne dass der allgemeine Satz gedacht oder ausgesprochen wird. Ein einfaches Beispiel enthält das Vorurteil:

Alle Frauen sind technisch unbegabt.

Sissi ist eine Frau.

Sissi ist technisch unbegabt.

Die logisch richtige Schlussfolgerung kann empirisch richtig oder falsch sein. Jedenfalls ist der allgemeine Satz (das Vorurteil) empirisch falsch. Denn es gibt weibliche Techniker in verschiedenen Berufen, die ihre Arbeit in zufrieden stellender und korrekter Weise erledigen.

### 4.3.4 Entscheiden

Bei mehrdeutigen Reizverhältnissen und bei Unsicherheit über passende Verhaltensweisen sind Urteils-, Denk- und Entscheidungsprozesse notwendig, um Verhaltensweisen (Sagen, Tun) zu vermeiden, die negative bzw. belastende Folgen haben. Entscheidungen mit sicheren Folgen sind aber nur dann möglich, wenn die Reize der Außenwelt richtig identifiziert werden (korrekte besondere Sätze), und wenn Wissen über zwei zusammenhängende Formen von sicheren allgemeinen Sätzen verfügbar ist. Dies sind die wenn-dann-Beziehungen zwischen dem Reiz und dem Verhalten sowie zwischen dem Verhalten und seinen Folgen (z.B. Lichtschalter – Drehen – Licht). Doch vor allem im sozialen Bereich sind die Reizverhältnisse oft grundsätzlich mehrdeutig und die wenn-dann-Beziehungen (Ursache-Wirkungs-Zusammenhänge) unsicher. Außerdem kann das Problem bestehen, dass die Erwünschtheit von Folgen im Laufe der Zeit beträchtlich variiert, und dass objektive Wahrscheinlichkeiten (relative Häufigkeiten) oft falsch sind. Subjektive Wahrscheinlichkeiten weichen dagegen oft von korrekten objektiven Wahrscheinlichkeiten ab, weil sie mehr oder weniger stark verzerrt sind (Kahneman & Tversky 1996; Tversky & Kahneman 1974).

Dennoch ist auch im sozialen Bereich Sicherheit möglich, d.h. man kann sich auf andere Personen verlassen. Vor allem bei schwerwiegenden Entscheidungen im sozialen Bereich ist Vertrauen wesentlich. Die Grundlage dafür ist das erfahrungsbedingte Vertrauen in Bezugspersonen, das im Elternhaus entsteht, und die dadurch bedingten sozialen Reizverhältnisse (De Bellis 2005). Diese reizaktivierten Gedächtnis- bzw. Erfahrungsstrukturen sind mit Neuronensystemen verbunden, die positive Gefühlstöne aktivieren. Dazu gehören der Nucleus accumbens (Peciña, Smith & Berridge 2006) und die Amygdala (z.b. Murray 2007; Sergerie, Chochol & Armony 2008).

Der Entscheidungsprozess kann rasch (automatisiert, impulsiv, nicht bewusst, implizite, neuronal) oder langsam (bewusst, explizite, geistig-neuronal, bedacht) sein (Bechara 2005; Evans 2008; Lieberman 2007; Sloman 1996). Schnelle Entscheidungen können auf sehr verschiedenen Prozessen beruhen. Wenn das Wissen und Können hinreichend hoch ist und starke Motive wirken, dann kann passendes Verhalten unmittelbar auf die Wahrnehmung folgen. Verhaltensweisen bei der Interaktion mit Objekten, Maschinen, Tieren oder Menschen können aber auch unbe-dacht/gedankenlos erfolgen. Dies bedeutet, dass sie vor allem durch in-tensive Gefühle, ein hohes Maß an Aufregung, fehlendes Wissen oder mangelnde Motivation zum Denken bedingt sind. Doch auch bei langsa-men Entscheidungsprozessen können Gefühle störend wirken, etwa die Angst vor einer Fehlentscheidung. Verzögerungen der Entscheidung kön-nen aber auch durch Konflikte in der Innenwelt (gegeneinander wirkende Motive gleicher Stärke) oder durch lange Suche nach Argumenten (man-gelndes Wissen) bedingt sein. Ein besonderer Fall ist das Auftreten von schwachen Gefühlen und vegetativen Reaktionen, die durch unauffällige Reizaspekte aktiviert werden, beispielsweise ein flaues Gefühl im Magen und Herzklopfen vor einer schwerwiegenden Entscheidung (somatische Marker, z.B. Bechara & Damasio 2005). Werden die somatischen Marker durch widersprüchliche Reize ausgelöst, so können sie wichtige Hinweise darauf sein, dass die Entscheidung verzögert wird und/oder unterbleibt, um die Sachlage zu überprüfen (z.B. ein Vertrag).

Der Prozess der Entscheidungsfindung wird schon seit langer Zeit intensiv untersucht. In entsprechenden neurowissenschaftlichen Studien wird vor allem dem orbitofrontalen Kortex eine grundlegende Funktion zugeschrieben. Doch gibt es verschiedene Einwände (Abschnitt 4.7.3.1). Außerdem nehmen die Umstände (Reizverhältnisse, Gefühle bzw. Moti-ve, Urteils- und Denkprozesse) einen wesentlichen Einfluss auf die Aktivi-tät von Neuronensystemen, auch bei Entscheidungsprozessen. Dazu gehören nicht nur die Subsysteme des orbitalen, medialen und lateralen PFC, sondern auch andere Neuronensysteme. Bei Entscheidungen im sozialen Bereich sind dies der dorsale ACC (dACC), der Sulcus temporalis superior (STS), der temporo-parietale Grenzbereich (TPJ), die Amygdala, der Nucleus accumbens und die vordere Insula (Rilling & Sanfey 2011). Ein Teil des dACC gehört zum medialen Monitoring-System (Abschnitt 4.7.3.3). Im sozialen Bereich reagiert dieses Neuronensystem auf unerwartete Abweichungen von sozialen Normen, darunter das Nichteinhalten von Versprechen oder Abweichungen von Meinungen, die in einem sozialen System gelten. Der STS ist ein multimodales Feld (Abschnitt 4.2). Der TPJ (temporo-parietal junction), in dem BA 22, 39 und 40 aneinandergrenzen, ist an Prozessen der Introspektion (über sich selbst und andere Personen) und der Empathie beteiligt. Der Amygdala und dem Nucleus accumbens kommen Gefühlsfunktionen zu (Abschnitte 3.7.2, 4.7.3.2.2.2). Die anteriore Insula besteht aus einem agranulären (Ia) und einem dysgranulären (Id) Feld (s. Augustine 1996). Beim agranulären Areal werden mehrere Teilbereiche unterschieden (Abbildung 9). Die anteriore Insula hat viszerosensible, viszeromotorische und gefühlsbezogene somatomotorische Funktionen (Abschnitt 4.7.3.1). Die Aktivität in bestimmten Bereichen der vorderen Insula korreliert mit interozeptiver Wahrnehmung, darunter Herzklopfen, Empfindungen im Magenbereich, Schmerz und Empathie für Schmerz (z.B. Critchley 2005). Eine überhöhte Aktivität der anterioren Insula folgt auch auf belastende soziale Interaktionen. Dies sind beispielsweise soziale Ausgrenzung oder als unfair empfundene Angebote (s. Rilling & Sanfey 2011).

## 4.4 Angeborene affektive Aktivierung als Grundlage einfacher Lernprozesse

In der ersten Lebensphase führen positive und negative Reize der Außenwelt über das limbische System (Lust- und Unlustzentren) und den Hypothalamus im Hirnstamm zur reflektorischen Auslösung von emotionalen Bewegungen. Treten negative Reize auf (z.B. Hunger, Kälte), die durch entsprechende Rezeptoren registriert werden (z.B. Glucorezeptoren, Thermorezeptoren), so resultieren beispielsweise ein Anstieg der

Herzfrequenz, Weinen, Schreien und Bewegungsunruhe bzw. Massenbewegungen (angeborene affektive Aktivierung).

Die angeborene affektive Aktivierung ist die Grundlage für die reizbedingte Konstituierung von Gedächtnis- bzw. Erfahrungsstrukturen (limbisch-thalamo-neokortikale Systeme). Doch ist wesentlich, dass die reizbedingte affektive Aktivierung weder zu hoch noch zu niedrig ist. Dies begünstigen die Bezugspersonen, wenn sie die Bedürfnisse der Neugeborenen und Säuglinge (dazu gehören auch soziale Kontakte und abwechslungsreiche Stimulation) befriedigen.

Beim Neugeborenen sind nur einfache Lernvorgänge möglich. Dabei werden Gedächtnis- bzw. Erfahrungsstrukturen aus angeborenen Gedächtniselementen (beispielsweise für Sprachlaute oder Lichtpunkte) gebildet und konsolidiert. Der elementare Lernvorgang besteht aus dem Orientierungsreflex und der Habituation. Der Orientierungsreflex, der von I. P. Pawlow bei Tierversuchen zur Konditionierung entdeckt wurde, ist eine angeborene Reaktion auf Reize der Außenwelt, die neuartig sind oder plötzlich und unerwartet auftreten. Die Reaktion ist aus vegetativen (viszeromotorischen), endokrinen und somatomotorischen Komponenten zusammengesetzt. Die viszeromotorische Reaktion besteht in einer Erregung des sympathischen Teilsystems, darunter die Erhöhung der Herz- und Atmungsfrequenz. Zu den endokrinen Reaktionen gehört beispielsweise eine Steigerung der Adrenalinausschüttung. Die somatomotorischen Reaktionen sind zuerst vor allem reflektorische Augenbewegungen zur Reizquelle. Bei wiederholtem Auftreten eines Reizes, der einen Orientierungsreflex ausgelöst hat, kann Reizgewöhnung (Habituation) erfolgen. Dies bedeutet, dass die Orientierungsreaktionen schwächer werden und verschwinden. Dieser Prozess ist sehr spezifisch. Denn hinreichend unähnliche Reize lösen sofort einen Orientierungsreflex aus. Nach der Verfügbarkeit über einfache Gedächtnis- bzw. Erfahrungsstrukturen (limbisch-thalamo-neokortikale Systeme) wird das elementare Lernen zum passiven Wahrnehmungslernen. Dabei lösen ungewohnte bzw. unerwartete Reize der Außenwelt den Orientierungsreflex aus. Es wird also die Aufmerksamkeit erregt und das Lernen begünstigt. Entsprechende Gedächtnis- bzw. Erfahrungsstrukturen sind die Grundlage dafür, dass Kinder schon bald nach der Geburt die Bezugsperson erkennen und soziale Kontakte genießen.

Eine Sonderform des passiven Wahrnehmungslernens ist das Konditionieren, bei dem zwei Formen unterschieden werden (klassisches und instrumentelles Konditionieren). Das klassische Konditionieren wurde vor allem durch I. P. Pawlow in den Jahren 1904-1936 experimentell untersucht, insbesondere an Hunden. Die ersten Experimente zum instrumentellen Konditionieren wurden 1898 von E. L. Thorndike hauptsächlich mit jungen Katzen, Hunden und Küken durchgeführt (z.b. Rachlin 1976). Das Konditionieren erfolgt auf der Grundlage von Gedächtnis- bzw. Erfahrungsstrukturen (limbisch-thalamo-neokortikale Systeme) und beeinflusst die Wahrscheinlichkeit von Verhaltensweisen. Beim klassischen Konditionieren sind dies angeborene Reaktionen (z.b. Speichelsekretion), die nicht durch einen angeborenen Reiz (z.b. Essen), sondern durch einen gelernten Reiz (z.b. Glockenton) ausgelöst werden. Die angeborene Reiz-Reaktionsverbindung (unbedingter Reflex) wird also zu einem bedingten Reflex. Beim instrumentellen Konditionieren werden gelernte Reaktionen auf bestimmte Reize durch Belohnung und/oder Bestrafung (mehr oder weniger erfolgreich) beeinflusst.

## 4.5  Reizwirkungen: Kortikale und affektive Aktivierung

Die angeborene affektive Aktivierung ist die Grundlage für das reizbedingte Konstituieren von Gedächtnis- bzw. Erfahrungsstrukturen. Zunehmende Verfügbarkeit über Gedächtnis- bzw. Erfahrungsstrukturen (limbisch-thalamo-neokortikale Systeme) ermöglicht die Entwicklung der kortikalen Aktivierung, an deren Entstehen und Aufrechterhalten verschiedene zusammenwirkende Neuronensysteme beteiligt sind (z.b. Hobson, Pace-Schott & Stickgold 2000). Der Ausgangspunkt ist das in der Formatio reticularis gelegene ARAS (aufsteigendes retikuläres Aktivierungssystem), das durch die gegebenen Reizverhältnisse erregt wird. Diese unspezifischen Erregungen werden den intralaminären Thalamuskernen zugeleitet, deren Erregungen breit gefächert in den Kortex geleitet werden. An der Erhaltung des tonischen Wachzustandes (kortikale Aktivierung), der durch die Reizverhältnisse, das ARAS und den Thalamus bedingt ist, sind auch die Efferenzen der Raphe-Kerne (serotonerg) und des Locus coeruleus (noradrenerg) beteiligt. Die tonische Aktivität dieser Kerne der Formatio reticularis, zwischen denen starke reziproke Verbindungen bestehen, wird wesentlich durch Licht beeinflusst, das über Kollateralen der Sehbahn den hypothalamischen Nucleus suprachiasmaticus erregt. Dies bewirkt im Hypothalamus bei bestimmten Kernen mit neuroendokrinen Funktionen das Ausschütten von Neuromodulatoren, die zur Aktivität des Locus coeruleus und der Raphe-Kerne beitragen. Zu den Neuromodulatoren gehören vor allem die Orexine. Dies sind Neuropeptide, beispielsweise Orexin-B, das aus 28 Aminosäureresten besteht (z.B. Aston-Jones, Smith et al. 2009). Auch das basale Vorderhirn (cholinerg), dessen Efferenzen in die Assoziationsfelder und in den PFC ziehen, hat wichtige Aktivierungsfunktionen, die aber nicht allgemein, sondern spezifisch sind. Denn diese Erregungen ermöglichen die aktive (aufmerksame) Informationsverarbeitung (Wahrnehmen und Wahrnehmungslernen, Urteilen, Denken, Verhalten) in Bezug auf interessierende Reizverhältnisse. Auch beim basalen Vorderhirn gibt es zahlreiche Rezeptoren für Orexine.

Wenn ein ungewohnter Reiz plötzlich und unerwartet auftritt, dann wird der Orientierungsreflex ausgelöst und es erfolgt eine phasische Erhöhung der kortikalen Aktivierung, indem die Aktivität des Locus coeruleus zunimmt. Ein phasisch aktivierender Neuromodulator ist das Neuropeptid Corticoliberin (CRF), das vor allem im Nucleus paraventricularis des Hypothalamus gebildet wird. Das CRF (es besteht aus 41 Aminosäureresten) gehört zur obersten Stufe des hierarchisch organisierten endokrinen Systems (hypothalamic-pituitary-adrenal axis). Diese Steuerhormone fördern den Stoffwechsel für energieverbrauchende Prozesse bei Wachheit. Der Locus coeruleus erhält Afferenzen der hypothalamischen CRF-Neuronen (Van Bockstaele, Colago & Valentino 1996), er enthält CRF-Rezeptoren (Jedema & Grace 2004; Sauvage & Steckler 2001), und seine phasische Erregung ist mit dem Auftreten ungewohnter Reize korreliert (Berridge & Waterhouse 2003). Demgegenüber begünstigt die Aktivität der Neurone der Raphe-Kerne die Aktivierung der Grobmotorik und die dafür notwendige Koordination mit neuroendokrinen und vegetativen Funktionen (z.B. Jacobs & Fornal 1995/2000). Wirken belastende Reizverhältnisse und/oder Prozesse der Innenwelt (Urteilen, Denken), so wird das CRF und andere Hormone in erhöhter Konzentration ausgeschüttet, also das CRF-ACTH-Corticosteroid-System übermäßig aktiviert.

Die Beziehungen zwischen kortikaler und affektiver Aktivierung werden anhand der Funktionen und bestimmter Verbindungen der Amygdala deutlich, die zumeist reziprok sind. Denn von der Amygdala ziehen starke Efferenzen zu den Raphe-Kernen, zum Locus coeruleus und zum basalen Vorderhirn. Weitere starke Efferenzen gehen zum Hypothalamus (darunter der Nucleus paraventricularis) sowie zur Area tegmentalis ventralis (Sah, Faber et al. 2003).

Die umfangreichen reziproken Verbindungen der Amygdala mit dem Hypothalamus sind auch in Bezug auf das Zusammenwirken angeborener und gelernter Regelungen beim Wach-Schlaf-Rhythmus wesentlich. Die Regelungsbereiche sind die Reduktion der kortikalen und affektiven Aktivierung, der Übergang vom Wachsein zum Schlafen, der wiederholte Wechsel zwischen NREM- und REM-Phasen (rapid eye movement) sowie das Aufwachen (Hobson et al. 2000).

Die Abnahme der allgemeinen kortikalen Aktivierung erfolgt vor allem durch Einflüsse auf das ARAS (Reduktion der Reizeinflüsse, darunter die Senso-Motorik) sowie auf die intralaminären Thalamuskerne (Impulse aus dem präfrontalen Neokortex). Es gibt überdies Neuropeptide, die zusammenfassend als Schlaffaktoren bezeichnet werden, weil sie Schlaf induzieren, teils dadurch, dass sie auf die Raphe-Kerne und den Locus coeruleus hemmend wirken. Im Hypothalamus gibt es aber auch Neuronensysteme, die Schlaf induzieren (verbunden mit parasympathischer Reaktionslage, Abnahme der Körpertemperatur und entsprechenden Stoffwechselvorgängen). Gewebedefekte in diesem (vorderen) Bereich des Hypothalamus führen zu Schlaflosigkeit (Insomnie), während die Stimulation dieser Neuronen das Schlafen fördert. Durch Erregungen aus dem Locus coeruleus werden diese Neuronen gehemmt (Hobson et al. 2000).

Zu den gelernten Regelungen gehören die vielfältigen reiz- und personbedingten Einflüsse im Rahmen der spezifisch menschlichen Selbststeuerung bzw. Selbstkontrolle. In Bezug auf den Wach-Schlaf-Rhythmus bedeutet dies passende Maßnahmen, also Erhalten der Wachheit (und entsprechende Aufmerksamkeit bzw. Konzentration) oder Abschalten und Schlafengehen. Unpassende Einflüsse können dagegen zu nicht organisch bedingten Schlafstörungen führen. Dazu gehören akut oder chronisch belastende Reizverhältnisse (Stressreize) und/oder die Neigung zum Grübeln bzw. das Nachdenken über Sorgen und damit verbundene Muskelverspannungen. Auch starke (negative oder positive) Emotionen oder Konflikte in der Innenwelt (gegeneinander wirkende Motive) können dem Einschlafen so massiv entgegenwirken, dass selbst Ich-gesteuerte Impulse, die durch Aktivität bestimmter Bereiche des PFC auf Entspannung und Beruhigung zielen, wirkungslos bleiben.

## 4.6 Reizverhältnisse, Lernen und Gedächtnis (Funktionen des Hippocampus-Systems)

Das spezifisch menschliche Wissen, Können und Wollen (darunter Gebote und Pflichten) beruht vor allem auf Wahrnehmungslernen, dessen Ausgangspunkt (gefühlvolle) Interaktionen mit Bezugspersonen sind, darunter Demonstrationen und Anleitungen zum Lernen von Regeln.

Das reizbedingte (passive oder aktive) Wahrnehmungslernen, das auch als Assoziationslernen bezeichnet wird, erfolgt über die Sinnesbahnen, deren reizbedingte Erregungen über den Thalamus in das reizrepräsentierende kortikale Sinneszentrum (primäres Sinneszentrum, z.B. für visuelle Reize) und von dort zu den intramodalen (z.B. Sehen) und intermodalen (z.B. Sehen verbunden mit Hören) Assoziationsfeldern geleitet werden. Die reizaktivierten Gedächtnis- bzw. Erfahrungsstrukturen, die Neukombinationen von Erfahrungen sind (z.B. Objekte, Gesichter), haben in verschiedenen Neuronensystemen Wirkungen, darunter die Amygdala, der orbitofrontale Kortex und das Hippocampus-System.

Am reizbedingten aktiven Wahrnehmungslernen, das bei passender kortikaler und affektiver Aktivierung (Wachheit, Aufmerksamkeit) in Bezug auf interessierende Reize der Außenwelt erfolgt, ist der PFC wesentlich beteiligt. So erhält der orbitofrontale Kortex vor allem aus primären kortikalen Sinneszentren und intramodalen Assoziationsfeldern Informationen über die wirksamen Reizverhältnisse. Dabei bestehen reziproke Verbindungen. Der orbitofrontale Kortex ist auch mit anderen Neuronensystemen reziprok verbunden. Dazu gehören vor allem der ACC, das Hippocampus-System, die Amygdala, der Hypothalamus und die Area tegmentalis ventralis.

Das reizbedingte Wahrnehmungslernen, das nach Entwicklung der Selbststeuerung bzw. Selbstkontrolle nicht nur passiv, sondern auch aktiv sein kann, führt zu zwei Formen von Gedächtnis- bzw. Erfahrungsstrukturen. An der Bildung der einen Form (memory for facts, memory for spatial layouts, memory for personal episodes) ist das Hippocampus-System entscheidend beteiligt (Squire 1992; Squire, Stark & Clark 2004). Das Hippocampus-System fördert die Konsolidierung der Gedächtnis- bzw. Erfahrungsstrukturen durch zunehmende Verfestigung der synaptischen Verbindungen in den uni- und multimodalen Assoziationsfeldern des Neokortex. Während das Kurzzeitgedächtnis vom Hippocampus abhängig ist, führt die zunehmende Konsolidierung allmählich zur Unabhängigkeit der Erinnerung vom Hippocampus-System.

Die reizaktivierten Gedächtnis- bzw. Erfahrungsstrukturen, die Neukombinationen von Erfahrungen sind (z.b. Objekte, Gesichter), werden aufgrund reziproker Verbindungen zwischen Kortex (darunter der orbitofrontale Kortex) und Hippocampus-System im Laufe der Zeit konsolidiert. Die reizbedingten Erregungen aus dem Kortex werden in bestimmter Anordnung den drei hierarchisch organisierten Teilen des Hippocampus-Systems (perirhinaler und parahippokampaler Kortex, entorhinaler Kortex, Hippocampus) zugeleitet (z.b. Nieuwenhuys, Voogd & van Huijzen 2008). Bei Bedarf werden im Hippocampus (d.h. im Gyrus dentatus) Nervenzellen neu gebildet und in den Assoziationsprozess integriert, um die Konsolidierung der neuen Erfahrungen zu begünstigen (z.b. Kempermann, Kuhn & Gage 1998; Kempermann 2002; Kempermann, Wiskott & Gage 2004). Auch über die molekularbiologischen Veränderungen bei der Gedächtnisbildung gibt es umfangreiches Wissen (z.b. Miller & Sweatt 2007; Sara 2000). Die Aktivierung der Amygdala (sofern sie nicht zu stark ist und eine affektive Hemmung auftritt) begünstigt den Prozess der Gedächtnisbildung (z.b. Dolcos, LaBar & Cabeza 2004; Phelps 2006; Piefke, Weiss et al. 2003).

Die übrigen Prozesse der Gedächtnisbildung, insbesondere das Lernen von einfachen und komplexen Tätigkeiten, erfolgen unabhängig vom Hippocampus. Doch greifen die beiden Formen über entsprechende Begriffssysteme mehr oder weniger ineinander. Darauf weisen beispielsweise die Begriffe „Autoreparatur" oder „Walzertanzen".

## 4.7  Die gelernte affektive Aktivierung und ihre Regelung

In der ersten Lebensphase ist nur die angeborene affektive Aktivierung wirksam (Abschnitt 4.4). Nach der Entwicklung der Selbststeuerung bzw.

Selbstkontrolle werden aufgrund der wirksamen nicht-sprachlichen und sprachlichen Reizverhältnisse und der Prozesse des sozialen Wahrnehmungslernens auch mehr und mehr Gefühlsbegriffe verfügbar.

### 4.7.1 Gefühlsbezogene Bedeutungsaspekte von Gedächtnis- bzw. Erfahrungsstrukturen

Verschiedene Alltagsbegriffe, darunter Gefühl, Emotion, Affekt, Aufregung, Stimmung, Gemütszustand, Gemütslage und Gemüt, lassen sich auf den wissenschaftlichen Begriff der affektiven Aktivierung beziehen (Abschnitte 4.4, 4.5). Die affektive Aktivierung einer Person (Kind, Jugendliche/r, Erwachsene/r) in einer Situation kann sehr vielfältig sein. Doch gibt es bestimmte allgemeine Merkmale. Allgemein können phasische und tonische Aspekte unterschieden werden, der Gefühlston (positiv, neutral, negativ), die Form (die sachbezogene Bedeutung) und die Intensität.

In der Außenwelt manifestiert sich die affektive Aktivierung durch viszero- und somatomotorische Reaktionen (z.B. Erröten, Weinen, Lachen, Mimik, Gestik, Erregung, gefühlsbetontes Sagen und Tun). Nach Entwicklung der Selbststeuerung bzw. Selbstkontrolle und hinreichender Erfahrung können Gefühlszustände allerdings vorgetäuscht oder verborgen werden. Außerdem sind Verhaltensweisen sehr häufig mehrdeutig.

Ist die affektive Aktivierung nicht zu stark, so ist Selbstbeobachtung und das Erkennen von phasischen oder tonischen Gefühlszuständen in der Innenwelt möglich. Sind passende Begriffe verfügbar, so können diese positiven, neutralen oder negativen Zustände, die mit spürbaren viszero- und somatomotorischen Reaktionen verbunden sein können (z.B. flaues Gefühl im Magen, Herzklopfen, Zittern), entsprechend bezeichnet werden, beispielsweise entspannt, freudlos, angespannt, froh, ängstlich, traurig oder wütend. Ist das Wissen, Können und Wollen (darunter Gebote und Pflichten) hinreichend, so kann extremer kortikaler und affektiver Aktivierung entgegengewirkt werden, um die Beeinträchtigung oder den persönlich und sozial unerwünschten Verlust der Selbststeuerung bzw. Selbstkontrolle zu verhindern.

Die phasische und tonische affektive Aktivierung einer Person (Kind, Jugendliche/r, Erwachsene/r) ist eine komplizierte Funktion der aktivierten Gedächtnis- bzw. Erfahrungsstrukturen (limbisch-thalamo-neokortikale Systeme). Diese Aktivierungen können nicht nur durch Reize der Außenwelt (aktuelle Reizverhältnisse, Lebensumstände) erfolgen, sondern auch oder nur durch Prozesse der Innenwelt (Urteilen, Denken). Die Aktivierungen gehen stets von den verfügbaren Gedächtnis- bzw. Erfahrungsstrukturen aus, die mehr oder weniger starke gefühlsbezogene Bedeutungsaspekte besitzen. Solche Gedächtnis- bzw. Erfahrungsstrukturen haben gleichzeitig entsprechend hohe positive oder negative Motivationskraft. Starke Motive wirken als Soll-Zustände (Grundwerte, Bedürfnisse, Gebote, Pflichten, Interessen). Ihre Verletzung führt zu negativen Gefühlen. Wirken in einem sozialen System (Zwei- oder Mehr-Personen-System) gegensätzliche Motive, so sind störende Ist-Zustände die Quelle von sozialen Störungen, sofern nicht Rücksicht und/oder Toleranz entgegenwirken (Abschnitt 5.2).

Das Entstehen der reizbedingten affektiven Aktivierung und ihre Regelung hängen vom Zusammenwirken verschiedener subkortikaler und kortikaler Neuronensystemen ab. Auf höchster Ebene sind dies die Gedächtnis- bzw. Erfahrungsstrukturen (limbisch-thalamo-neokortikale Systeme) und der PFC.

### 4.7.2 Die reizbedingte Aktivierung von Gedächtnis- bzw. Erfahrungsstrukturen

Die Reize der Außenwelt führen (nach ihrer Verarbeitung durch Sinnesorgane) zur Aktivierung reizrepräsentierender neuronaler Erregungskonstellationen. Die sensiblen bzw. sensorischen Bahnen, die reizbedingte Erregungen in den Kortex leiten, werden (mit Ausnahme der olfaktorischen Impulse) in spezifischen Thalamuskernen umgeschaltet. Die Thalamuskerne sind mit den entsprechenden Kortexabschnitten reziprok verbunden. Dies ergibt die thalamo-kortikalen Systeme. Im Bereich des Sehens sind dies die Neuronenkreise zwischen dem seitlichen Kniehöcker und dem primären visuellen Kortex (BA 17). Die Wahrnehmungen entstehen durch das Zusammenwirken von reizrepräsentierenden thalamo-neokortikalen Systemen mit reizüberdauernden limbisch-thalamo-neokortikalen Systemen (Gedächtnis- bzw. Erfahrungsstrukturen). Im visuellen Bereich sind die reizüberdauernden (konsolidierten) thalamo-neokortikalen Systeme das Pulvinar sowie die intramodalen Assoziationsfelder. Dies sind die Area 18 und Teile der Area 19. Doch kann der kortikale Anteil weiter differenzieren. Erkennt man beispielsweise ein Gesicht, so wird ein Bereich im mittleren Gyrus fusiformis aktiviert, d.h. die FFA (fusiform face area, Abbildung 7), sowie eine spezifische Gedächtnis- bzw. Erfahrungsstruktur, beispielsweise die Mutter (z.B. Kanwisher & Yovel 2006). Ist dieser Bereich zerstört, so ist das Erkennen von Gesichtern nicht möglich (Prosopagnosie).

Zwischen den reizaktivierten Assoziationsfeldern und den lateralen, medialen und orbitalen Bereichen des PFC bestehen reziproke Verbindungen (Fuster 2001; Miller & Cohen 2001; Wood & Grafman 2003). Viele Bereiche des PFC erhalten Informationen von mindestens zwei intramodalen Assoziationsfeldern, beispielweise Sehen und Hören, wenn man eine sprechende Person sieht, oder das Sehen, Riechen und der Geschmack einer Speise.

Wird durch den wirksamen (bekannten oder neuartigen) Reiz eine Gedächtnis- bzw. Erfahrungsstruktur aktiviert, die mit Gefühlen verbunden ist, dann sind neben dem (sachbezogenen) thalamo-kortikalen System auch andere Neuronensysteme aktiviert. Bei visueller Stimulation (sprachlich oder nicht-sprachlich, darunter Gesichter), vor allem bei negativen Gefühlen (aber auch bei positiven Gefühlen), ist dies die Amygdala (Murray 2007; Sergerie et al. 2008). In Bezug auf die Amygdala werden auch Neuronenkreise zur Repräsentation von Gefühlstönen bzw. Lust-Unlust-Zonen (+/-) diskutiert (z.B. Belova, Paton & Salzman 2008; LeDoux 2000). Es gibt aber auch einige andere Neuronensysteme, bei deren Aktivierung positive oder negative Gefühlstöne entstehen. Als Lustzone gilt schon lange das Septum (z.B. Olds & Milner 1954; Olds 1958). Gegen die Schlussfolgerungen von Olds und Mitarbeitern gibt es neuerdings Einwände (s. Berridge & Kringelbach 2008). Es wird angenommen, dass im Septum nicht Lustzonen entdeckt wurden, sondern Zonen, deren Erregung das Verlangen (wanting) steigert. Funktionen bei der Repräsentation von Lust-Unlust-Zonen (+/-) werden auch dem Nucleus accumbens und dem Pallidum zugeschrieben (Peciña et al. 2006). Anhand von Neuroimaging sind hedonische Funktionen des Nucleus accumbens auch beim Menschen nachgewiesen worden (z.B. Menon & Levitin 2005; Watson, Matthews & Allman 2006). Auch die Insula wird bei bestimmten Emotionen (darunter Schmerz und Empathie in Bezug auf Schmerz) aktiviert (z.B. Singer, Seymour et al. 2004).

Am besten bekannt sind die Verbindungen der Amygdala, deren Aktivität die gefühlsbezogene Bedeutung von reizaktivierten Gedächtnisbzw. Erfahrungsstrukturen bildet, insbesondere des visuellen Bereiches (z.b. Höistad & Barbas 2008; Sah et al. 2003). Die meisten Verbindungen sind reziprok, doch unterschiedlich stark.

Starke Afferenzen kommen aus allen Sinnesbereichen und sind teils subkortikal und teils kortikal. So kommen die verschiedenen Formen von somatosensorischen Erregungen aus subkortikalen Bereichen, aus dem primären somatosensorischen Kortex und vor allem aus der Insula, während Informationen über auditive und visuelle Reize aus den spezifischen thalamischen Kernen (mittlerer und seitlicher Kniehöcker) und den sekundären kortikalen Sinneszentren der Amygdala zufließen (Sah et al. 2003).

Die Amygdala hat starke reziproke Verbindungen mit dem Hippocampus-System, einem Bereich des ACC (BA 24 und 32), einem Bereich des OFC (BA 13 und 47/12) und dem Hypothalamus. Die Afferenzen aus dem orbitofrontalen Kortex (OFC) sind stärker als die Efferenzen, während es bei den Verbindungen mit dem Hypothalamus umgekehrt ist, d.h. die Einflüsse auf den Hypothalamus (darunter der Nucleus paraventricularis) überwiegen.

Starke Efferenzen gehen in den Hirnstamm. Ein Bereich ist das zentrale Höhlengrau (periaqueductal gray, PAG), das zur Formatio reticularis gehört und viszeromotorisch wirksam ist. Weitere Bereiche sind die Area tegmentalis ventralis (dopaminerg) sowie die Neuronensysteme, die an der kortikalen Aktivierung beteiligt sind (Raphe-Kerne, Locus coeruleus). Dementsprechend gehen starke Efferenzen auch zum basalen Vorderhirn.

Am reizbedingten Entstehen von Gefühlstönen ist somit vor allem die Amygdala beteiligt (und andere Neuronensysteme, in denen Gefühlstöne repräsentiert werden). Bestimmte Bereiche des OFC und des ACC haben Steuerungsfunktionen, darunter viszero- und somatomotorische Reaktionen. Dem Hypothalamus und untergeordneten Neuronensystemen, darunter das zentrale Höhlengrau (PAG), kommen viszeromotorische Funktionen zu. Der Hypothalamus und die untergeordneten Systeme tragen auch durch endokrine und thermoregulatorische Funktionen zum Entstehen von Gefühlen bei. Die im Mittelhirn gelegene Area tegmentalis ventralis (dopaminerg) ist eine Schaltstelle, die vor allem im Nucleus accumbens, im Hippocampus-System und im PFC wirksam ist.

### 4.7.3 Die reiz- und motivationsbedingte Aktivierung des präfrontalen Kortex (PFC)

Es wurde bereits darauf hingewiesen, dass die gefühlsbezogene Bedeutung von reizaktivierten Gedächtnis- bzw. Erfahrungsstrukturen aus der Aktivierung von Neuronensystemen resultiert, die Gefühlstöne bzw. Lust-Unlust-Zonen (+/-) repräsentieren. Beispielsweise erfolgt beim Wahrnehmen eines positiv oder negativ emotionalisierenden Gesichts eine entsprechende Aktivierung der FFA (fusiform face area) und der Amygdala.

Die Informationen über die emotionalisierenden Reizverhältnisse erhalten der OFC (insbesondere die Areae 13 und 47/12) sowie der ACC (insbesondere die Areae 24 und 32), die untereinander sowie mit anderen (medialen und lateralen) Bereichen des PFC reziprok verbunden sind (Amodio & Frith 2006; Fuster 2001; Kringelbach & Rolls 2004; Price & Drevets 2010; Rolls & Grabenhorst 2008).

Das Zusammenwirken zwischen den verschiedenen Bereichen des PFC kann in Abhängigkeit der Ist-Zustände in der materiellen, organischen oder sozialen Außenwelt und/oder Innenwelt (Gefühle) und der Soll-Zustände (Motive) in sehr verschiedene Richtungen gehen, wobei jeweils bestimmte Bereiche des PFC dominieren. Auf diese Prozesse der Selbststeuerung bzw. Selbstkontrolle nehmen die phasische und tonische kortikale und affektive Aktivierung wesentlichen Einfluss (Abschnitt 4.5).

#### 4.7.3.1 Der orbitofrontale Kortex (OFC)

Die Abbildung 9 zeigt den OFC gemäß der Definition von Ongür, Ferry & Price (2003). Es werden zwei Netzwerke (orbital, medial) unterschieden. Das orbitale Netzwerk (gelb) verarbeitet reizbedingte Informationen, die vor allem auf Nahrung bezogen sind und von verschiedenen Sinnesmodalitäten stammen, beispielsweise Aussehen, Geruch und Geschmack. In zwei Arealen der agranulären Insula (Ia), nämlich in Ial und Iapm, sind viszerosensible Erregungen wirksam (Ongür & Price 2000). Das mediale Netzwerk (rot), das mit dem orbitalen Netzwerk eng zusammenwirkt, hat viszeromotorische und gefühlsbezogene somatomotorische Funktionen. Diese emotionalen Reaktionen erfolgen in Abhängigkeit der wirksamen Reizverhältnisse, also der reizaktivierten Gedächtnis- bzw. Erfahrungs-strukturen, die Neukombinationen von Erfahrungen sind (z.B. Speisen in einem neu eröffneten Restaurant). Solche Reaktionen sind aber auch dann möglich, wenn gedankliche Aktivierungen erfolgen, beispielsweise fällt einem ein, dass man beim Zubereiten einer Speise eine wichtige Zutat vergessen hat.

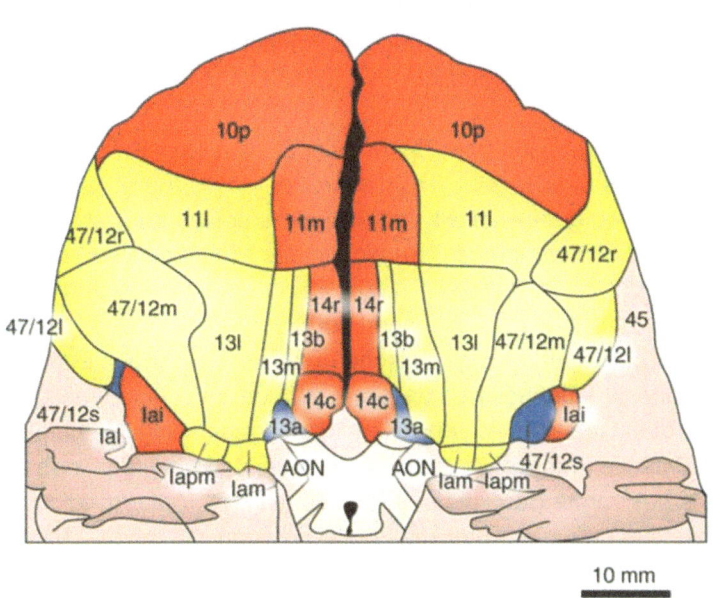

**Abbildung 9:**
Die zytoarchitektonische Unterteilung des OFC in Teile von Brodmann-Arealen. Eine Unterteilung erfolgt auch in Bezug auf die überwiegende Zugehörigkeit zum orbitalen (gelb) oder medialen (rot) präfrontalen Netzwerk. Die Feldregionen in-nerhalb eines Netzwerks sind eng miteinander verbunden und haben ähnliche Verbindungen zu anderen Bereichen des Kortex. Die blauen Feldbereiche haben keine dominante Zugehörigkeit zu einem Netzwerk, wahrscheinlich vermitteln sie zwischen den beiden Netzwerken. Die Felder lam, lapm, lal und lai sind Untertei-lungen des agranulären Bereiches der anterioren Insula. AON (anterior olfactory nucleus). (Aus Price & Drevets 2010)

Die Areale 10, 11 und 14 erstrecken sich nicht nur orbital, sondern auch medial (Abbildung 6, in der BA 14 allerdings nicht dargestellt ist). Zum medialen Netzwerk gehört auch der ACC (BA 24, 25 und 32). Die emotionalen Funktionen des medialen Netzwerks werden dadurch auf alle möglichen reizaktivierten und/oder gedanklich aktivierten Gedächtnis- bzw. Erfahrungsstrukturen ausgeweitet. Ein Beispiel sind sympathische viszeromotorische Reaktionen (z.b. Herz-Kreislaufsystem) bei einem Unfall oder der Erinnerung daran.

Der OFC erhält Informationen über die Reizverhältnisse aus den verschiedenen Assoziationsfeldern (Abschnitt 4.7.2). Zu den Hauptverbindungen des OFC gehören reziproke Verbindungen mit einem Teil eines Thalamuskerns (Nucleus mediodorsalis), anderen Bereichen des PFC, dem Hippocampus-System, der Amygdala, dem Hypothalamus und dem PAG (periaqueductal gray = zentrales Höhlengrau im Hirnstamm). Bestimmte mediale Bereiche des PFC haben aber viel umfangreichere Verbindungen mit dem Hypothalamus und PAG. Starke reziproke Verbindungen mit dem Hippocampus-System hat die posteriore Insula, d.h. BA 13, die einen Teil der Gyri orbitales bildet (Nieuwenhuys et al. 2008).

Eine Besonderheit des OFC besteht in spezifischen Wahrnehmungsfunktionen. Denn in einem Teilbereich (BA 13) sind die gustatorischen Assoziationsfelder enthalten, die das Identifizieren von Geschmacksreizen ermöglichen. Im orbitalen Bereich der Insel gibt es aber auch zahlreiche Neuronen, die keine Funktion für das Identifizieren haben, sondern in Abhängigkeit der Motivationslage reagieren. Diese uni- und bimodalen (z.B. gustatorisch-visuell, olfaktorisch-visuell) Neuronen reagieren zwar auf entsprechende Reize der Außenwelt (Geruch, Geschmack, Aussehen) aber nur dann, wenn die Motivation hinreichend hoch ist, wenn also Reize aus dem Körperinneren Hunger signalisieren, insbesondere in Form von Glucosemangel (z.B. Rolls 2000). Auch anhand von Neuroimaging bei Menschen hat man derartige Zusammenhänge nachgewiesen, d.h. die Aktivierung des OFC (und bestimmter Bereiche des ACC) durch Gerüche und Nahrung wird bei Hunger begünstigt (s. Rolls 2005). Die Ergebnisse weiterer Untersuchungen verdeutlichen diese Funktion des OFC (und ACC) noch mehr. So berichten Rolls & Grabenhorst (2008) über zwei Untersuchungen, in denen gezeigt wurde, dass bei Urteilen über den Gefühlston (pleasantness) von Reizen andere Hirnbereiche aktiviert werden als bei sachbezogenen Urteilen (intensity). In einer Untersuchung wurde der Wohlgeschmack bzw. die Intensität von flüssigem Mononatriumglutamat (monosodium glutamate) beurteilt, in der anderen Untersuchung der Wohlgeruch bzw. die Intensität von Jasminduft. Der signifikante Zusammenhang zwischen Bewertungen von verschiedenen Reizen der Außenwelt und Aktivierungen des OFC (und Bereichen des ACC) sowie weitere Gesetzmäßigkeiten in Bezug auf die Aktivierung des OFC haben dazu geführt, dass dem OFC grundlegende Funktionen bei einfachen und komplexen Prozessen der Entscheidungsfindung zugeschrieben werden. Diese Prozesse werden seit langer Zeit durch verschiedene mathematische Modelle beschrieben (darüber informieren beispielsweise Brandstätter, Gigerenzer & Hertwig 2006 und Galanter 1974). So besteht eine grundlegende Gesetzmäßigkeit darin, dass die Handlung A der Handlung B vorgezogen wird, wenn die Folgen der Handlung A positiver (nützlicher, erwünschter) sind als die Folgen der Handlung B, und wenn die Folgen der beiden zur Wahl stehenden Handlungen gleich wahrscheinlich sind. Sind aber nicht nur die Werte der Erwünschtheit (V), sondern auch die Wahrscheinlichkeiten (P) verschieden, so können Berechnungen erfolgen (V×P), um den höheren Erwartungswert zu bestimmen. Voraussetzung ist, dass die objektiven Wahrscheinlichkeiten (relative Häufigkeiten) korrekt sind. Sind die Werte der relativen Häufigkeiten nicht bekannt, so kann das Problem bestehen, dass die subjektiven Wahrscheinlichkeiten verzerrt sind (z.B. Tversky & Kahneman 1974).

Der Bezug des OFC zur mathematischen Entscheidungstheorie besteht darin, dass davon ausgegangen wird, dass im OFC Werte (reward value and pleasure) repräsentiert werden, dass dafür eine kontinuierliche Werteskala existiert, und dass nicht nur relative Werte, sondern auch absolute Werte signalisiert werden (z.B. Grabenhorst & Rolls 2009; Padoa-Schioppa 2011; Padoa-Schioppa & Assad 2008; Rolls & Grabenhorst 2008). Vor allem aber wird angenommen, dass im OFC (und in Bereichen des medialen PFC) algebraische Rechenoperationen erfolgen, um für verschiedene Reizobjekte, die zur Auswahl stehen, den Erwartungswert und andere Parameter (reward outcome, experienced pleasure) zu bestimmen (Grabenhorst & Rolls 2011). Die Forscher, die auf den wesentlichen Einfluss des OFC auf die Entscheidungsfindung weisen, können aber keine klaren Angaben über derartige Rechenprozesse machen (Padoa-Schioppa 2011; Grabenhorst & Rolls 2011). Grabenhorst & Rolls (2011) sowie Deco, Rolls & Romo (2009) diskutieren zwar verschiedene Modelle von neuronalen Netzwerken, die solche Rechenprozesse beschreiben könnten, doch besteht kein klarer Bezug auf Neuronensysteme im OFC und in anderen Bereichen des PFC. Demgegenüber gibt es klare Beweise dafür, dass die Arbeitsweise des Gehirns nicht in algebraischen Prozessen besteht. Dies wurde in Bezug auf die Informationsintegration im Gehirn sowie in Bezug auf verschiedene Funktionsbereiche (Spracherwerb, selektive Aufmerksamkeit, Wahrnehmungsurteile, Entscheiden) erwiesen (Buxbaum 2014, section 2.4).

Die Prozesse der raschen und langsamen Entscheidungsfindung können eine komplexe Funktion der Reizverhältnisse, der gefühlsbezogenen Gedächtnis- bzw. Erfahrungsstrukturen, die im OFC und in anderen uni- und multimodalen Assoziationsfeldern enthalten sind, sowie der Kernstrukturen der Persönlichkeit sein (Abschnitt 4.3.4). Urteils- und Denkprozesse sind bereits in der Wahrnehmungsphase möglich, wenn die Reizverhältnisse wegen der Reiz- bzw. Wahrnehmungsbedingungen (z.B. Sichtverhältnisse, Sehfähigkeit, Erfahrung) oder grundsätzlich mehrdeutig sind, oder erst bei der Suche nach der passenden Handlung. Diese Suche hängt wesentlich vom Wissen über die Erwünschtheit und (objektive oder subjektive) Wahrscheinlichkeit der Folgen ab, die nicht nur die Außen-, sondern auch die Innenwelt betreffen können, beispielsweise schlechtes Gewissen oder Schamgefühl. Denn durch die Verfügbarkeit über Begriffe und Begriffssysteme (Worte, Sätze, Satzfolgen) sind bei der spezifisch menschlichen Selbststeuerung bzw. Selbstkontrolle Prozesse der Innenwelt (Urteilen, Denken, Fragen und Appelle an sich selbst) sowie ein Bezug auf spezifisch menschliche Soll-Zustände bzw. Motive (Grundwerte, Bedürfnisse, Gebote, Pflichten, Interessen) möglich.

Die Strukturen und Prozesse des Gehirns, die bei neuronalen und geistig-neuronalen Prozessen der Entscheidungsfindung besonders aktiviert werden, sind erst im Ansatz bekannt. Doch können, in Abhängigkeit der erwarteten oder unerwarteten sowie ungewohnten oder gewohnten Ist-Zustände der materiellen, organischen oder sozialen Außenwelt, der Ist-Zustände der Innenwelt (Gefühle, Vorstellungen, Gedanken) und der

Soll-Zustände (Motive), verschiedene Teilbereiche des PFC beteiligt sein (Abschnitte 4.3.4 und 4.7.3.4).

Der OFC hat auch wesentliche Funktionen beim Anwenden von sozialen Regeln (wenn-dann-Beziehungen). Dies ist aus Vergleichen von Tieren oder Menschen, bei denen der OFC bilateral zerstört war, mit verschiedenen Kontrollgruppen (vor allem Gesunde oder Ausfälle der Amygdala) bekannt.

In einer Untersuchung von Murray & Izquierdo (2008) wurde das Verhalten von drei Gruppen von Affen (Kontrollgruppe nichtoperierter Affen, bilaterale Amygdala-Läsion, bilaterale OFC-Läsion) in bestimmten Situationen verglichen. In einer Situation wurde eine künstliche Schlange geboten und das Annäherungs- sowie Meideverhalten der Affen registriert. Bei beiden Verhaltensweisen (gemessen in Sekunden) gab es signifikante Unterschiede zwischen den drei Gruppen. Den größten Wert beim Meideverhalten und den kleinsten Wert beim Annäherungsverhalten hatte die Kontrollgruppe (10 Tiere). Bei der Amygdala-Gruppe (5 Tiere) waren die Ergebnisse genau umgekehrt, d.h. die Schlange hat nach der Operation ihre negative Emotionalität verloren. Die Ergebnisse der OFC-Gruppe (4 Tiere) liegen jeweils genau in der Mitte. Im Vergleich zur Kontrollgruppe haben also das Meideverhalten ab- und das Annäherungsverhalten zugenommen. Dies weist darauf, dass die negative Emotionalität beim Wahrnehmen der Schlange zwar weiter besteht, dass sie aber schwächer geworden ist. In einer anderen Situation wurde das Aggressionsverhalten (gemessen in Sekunden) verglichen, das gegenüber einer Person geäußert wurde, die sich im Käfig befand und mit dem Affen Augenkontakt aufgenommen hatte. Den höchsten Mittelwert hatte die OFC-Gruppe, den niedrigsten Mittelwert hatte die Amygdala-Gruppe.

Schon seit längerer Zeit wird ein Zusammenhang zwischen Defekten des Frontalhirns und kriminellen Verhaltensweisen diskutiert, dazu ein Zusammenhang zwischen OFC-Defekt und Aggressivität sowie anderen sozial unerwünschten Verhaltensweisen (z.B. Anderson, Bechara et al. 1999; Damasio, Tranel & Damasio 1990). Doch wird in Übersichtsarbeiten auch auf methodische Probleme hingewiesen (z.B. Brower & Price 2001; Raine & Yang 2006). Ein Problem kann auch darin bestehen, dass die Definition des OFC variiert. So wurden in einer Untersuchung von Hornak, Bramham et al. (2003) drei Patientengruppen in Bezug auf soziale und emotionale Veränderungen nach der Läsion verglichen: orbital (BA 10, 11, 12 und 25), medial (BA 8, 9 und 10) und dorsolateral (BA 9 und 46). Die größten Veränderungen und Defizite gab es bei bilateralem Läsionen des OFC. Bei der Gruppe mit dorsolateralen Läsionen gab es dagegen keine sozio-emotionalen Veränderungen. In einer anderen Untersuchung wurde mittels einfacher Spiele gezeigt, dass bei Patienten mit Defekten des OFC Bedauern und Reue nach Fehlentscheidungen signifikant geringer sind als bei Gesunden (Camille, Coricelli et al. 2004). Der Bereich der Läsion der 5 Patienten umfasste die Areale 10, 11, 32, 24 und 47.

In einigen Untersuchungen wurde anhand von Neuroimaging an Personengruppen mit erwiesener Gewaltneigung eine signifikant verringerte Aktivität des OFC gefunden (z.B. Siever 2008). Es gibt auch eine Untersuchung, in der ein Zusammenhang zwischen den Reizverhältnissen (Bilder mit ärgerlichem Gesichtsausdruck), signifikant erhöhter Aktivität der Amygdala und signifikant verringerter Aktivität des OFC bei Personen mit Neigung zu impulsiver Aggression im Vergleich zu einer Kontrollgruppe (unauffällige Personen) nachgewiesen wurde (Coccaro, McCloskey et al. 2007). Außerdem zeigte sich bei der Kontrollgruppe eine engere funktionelle Verbindung zwischen Amygdala und dem medialen OFC (BA 10/11). Dies weist darauf, dass diesem Bereich, der von anderen Forschern als Teil des ventromedialen PFC angesehen wird, wesentliche Funktionen bei der Selbstkontrolle zukommen (Abschnitt 4.7.3.4).

Die Zusammenhänge werden noch deutlicher, wenn man zwei Personengruppen unterscheidet. Die eine Gruppe sind Personen mit Gewaltneigung. Bei ihnen ist die Aktivität bestimmter Bereiche des OFC signifikant verringert. Die andere Gruppe sind Personen mit bilateralem OFC-Ausfall, die vor dem Defekt unauffällig waren. Die Ergebnisse verschiedener nicht-experimenteller und experimenteller Untersuchungen weisen auf eine Gemeinsamkeit dieser Personengruppe. Denn diese Personen kennen zwar gebräuchliche soziale Regeln, sind aber nicht mehr imstande, diese Regeln anzuwenden. Daher wirkt ihr Verhalten impulsiv und rücksichtslos gegenüber anderen Personen. Dennoch zeigen diese Personen (anders als Personen mit bilateralen Ausfällen der Amygdala) Gefühle und sie können beschämt bzw. verlegen sein, wenn sie Video-Aufzeichnungen sozialer Interaktionen sehen, an denen sie beteiligt waren (Beer, John et al. 2006).

Die Komplexität des Zusammenhanges zwischen Amygdala, OFC und Aggressivität/Gewaltneigung wird dadurch weiter erhöht, dass auch andere Neuronensysteme und bestimmte Signalmoleküle Einflüsse ausüben. Ein Signalmolekül, das im OFC wirksam ist (es reduziert die Aktivität des OFC) ist Testosteron. Dies wird in einem Experiment von Mehta & Beer (2009) nachgewiesen. Ein anderes Beispiel ist der vordere Gyrus cinguli sowie die Wirkung von Serotonin (Abschnitte 6.1.2, 6.1.3).

### 4.7.3.2  Der vordere Gyrus cinguli (ACC)

Die Abbildung 10 zeigt die medialen Brodmann-Areale und ihre histologisch begründete Unterteilung in Subareale, die den Gyrus cinguli bilden.

Die Abbildung 11 zeigt ein neurobiologisches Modell des Gyrus cinguli, bei dem vier Regionen unterschieden werden. In diesem Modell wird der ACC in zwei Regionen unterteilt. In beiden Regionen liegen Teile der BA 33, 24 und 32. Die um das Genu des Balkens liegende Region wird als perigenual (pACC) bezeichnet und umfasst die BA 25, 33, 24 und 32. Eine Subregion des pACC ist der subgenuale ACC, der vor allem aus BA 25 besteht (SGSR). Die zweite Region des ACC wird von Vogt & Vogt Midcingulate (MCC) genannt. Sie besteht aus einer anterioren (aMCC) und einer posterioren Subregion (pMCC), mit entsprechenden Bereichen der BA 33, 24 und 32, die durch Indizes gekennzeichnet sind.

### 4.7.3.2.1  Verbindungen und Funktionen des ACC

Dem vorderen Gyrus cinguli (ACC) und dem spezifischen Thalamuskern (ein Teil des Nucleus mediodorsalis) kommen motivationale Funktionen zu. Diese Funktion wird durch die ähnlichen Wirkungen von drei Läsionen deutlich. Dies sind die noch vor einigen Jahrzehnten angewendete präfrontale Leukotomie: Zerstörung oder Durchtrennung der doppelläufigen Verbindungen des Nucleus mediodorsalis (MD) mit dem präfrontalen Kortex oder die Zerstörung des Nucleus mediodorsalis oder des ACC (insbesondere die Area 24). Denn dies führt zu schweren Veränderungen der Persönlichkeit. Dazu gehören vor allem emotionale Abstumpfung und Antriebsverlust (z.B. Bush, Luu & Posner 2000; Fuster 2001; Tow 1955). Die strukturellen und funktionalen Beziehungen werden noch deutlicher, wenn man berücksichtigt, dass auch die Amygdala mit dem ACC und dem Nucleus mediodorsalis reziprok verbunden ist.

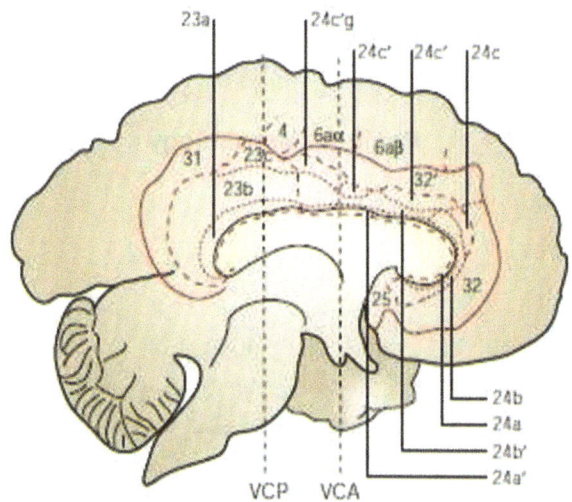

**Abbildung 10:**
Zytoarchitektonisch begründete Unterteilung des Gyrus cinguli. Die durchgehende Linie grenzt den Gyrus cinguli von anderen Bereichen ab (hier werden nur das motorische Areal BA 4 und das prämotorische Areal BA 6 genannt). Die gestrichelten Linien grenzen die Brodmann-Areale voneinander ab, beispielsweise BA 31 von BA 23. Die punktierten Linien grenzen Subareale voneinander ab, beispielsweise 23b von 23c. VPA und VCP sind vertikale Ebenen. Sie gehen durch die Commissura anterior und die Commissura posterior. (Aus Paus 2001)

Über die Reizverhältnisse wird der ACC aus den entsprechend aktivierten Assoziationsfeldern informiert (Abschnitt 4.7.2). Aus dem Hirnstamm erhält der ACC Erregungen vom Nucleus cardiorespiratorius, dem viszerosensiblen Teilkern des Nucleus solitarius (z.B. Critchley 2005). Neben dem spezifischen Thalamuskern (Teil des Nucleus mediodorsalis) hat der ACC enge Verbindungen mit unspezifischen Thalamuskernen, die an der kortikalen Aktivierung beteiligt sind. Zur kortikalen Aktivierung des ACC tragen auch die Zuflüsse von den Raphe-Kernen (serotonerg) und des Locus coeruleus (noradrenerg) bei (Abschnitt 4.5). Starke dopaminerge Zuflüsse in den ACC kommen aus der Area tegmentalis ventralis (z.B. Paus 2001). Umfangreiche Afferenzen erhält der pACC von der Amygdala. Afferenzen wurden auch in der Area 24' des aMCC nachgewiesen, in den anderen Regionen dürfte die Amygdala keine direkte Wirkung ausüben (Vogt 2009). Zwischen dem ACC und dem Hippocampus-System gibt es vielfältige reziproke Verbindungen (z.B. Nieuwenhuys et al. 2008).

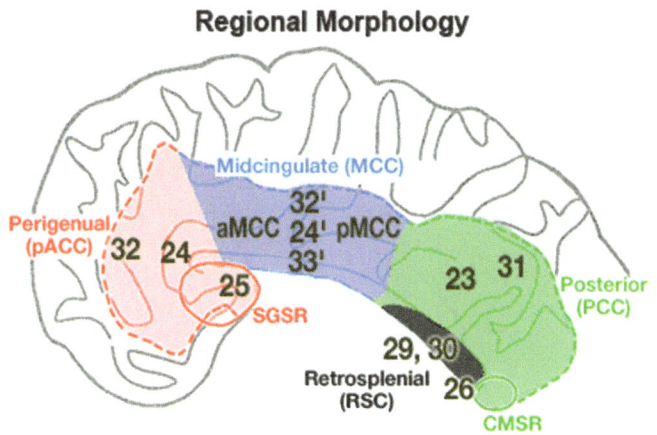

**Abbildung 11:**
Die vier neurobiologisch fundierten Regionen des Gyrus cinguli. Die beiden vorderen Regionen, d.h. Perigenual (pACC) und Midcingulate (MCC), entsprechen der traditionellen anatomischen Definition des ACC durch die Areae 25, 24, 32 und 33. Im pACC liegt die subgenuale Subregion (SGSR), die vor allem aus der Area 25 besteht. Die Areale des MCC, bei dem ein anteriorer (aMCC) und ein posteriorer (pMCC) Teil unterschieden wird, sind durch Indizes gekennzeichnet. Die dritte Region (PCC) besteht aus den Areae 23 und 31 sowie einer kaudomedialen Subregion (CMSR). Die vierte Region ist der retrospleniale Kortex (RSC: Areae 26, 29, 30). (Aus Vogt & Vogt 2009)

Der ACC hat verschiedene Funktionsbereiche (z.B. Amodio & Frith 2006; Bush et al. 2000; Paus 2001; Vogt 2009). Die Vergleichbarkeit von Ergebnissen wird dadurch erschwert, dass die Unterteilung von Bereichen des ACC und ihre Benennung sehr uneinheitlich sind. Dies zeigt Vogt (2009) am Beispiel des rostralen und dorsalen ACC (rACC, dACC). Ein anderes Beispiel sind unterschiedliche Definitionen des subgenualen ACC. Nach Johansen-Berg, Gutman et al. (2008) besteht der subgenuale

ACC vor allem aus BA 25 sowie den kaudalen Anteilen von BA 32 und BA 24. Bei Drevets et al. (2008) besteht der subgenuale ACC aus BA 24b und zu einem geringeren Ausmaß aus BA 24a und BA 25. Nach Vogt & Vogt (2009) umfasst der SGSR vor allem BA 25 sowie kaudoventrale Bereiche von BA 12, 32, und 33. Auch die Variabilität des ACC kann seine Analyse beeinflussen. Einerseits bestehen beträchtliche Entwicklungsunterschiede (z.B. Kelly, Di Martino et al. 2009). Andererseits gibt es auch beträchtliche interindividuelle Unterschiede, die teils angeboren und teils durch unterschiedliche Lernprozesse bzw. Erfahrungen bedingt sind. So existiert der Sulcus paracinguli nur bei 30-50% der Personen, wobei es in Bezug auf das Vorkommen und die Größe auch Unterschiede zwischen den Hemisphären gibt, die dadurch bedingt sein dürften, dass diese Region sprachmotorische Funktionen hat, die zumeist links lokalisiert sind (Paus 2001).

Die Aktivität des ACC, der mit den anderen Bereichen des PFC eng zusammenwirkt, ist eine komplexe Funktion der kortikalen und affektiven Aktivierung sowie der Ist- und Soll-Zustände. Die Ist-Zustände der materiellen, organischen und sozialen Außenwelt sind die reizaktivierten Gedächtnis- bzw. Erfahrungsstrukturen, die mehr oder weniger intensive gefühlsbezogene Bedeutungskomponenten besitzen, beispielsweise bei der Wahrnehmung eines freundlichen Lächelns oder eines bösen oder eines mehrdeutigen Gesichtsausdruckes. Auch die Ist-Zustände der Innenwelt sind Gedächtnis- bzw. Erfahrungsstrukturen, die mehr oder weniger intensive gefühlsbezogene Bedeutungskomponenten besitzen. Sie werden durch reizaktivierte Gedächtnis- bzw. Erfahrungsstrukturen und/oder durch Prozesse der Innenwelt (Urteilen, Denken) aktiviert und wirken in Form von Gefühlen, Vorstellungen oder Gedanken. Beispielsweise löst ein böser Gesichtsausdruck (der Gesichtsreiz ist noch oder nicht mehr wirksam) negative Gefühle aus, beispielsweise Unbehagen, Abneigung, Angst oder Ärger. Auch Vorstellungen und Gedanken sind möglich, die allenfalls die Emotionen steigern, sofern nicht hemmende Einflüsse wirksam werden. Dies ist aber nur dann möglich, wenn die kortikale und affektive Aktivierung nicht extrem ist, und wenn Wissen, Können und Wollen (darunter Gebote und Pflichten) verfügbar sind. Dem Wissen, Können und Wollen entsprechen vertikal (hierarchisch) und horizontal organisierte sensorische und sensomotorische sowie nicht-sprachliche und sprachliche Gedächtnis- bzw. Erfahrungsstrukturen. Die Motivationshierarchie (Grundwerte, Bedürfnisse, Gebote, Pflichten, Interessen) umfasst Gedächtnis- bzw. Erfahrungsstrukturen mit gefühlsbezogenen Bedeutungskomponenten. Sind diese Motive sehr stark, dann führen verletzte Motive, d.h. nicht tolerierbare Diskrepanzen zwischen Ist- und Soll-Zuständen, zu intensiven negativen Gefühlen sowie zu einem starken Anstieg der kortikalen und affektiven Aktivierung (Abschnitt 4.5).

Der ACC ist mit anderen Bereichen des PFC eng verbunden. Doch gehören der pACC und der MCC zu verschiedenen Funktionsbereichen. Innerhalb der beiden Regionen des ACC, die eng zusammenwirken, gibt es trotz histologischer Ähnlichkeiten auch histologische und funktionelle Unterschiede.

### 4.7.3.2.2   Funktionen der perigenualen Region (pACC)

Der pACC gehört zum medialen Netzwerk, das enge Verbindungen mit dem Hypothalamus, mit viszeromotorischen Hirnstammkernen sowie mit dem PAG hat (z.B. Ongür et al. 2003; Vogt 2009). Der pACC, insbesondere der subgenuale Anteil, beeinflusst demnach endokrine und viszeromotorische Reaktionen auf reiz- oder denkaktivierte Gedächtnis- bzw. Erfahrungsstrukturen mit emotionalen Bedeutungsaspekten. Ein Beispiel ist ein Experiment mit 13-jährigen, in dem gezeigt wurde, dass ein belastender sozialer Reiz (soziale Ausgrenzung) zu einer Erhöhung der Aktivität des subgenualen ACC führt, und dass bei Jugendlichen mit höheren Werten nach einem Jahr die Wahrscheinlichkeit erhöht war, dass sie vermehrt Symptome von Depression zeigen (Masten, Eisenberger et al. 2011).

### 4.7.3.2.2.1   Der subgenuale ACC

Für eine Definition des subgenualen ACC als Subregion des pACC gibt es verschiedene Gründe. Zu den Besonderheiten des subgenualen ACC gehören nach Vogt (2009) histologische Unterschiede sowie besonders hohe Konzentrationen bestimmter Neurotransmitter-Rezeptoren, darunter GABA. Vor allem aber hat die Area 25 besonders umfangreiche Verbindungen mit der Amygdala und hat die stärksten Projektionen zu den endokrinen und viszeromotorischen Systemen (Hypothalamus, viszeromotorische Hirnnervenkerne, PAG).

Wirken objektiv gegebene und/oder subjektiv (als positiv oder negativ) erlebte bzw. beurteilte Belastungs- oder Notfallsituationen, dann werden die intensiven Impulse der Amygdala auch in den Hypothalamus zum Nucleus paraventricularis geleitet. Dort wird CRF (und andere Hormone) in entsprechend erhöhter Konzentration ausgeschüttet. Neben den endokrinen Wirkungen führt die Amygdala auch in den Hypothalamus-Kernen des sympathischen Teilsystems zu Erregungen. Darauf folgt unter anderem eine Erhöhung der Herzfrequenz, Steigerung der Atmung, Zunahme des Blutdruckes und Ausschüttung von Adrenalin. Das Adrenalin bewirkt die Steigerung des Kohlenhydrat- und Fettstoffwechsels und beeinflusst den Kontraktions- bzw. Spannungszustand bestimmter Bereiche der glatten und quergestreiften Muskulatur in differenzierter Weise.

Bei extrem belastenden Reizverhältnissen (akuter Stress) oder bei andauernder Belastung (chronischer Stress) steigt die Wahrscheinlichkeit von psychischen und organischen Störungen (s. Abschnitt 4.7.3.4).

### 4.7.3.2.2.2 Die mesolimbische Bahn

Die intensiven Impulse der Amygdala, die phasisch oder tonisch sind, wirken auch in der Area tegmentalis ventralis (VTA, dopaminerg) sowie im Nucleus accumbens (z.B. Nicola 2006). Die Verbindung zwischen VTA (zu deren Afferenzen auch der subgenuale ACC sowie der Hypothalamus gehören) und Nucleus accumbens wird mesolimbische Bahn genannt. Der Nucleus accumbens (GABAerg), der Lust-Unlust-Zonen (+/-) enthalten dürfte (Peciña et al. 2006), projiziert zum Pallidum, dessen Efferenzen im Thalamus den Nucleus mediodorsalis (MD) beeinflussen, d.h. die hemmenden Accumbens-Neuronen lösen die Hemmung der Pallidum-Neuronen (GABAerg), wodurch der MD erregt wird. Dies wird mit Erregungszuständen bestimmter psychischer Störungen in Verbindung gebracht, d.h. Schizophrenie (Positiv-Symptomatik) und Manie (z.B. Drevets et al. 2008; Stahl 2007).

Die mesolimbische Bahn ist aber auch am Entstehen von Depression beteiligt. So gehen Drevets et al. (2008) davon aus, dass bei Depressiven der subgenuale ACC extrem niedrig aktiviert ist (geringer Glucose-Stoffwechsel), während er in manischen Phasen extrem stark aktiviert ist (hoher Glucose-Stoffwechsel). Dies bedingt nach Drevets et al. bei Depression eine verringerte Ausschüttung von Dopamin über die mesolimbische Bahn. Daraus resultieren typische Symptome (fehlender Antrieb, Apathie, Anhedonie). Bei Manie erfolgt dagegen eine extrem erhöhte Ausschüttung von Dopamin, die über die Verbindung zwischen VTA, Nucleus accumbens, Pallidum und MD entsprechende Folgen hat (starke motivationale Kräfte und extreme hedonische Verhaltensweisen). Auch bei der Schizophrenie (Positiv-Symptomatik: abnorme Produktivität bzw. Kreativität, Halluzinationen) wird von einer erhöhten Ausschüttung von Dopamin ausgegangen (z.B. Stahl 2007).

### 4.7.3.2.2.3  Die mesokortikale Bahn

In der VTA entspringt auch die mesokortikale Bahn, die in den PFC (darunter der ACC) und in den Inselkortex führt. Auch diese Bahn wird mit psychischen Störungen in Zusammenhang gebracht, darunter Schizophrenie (Negativ-Symptomatik) und die posttraumatische Belastungsstörung. Stressreize und/oder belastende Urteils- und Denkprozesse aktivieren die Amygdala und die VTA (dopaminerg). Dies führt zu einem starken Anstieg von Dopamin im PFC (darunter der ACC). Außerdem liegen im PFC hohe Konzentrationen von Serotonin und Noradrenalin vor. Denn von der Amygdala ziehen starke Efferenzen zu den Raphe-Kernen (serotonerg), zum Locus coeruleus (noradrenerg) und zum basalen Vorderhirn (cholinerg). Die resultierende extreme kortikale und affektive Aktivierung bedingt Störungen der Informationsverarbeitung, d.h. mangelnde Konzentration sowie erhöhte Fehlerwahrscheinlichkeit beim Wahrnehmen, Urteilen, Denken und Verhalten. Die Belastung kann dazu führen, dass der Stoffwechsel der Monoamine (Dopamin, Noradrenalin, Adrenalin und Serotonin) überlastet wird, und dass Mangelzustände auftreten (z.B. De Bellis 2005). Diese Zustände sind mit verschiedenen Störungen der Informationsverarbeitung verbunden, darunter Konzentrationsmangel, erschwertes Urteilen und Denken sowie Bewegungsarmut. In Bezug auf Schizophrenie wird vor allem von einem Mangel an Dopamin ausgegangen, der zur Negativ-Symptomatik führt (z.B. Stahl 2007).

Es gibt aber auch die Annahme, dass bei Schizophrenie, Depression und der bipolaren Störung der Glutamat/Glutamin-Stoffwechsel, der vor allem für Lernprozesse wesentlich ist (z.B. Sara 2000), beeinträchtigt ist (z.B. Kugaya & Sanacora 2005; Stahl 2007). Auf diesen Zusammenhang wurde bereits im Abschnitt 3.2.2 eingegangen.

### 4.7.3.2.2.4 Der Wechsel zwischen parasympathischer und sympathischer Reaktionslage

Nach Drevets et al. (2008) sind die Gefühlstörungen mit einer abnormen Verlagerung von der parasympathischen auf die sympathische Reaktionslage (sowie entsprechenden Stoffwechselprozessen und Thermoregulationen) verbunden. Es mangelt also an objektiv gegebenen und/oder subjektiv erlebten bzw. beurteilten Ruhe- und Entspannungssituationen. Denn unter solchen Umständen bewirken die Afferenzen im Hypothalamus (darunter niedrige Aktivierungen der Amygdala und des subgenualen ACC) ein Umschalten auf die parasympathische Reaktionslage. Es kommt zum Hemmen der sympathischen Kerne und zum Erregen der parasympathischen Kerne). Damit ist der Stoffwechsel auf Regeneration und den Aufbau körperlicher Reserven (Stoffwechselenergie) gerichtet.

Ein besonderer Zustand ist das ruhige Liegen mit offenen oder geschlossenen Augen (default mode). Denn dabei besteht in bestimmten Bereichen des Gehirns eine erhöhte Stoffwechselaktivität (gemessen am Verbrauch von Glucose), die etwa 20% höher ist als in anderen Bereichen (z.B. Buckner, Andrews-Hanna & Schacter 2008). Zu den Regionen mit erhöhter Ruheaktivität gehören bestimmte Areale des vorderen medialen PFC (BA 10, 9, 24, 32), bestimmte Assoziationsfelder (BA 21, 39 und 40), der hintere Gyrus cinguli, d.h. der PCC (BA 23, 31) und der retrospleniale Kortex (BA 29, 30), sowie das Hippocampus-System. Besonders hoch ist die Ruheaktivität im Praecuneus, einem intermodalen Assoziationsfeld im medialen parietalen Kortex (BA 7 und oberer Teil der BA 31). Die Ruheaktivität besteht vor allem in spontanen bzw. ungerichteten Gedanken, Vorstellungen und Erinnerungen (z.B. Cavanna & Trimble 2006). Die Ruheaktivität gilt als Voreinstellung, um auf unerwartete Reize der Außenwelt oder Erinnerungen (z.B. Termine, Pflichten) rasch mit passendem Verhalten reagieren zu können.

### 4.7.3.2.3 Funktionen der Midcingulate-Region (MCC)

Der MCC gehört zum somatomotorischen Netzwerk, das Verbindungen zwischen Sensorik und Senso-Motorik umfasst, darunter BA 7 (räumlich-visuelle Orientierung). BA 7 ist mit dem prämotorischen Kortex (BA 6) verbunden, dessen Impulse den primären motorischen Kortex (BA 4) aktivieren (z.B. Bush et al. 2000). In beiden Subregionen des MCC gibt es kortiko-spinale Projektionssysteme, die im Sulcus cinguli entspringen (z.b. Vogt 2009). Außerdem ist der MCC somatotop organisiert (z.b. Luppino, Matelli et al. 1991). Aus verschiedenen Untersuchungen ist bekannt, dass der MCC emotionale somatomotorische Reaktionen der Extremitäten beeinflusst (z.b. Paus 2001; Picard & Strick 1996). Der Kopf bzw. das Gesicht ist dagegen im rostralen Sulcus cinguli repräsentiert, der in der Area 24c liegt, also im pACC. Die reizbedingten Erregungen werden zum motorischen Teilkern des N. facialis geleitet und bilden die Grundlage für emotional bedingte Veränderungen des Gesichtsausdruckes, beispielsweise Freude, Schmerz oder Ärger (z.b. Vogt 2009). Doch auch der dorsale Bereich des PCC hat somatomotorische Funktionen. Nach Vogt (2005) sind dies Körperbewegungen, die zur Quelle unerwarteter Reize gerichtet sind.

Zwischen den beiden Subregionen des MCC (aMCC, pMCC) gibt es funktionale Unterschiede, die auch dadurch bedingt sind, dass nur der aMCC mit der Amygdala verbunden ist. Dementsprechend haben beispielsweise Schmerzreize im Bereich der pACC-Subregion emotionale (viszeromotorische) Wirkung, in der aMCC-Subregion auch somatomotorische Wirkung und in der pMCC-Subregion nur somatomotorische Wirkung. Außerdem hat der pMCC (ebenso der dorsale Bereich des PCC) auch dann somatomotorische Wirkung, wenn unerwartete nicht-emotionale Reize auftreten (z.b. Vogt 2005).

Es gibt auch Wissen über die Neuronensysteme, die am Umschalten von viszeromotorischen Erregungen auf somatomotorische Erregungen beteiligt sind, die zu emotionalen Reaktionen führen, beispielsweise zu Lachen oder Weinen. Diese Reaktionen beruhen darauf, dass die reizbedingten Erregungen, die aus verschiedenen kortikalen Bereichen (darunter der subgenuale ACC) in das zentrale Höhlengrau (PAG) geleitet werden, in den Nucleus retroambiguus weitergeleitet werden. Der Nucleus retroambiguus, der an den Nucleus ambiguus (dem speziell viszeromotorischen Kern des N. glossopharyngeus und N. vagus) angrenzt, projiziert zu den Motoneuronen, die solche Muskeln innervieren, welche am Lachen oder Weinen beteiligt sind, beispielsweise Larynx- und Pharynx-Muskeln (Holstege 1992).

Die emotionale Motorik ist mit der nicht-emotionalen Motorik eng koordiniert. Dementsprechend gibt es Übergänge zwischen nicht-emotionalen und emotionalen Bewegungen, beispielsweise der Arme und Hände sowie der Sprache. So unterscheiden sich das ruhige und konzentrierte Schreiben von wütenden Schreibbewegungen, während ruhiges Sprechen in erregtes Sprechen, Lachen, Weinen oder Schreien übergeht. Beim ruhigen Sprechen ist das fronto-temporale Netzwerk aktiviert, darunter das Broca-Zentrum (BA 44, 45) für die Sprachmotorik und das Wernicke-Zentrum (darunter BA 22) für das Sprachverstehen (z.b. Friederici 2009). Dabei können die drei Bereiche des lateralen PFC eng zusammenwirken, beispielsweise beim Formulieren von zusammenhängenden Sätzen, um einen komplizierten Sachverhalt zu erklären. Diese Prozesse werden beim Auftreten von Emotionen mehr oder weniger gestört. Ein Spezialfall ist das Verhalten von Schauspielern, wenn sie intensive Gefühle und Affekte darstellen.

### 4.7.3.3 Das mediale Monitoring-System

Die grundlegende Funktion der Selbststeuerung bzw. Selbstkontrolle ist die Koordination von Ist- und Soll-Zuständen. An diesen Prozessen sind die verschiedenen Bereiche des PFC beteiligt, wobei in Abhängigkeit der Umstände (Reizverhältnisse, Wissen, Können und Motivation) verschiedene Schwerpunktlagen bestehen können. Den Ausgangspunkt bilden Signale über bestehende Diskrepanzen zwischen Ist- und Soll-Zuständen. Dies signalisiert das mediale Monitoring-System.

Das Wissen über das mediale Monitoring-System beruht auf den Ergebnissen zahlreicher Experimente, mit denen motorische Funktionen des ACC untersucht wurden (z.B. Fan, Hof et al. 2008; Picard & Strick 2001). So haben Picard & Strick aufgrund der Ergebnisse verschiedener Untersuchungen mit Neuroimaging den ACC in drei Zonen mit unterschiedlichen Funktionen unterteilt (Abbildung 12). Diese funktionale Unterteilung lässt sich mit der vor allem histologisch bedingten Gliederung von Vogt & Vogt (Abbildung 11) vergleichen: RCZ ~ aMCC und CCZ ~ pMCC. Als wesentliche Funktionen gelten: conflict processing (RCZa), response selection (RCZp) und movement execution (CCZ). Mit „conflict processing" ist das Signalisieren verschiedener Formen von Diskrepanzen zwischen Ist- und Soll-Zuständen des Verhaltens gemeint, „response selection" ist die reiz- und motivationsbedingte Festlegung einer mehr

oder weniger emotionalen Bewegung, „movement execution" ist das Auslösen der Bewegung.

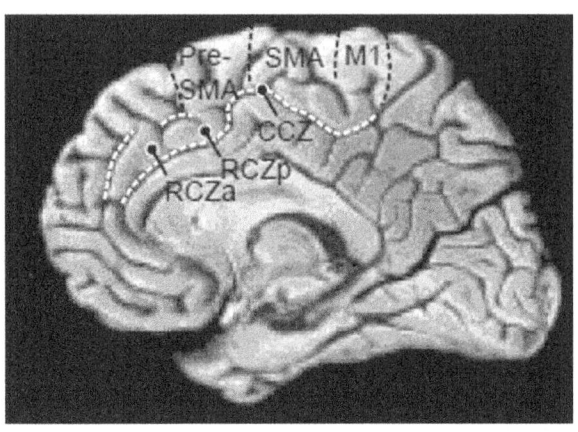

**Abbildung 12:**
Die Definition von drei Zonen des vorderen Gyrus cinguli (ACC) mit motorischen
Funktionen: anterior rostral cingulate zone (RCZa), posterior rostral cingulate
zone (RCZp), caudal anterior cingulate zone (CCZ). Gezeigt sind außerdem die
prämotorischen Subareale von BA 6 (Pre-SMA und SMA: supplementary motor
area) und BA 4 (M1: primary motor cortex). (Aus Picard & Strick 2001)

Die Koordinationsfunktion ist allerdings nicht auf den Gyrus cinguli
beschränkt. Denn aufgrund einer Metaanalyse von 38 Untersuchungen
mit Neuroimaging hat man in einer Region, die vor allem den Grenzbereich von BA 6 (prämotorisch), 8 (PFC, prämotorisch), 32' und 24' (vorderer Gyrus cinguli) umfasst, überdurchschnittliche Aktivität festgestellt, so-
bald Diskrepanzen zwischen Ist- und Soll-Zuständen auftraten (Ridderinkhof, Ullsperger et al. 2004). Die analysierten Untersuchungen betrafen vier Bereiche (unfavorable outcomes, response errors, response conflict, decision uncertainty). Die Abbildung 13 zeigt ein Schema des medialen Monitoring-Systems (RCZ).

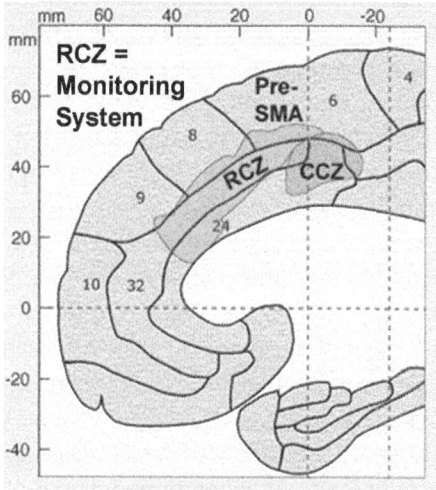

**Abbildung 13:**
Der rote Bereich zeigt die Teile der Brodmann-Areale des medialen frontalen Kortex, die am Signalisieren verschiedener Formen von Diskrepanzen zwischen Ist- und Soll-Zuständen des Verhaltens beteiligt sind. Die Bezeichnung RCZ (rostral cingulate zone), die sich an der Definition von Picard & Strick orientiert (s. Abbildung 12), geht über den Gyrus cinguli hinaus. Der Nullpunkt ist die Commissura anterior. (Aus Ridderinkhof et al. 2004, modifiziert)

### 4.7.3.4 Koordinationsprozesse des PFC

Die Koordinationsprozesse des PFC können in Abhängigkeit des Wissens, Könnens und der Motivationshierarchie (Grundwerte, Bedürfnisse, Gebote, Pflichten, Interessen) sehr verschiedene Form annehmen. Ein Extrembereich ist starke Selbstkontrolle (Gefühls- und Impulskontrolle). Im anderen Extremfall wird den Gefühlen freier Lauf gelassen.

Die phasische und tonische affektive Aktivierung einer Person (Kind, Jugendliche/r, Erwachsene/r) ist eine komplizierte Funktion der aktivierten Gedächtnis- bzw. Erfahrungsstrukturen (limbisch-thalamo-neokortikale Systeme). Diese Aktivierungen können nicht nur durch Reize der Außenwelt (aktuelle Reizverhältnisse, Lebensumstände) erfolgen, sondern auch oder nur durch Prozesse der Innenwelt (Urteilen, Denken). Die Aktivierungen gehen stets von den verfügbaren Gedächtnis- bzw. Erfahrungsstrukturen aus, die mehr oder weniger starke gefühlsbezogene Bedeutungsaspekte besitzen. Solche Gedächtnis- bzw. Erfahrungsstrukturen haben gleichzeitig entsprechend hohe positive oder negative Motivationskraft. Starke Motive wirken als Soll-Zustände (Grundwerte, Bedürfnisse, Gebote, Pflichten, Interessen). Ihre Verletzung führt zu negativen Gefühlen. Was im Einzelfall geschieht, hängt von den materiellen, organischen und sozialen Reizverhältnissen, dem Wissen und Können sowie der Motivationshierarchie ab.

Dominiert das Motiv der Selbstkontrolle und ist das Wissen und Können dafür hinreichend, dann führen negative Gefühle nicht zu emotionalen Verhaltensweisen, aus denen materielle, organische und soziale Störungen resultieren. Wesentlich ist auch, dass die belastenden Gefühle verkraftet werden. Andernfalls bleiben Spannungen bestehen, wodurch die Wahrscheinlichkeit psychosomatischer Ursache-Wirkungs-Zusammenhänge erhöht wird. In statistischer Hinsicht besteht kein Zweifel daran, dass intensive oder lange anhaltende negative (belastende) Gefühle die Wahrscheinlichkeit von organischen Störungen erhöhen. Darüber gibt es zahlreiche Untersuchungen (z.B. Cacioppo & Berntson 2007; Cacioppo, Berntson et al. 2000; Holsboer & Ising 2010; Mayer 2000; McEwen 2007; Segerstrom & Miller 2004).

Der Ausgangspunkt der Regelung auf neuronaler Ebene sind Signale des medialen Monitoring-Systems über bestimmte Diskrepanzen zwischen Ist- und Soll-Zuständen, beispielsweise ein Rechenfehler oder ein mehrdeutiger sozialer Reiz, der als Beleidigung interpretiert wird. Die weitere Regelung erfolgt durch Zusammenwirken zwischen zwei Gruppen von Neuronensystemen, die von Bechara (2005) als „impulsive system" und „reflective system" bezeichnet werden. Dominiert das erstgenannte System, zu dem die Amygdala gehört, so gibt es keine Impulskontrolle. Es besteht somit hohe phasische oder tonische affektive Aktivierung und es resultieren emotionale Verhaltensweisen. Dabei ist es möglich, dass durch die hohe kortikale und affektive Aktivierung hierarchisch höhere Motive gehemmt werden. Beispielsweise wird nicht nach dem Rechenfehler gesucht, sondern es folgt eine Wutreaktion, die später bedauert wird.

Beim reflektierenden Neuronensystem gibt es zwei Teilsysteme. Je nachdem, welches Teilsystem dominiert, können sehr verschiedene Reaktionen resultieren. Nach Bechara (2005) ist das reflektierende System der ventromediale PFC (VMPFC). Der VMPFC, dessen Definition bei verschiedenen Forschern nicht identisch ist, umfasst bei Bechara (2005) BA 25, die unteren Bereiche von BA 24 und 32 sowie die medialen Teile von BA 11, 12 und 10 (s. Abbildung 6, in der allerdings BA 25 nicht berücksichtigt ist). Die reizbedingte Aktivierung des einen Teilsystems, das aus den eher posterior gelegenen Bereichen besteht (darunter BA 25, also der subgenuale ACC), bewirkt emotionale Verhaltensweisen. Denn diese Bereiche sind eng mit der Amygdala sowie mit den visceromotorischen Systemen (Hypothalamus, PAG) verbunden. Die reizbedingte Aktivität kann einschlägige episodische oder autobiographische Erinnerungen (Gedächtnis- bzw. Erfahrungsstrukturen) aktivieren, beispielsweise über Schwierigkeiten beim Rechnen. So neigen manche Personen dazu, dass sie in bestimmten Situationen emotional reagieren, beispielsweise durch Aufbrausen oder durch Bedürfnis nach Alkohol oder nach rechtswidrigen sexuellen Kontakten. Das andere Teilsystem umfasst die eher anterior gelegenen Bereiche des VMPFC. Dazu gehört vor allem BA 10. Dieses Areal, das eng mit dem lateralen PFC verbunden ist, zeigt dann hohe Aktivität, wenn Prozesse der Innenwelt stattfinden (Urteilen, Denken), die auf Gefühle bezogen sind, darunter autobiographische Erfahrungen und Gedanken an die Zukunft. Diese Prozesse können dazu führen, dass das weitere Verhalten nicht emotionsgeladen ist, sondern dass der laterale PFC aktiviert wird. Beispielsweise wird nach einer passenden Rechenregel gesucht, um den Rechenfehler zu beseitigen. Das Neuronensystem für diese Funktion wurde inzwischen noch genauer abgegrenzt. Denn beim anterioren medialen PFC wird zwischen einem ventralen und einem dorsalen Bereich unterschieden (Schmitz & Johnson 2006, 2007). Das ventrale Subsystem, das die unteren Teile der Area 10 und der Area 32 umfasst, ist vor allem mit Neuronensystemen verbunden, die emotionale Funktionen haben (Amygdala, Insula, Nucleus accumbens). Das dorsale Subsystem (BA 9, oberer Bereich von BA 10 und der benachbarte Bereich von BA 32) ist vor allem mit dem dorsolateralen PFC, dem Hippocampus und dem medialen parietalen Kortex verbunden.

Bei Mangel an Wissen, Können und/oder Wollen (darunter Gebote und Pflichten) führen die Prozesse der Innenwelt aber nicht zur Impulskontrolle, sondern zu einer Erhöhung der kortikalen und affektiven Aktivierung. Im Extremfall resultiert der Verlust der Selbststeuerung bzw.

Selbstkontrolle, der schwerwiegende negative Folgen haben kann, insbesondere Unfälle, soziale Konflikte, Rechtsbrüche oder Selbstmordversuche.

### 4.7.3.5   Resilienz

Resilienz bedeutet Elastizität. Im Bereich der Psychiatrie weist der Begriff auf Personen, die sogar in Belastungssituationen nicht für psychische Störungen anfällig sind. Daher wird Resilienz (Resilience) dem Begriff der Vulnerabilität gegenübergestellt. Resilienz bedeutet, dass genügend Protektoren verfügbar sind. Dies können günstige erbliche Veranlagungen sein, ein problemloses Embryonalstadium und eine problemlose Geburt. Von besonderer Bedeutung sind soziale und personspezifische Protektoren (vor allem Unterstützung durch die Familie und/oder Selbstkontrolle). Die Abbildung 14 zeigt prototypische Verläufe der Reaktionen auf Belastungssituationen.

Zahlreiche Untersuchungsergebnisse zeigen die Wirkung von verschiedenen Protektoren, die es Menschen ermöglichen, sogar schwerwiegende Belastungen zu verkraften, ohne dass psychische Störungen und daran gebundene organische Störungen auftreten (z.B. Bonanno 2004; Charney 2004; Haglund, Nestadt et al. 2007; Luthar & Cicchetti 2000). So weist Bonanno (2004) darauf, dass die meisten Amerikaner im Laufe ihres Lebens von mindestens einem traumatischen Ereignis betroffen sind, dass aber nur verhältnismäßig wenige Personen an einer posttraumatischen Belastungsstörung leiden, die auch mit organischen Störungen verbunden sein kann, insbesondere verringerte Volumina des medialen PFC (darunter der ACC) und des Hippocampus (z.B. Shin et al. 2006).

Die Abbildung 14 lässt erkennen, dass Gesundung (Recovery) nach einer psychischen Störung in Resilienz übergehen kann (s.a. Schrank & Amering 2007). Mangelt es an sozialen Protektoren (oder sind diese nicht erwünscht), dann besteht diese Form der Prävention insbesondere in einer persönlich und sozial passenden Selbstkontrolle, die im Rahmen von Selbsthilfe oder Psychotherapie (allenfalls auch Soziotherapie) erlernt wird. Voraussetzung ist hinreichende Lernfähigkeit und Lernbereitschaft.

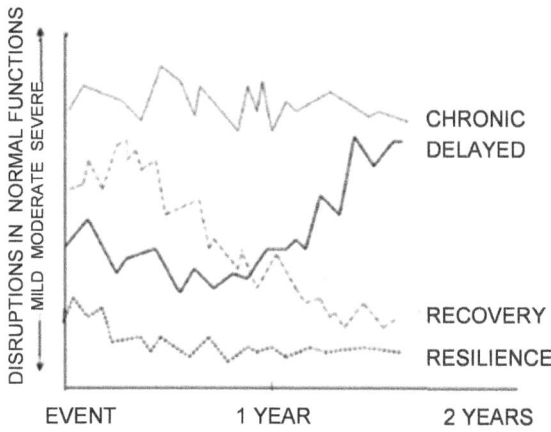

**Abbildung 14:**
Vier prototypische Verläufe der Reaktionen auf eine Belastungssituation (Event). Neben der chronischen Störung ist eine verzögerte Störung (Delayed) möglich. Resilience bedeutet, dass die Belastungssituation die Selbstregulation (Homöostase) kaum stört. Dies ist ein wesentlicher Unterschied zu Erholung bzw. Gesundung (Recovery) nach einer psychischen Störung. (Aus Bonanno 2004, modifiziert)

Das Bewerten (appraisal) und Bewältigen (coping) von Stressreizen kann vielfältige neuroendokrine Reaktionen hervorrufen (z.B. Olff, Langeland & Gersons 2005). Olff et al. weisen auch darauf, dass nur bestimmte neurobiologische Reaktionen ein Ausdruck von Resilienz sind. Über die psychobiologischen Mechanismen von Resilienz gibt es eindeutige Ergebnisse (z.B. Charney 2004; Haglund et al. 2007). Charney (2004) beschreibt eine Reihe von neurochemischen Reaktionen auf Stressreize in Bezug auf Resilienz und Psychopathologie, die akut, chronisch oder verzögert auftreten kann (Abbildung 14). Dazu gehören beispielsweise CRF, Dopamin, Noradrenalin, Serotonin, Testosteron und Östrogen.

Ein Beispiel ist die Aktivität des Locus coeruleus (noradrenerg), der vor allem Afferenzen von der Amygdala und den hypothalamischen CRF-Neuronen erhält und im PFC, im Hippocampus sowie im Hypothalamus wirksam ist. Bei Resilienz ist die Aktivität des Locus coeruleus nicht erhöht. Stark überhöhte Aktivität führt zu übermäßiger kortikaler Aktivierung

(Hypervigilanz), zur Aktivierung sympathischer und Hemmung parasympathischer Hypothalamus-Kerne, zu chronischer Angst, zu Gedächtnisstörungen sowie zur Beeinträchtigung der Selbststeuerung bzw. Selbstkontrolle (Störung der PFC-Funktion). Nach Charney (2004) ist eine Überaktivität des Locus coeruleus für Patienten mit posttraumatischer Belastungsstörung, Panikattacken und Depression charakteristisch. Bei Depression kann aber auch eine Hypoaktivität des Locus coeruleus bestehen (Mangel an Noradrenalin). Dazu können unzureichende emotionale Reizverhältnisse (geringe Aktivität der Amygdala) und unzureichende motivationale Kräfte des medialen (emotionalen) Netzwerks beitragen. Dies bedeutet auch, dass im Rahmen der Selbststeuerung bzw. Selbstkontrolle den deprimierenden Zuständen nicht hinreichend entgegenwirkt wird. Dazu gehört beispielsweise das Ankämpfen gegen deprimierende Gedanken und Vorstellungen durch Abschalten (Gedankenstopp) sowie das Motivieren zu einfachen Verhaltensweisen, die sicher positive Folgen haben.

Ein anderes Beispiel ist das Dopamin-System. Bei Resilienz ist das Zusammenwirken zwischen den subkortikalen und kortikalen Dopamin-Systemen über die mesolimbische und mesokortikale Bahn, die jeweils von der Area tegmentalis ventralis (VTA) ausgehen, nicht gestört. Störungen des Dopamin-Stoffwechsels haben vielfältige Wirkungen im Nervensystem und werden mit verschiedenen psychischen Störungen bzw. Gefühlsstörungen in Verbindung gebracht. Einige wesentliche Zusammenhänge wurden im Abschnitt 4.7.3.2.2 dargestellt.

Zusammenfassend kann man somit sagen, dass Vulnerabilität die Wahrscheinlichkeit von psychischen Störungen wesentlich erhöht. Dagegen ist Resilienz (insbesondere wirksame Selbstkontrolle) die gelernte Grundlage für das Ankämpfen gegen persönlich und sozial unerwünschte Zustände extremer kortikaler und affektiver Aktivierung und das Erhalten der Selbststeuerung bzw. Selbstkontrolle.

### 4.7.3.6   Selbstkontrolle (Gefühlskontrolle, Impulskontrolle)

Zur Selbstkontrolle gehören die Gefühlskontrolle und die Impulskontrolle. Diese Regelungen können automatisiert gelernt sein oder gezielt erfolgen, sofern die Reizverhältnisse dies zulassen und das Wissen, Können und Wollen hinreichend ist. Situativ oder persönlich unpassende (zu niedrige oder zu hohe) Gefühls- und/oder Impulskontrolle erhöht die Wahrscheinlichkeit von Störungen in der materiellen, organischen und sozialen Außenwelt sowie in der Innenwelt (störende bzw. belastende Gefühle, Vorstellungen und Gedanken).

Die Gefühle bilden mit den Vorstellungen und Gedanken die Ist-Zustände der Innenwelt. Gefühlskontrolle ist das persönlich (allenfalls auch sozial) passende Hemmen oder Enthemmen von Gefühlen (den Gefühlen freien Lauf lassen). Dies kann nur die Innenwelt betreffen oder auch das in der Außenwelt erkennbare Verhalten. Während der (positive oder negative) Gefühlston nur der Selbstbeobachtung zugänglich ist, können viszero- und somatomotorische Reaktionen als sichtbares Verhalten unmissverständlich oder missverständlich auf Gefühle weisen, etwa Erröten, Lächeln, Schwitzen, Zittern oder Weinen. Vor allem klare sprachliche Äußerungen, insbesondere Kundgaben und Darstellungen, können Missverständnissen vorbeugen oder Missverständnisse klären. Allerdings ist es möglich, dass Verhaltensweisen (Sagen, Tun), die auf Gefühle weisen, vorgetäuscht werden.

Auch die Impulskontrolle kann die Innenwelt einer Person (Kind, Jugendliche/r, Erwachsene/r) und das in der Außenwelt wirksame Verhalten (Sagen, Tun) betreffen. In der Innenwelt ist Impulskontrolle das persönlich und (allenfalls auch sozial) passende Hemmen oder Enthemmen von Vorstellungen und Gedanken. Doch können Vorstellungen, Gedanken und damit verbundene Gefühle, denen freier Lauf gelassen wird, die Wahrscheinlichkeit störender Verhaltensweisen wesentlich erhöhen. In der Außenwelt ist Impulskontrolle persönlich und sozial passendes Hemmen oder Enthemmen von Verhaltensweisen (Sagen, Tun). Der passenden Impulskontrolle, die in enger Beziehung zur Gefühlskontrolle stehen kann, können verschiedene Faktoren entgegenwirken. Dazu gehören vor allem schwache Motive sowie zündende bzw. verlockende Reize der Außenwelt. Erschwerend ist, wenn verschiedene Formen von automatisiert gelernten Reiz-Reaktionsverbindungen wirksam sind, beispielsweise störendes Ess-, Trink- und Sexualverhalten.

### 4.7.3.6.1 Grundlegende Mechanismen

Es gibt zwar vielfältige Mechanismen der Selbstkontrolle (Gefühlskontrolle, Impulskontrolle), die in sozialen Systemen (Familie, Freundeskreis,

Beruf, Sport usw.) gelernt und angewendet werden. Doch haben wissen-schaftliche Analysen zwei grundlegende Formen erwiesen, auf die sich zwei unterschiedliche theoretische Ansätze beziehen (Psychoanalyse, Kognitionspsychologie). Eine solche Analyse stammt von Gross (1998), der auch ein Experiment durchgeführt hat, um die Auswirkungen ver-schiedener Formen der Gefühlskontrolle zu vergleichen. Die Ergebnisse derartiger Experimente sowie das Wissen über die neurobiologischen Grundlagen der Ich-gesteuerten Informationsverarbeitung sind eine we-sentliche Grundlage dafür, dass unpassende Strategien vermieden und passende Strategien gezielt angewendet werden können, wenn Perso-nen daran leiden, dass ihre Selbstkontrolle unzureichend ist und sie da-her fachliche Hilfe suchen. Diese Strategien gehen über die vielfältigen Formen der Psychotherapie hinaus, die an bestimmten psychologischen Modellen, Theorien und Schulen orientiert und oft auf eine bestimmte Grundrichtung der (sehr kontroversen) psychologischen Persönlichkeits-forschung bezogen sind.

Eine Gruppe umfasst die verschiedenen impliziten (nicht bewussten, neuronalen) Abwehrmechanismen, deren Wirksamkeit zuerst von S. Freud beschrieben wurde (z.B. Buddeberg & Brähler 2004; Mauss, Bun-ge & Gross 2007). Dazu gehört das Verdrängen von Gedanken an Angst auslösende Situationen, beispielsweise eine bevorstehende Prüfung oder ein drohender sozialer Konflikt. Das Verdrängen kann aber auch negative Folgen haben. Dies ist beispielsweise dann der Fall, wenn das Verdrän-gen auch das Versäumen der Anmeldefrist und des Prüfungstermins ein-schließt. Es ist auch möglich, dass das Verdrängen mit einer Reduktion der Stärke des entsprechenden Motivs verbunden ist. Beispielsweise wechselt die Person nach einiger Zeit zu einem Studium, das keine Angst macht. Die negativen Folgen können auch soziale und/oder organische Störungen sein. Beispielsweise ist es möglich, dass mangelnder Stu-dienerfolg oder der Wechsel zu einem persönlich passenden Studium die Quelle eines drohenden sozialen Konflikts etwa mit dem Vater ist. Das Verdrängen von reizbedingten Gefühlen, Urteilen und Gedanken kann aber auch dazu führen, dass unbestimmte Spannungen bestehen blei-ben, die mit organisch belastenden viszeromotorischen bzw. hormonellen Veränderungen verbunden sind. Wenn eine derartige emotionale Instabi-lität im Laufe der Zeit zunimmt, so können organische Störungen resultieren. Wird psychiatrisch-psychologische Hilfe gesucht, so ist es notwendig, die Quelle der Spannung aufzudecken, um die konkreten Probleme zu lösen bzw. zu verkraften, also auch die Spannungen abzubauen. Die andere Gruppe umfasst die verschiedenen Formen der Bewertung (appraisal) und Bewältigung (coping) von Stressreizen. Diese Mechanismen wurden besonders von Lazarus und seinen Mitarbeitern analysiert (z.B. Lazarus & Folkman 1984). Die Form der Bewältigung hängt vor allem von der Form der Bewertung ab (siehe das Beispiel mit dem Rechenfehler in Abschnitt 4.7.3.4). Die Wirksamkeit einer Bewältigungsmethode kann eine komplexe Funktion der Umstände sein. So kann das Wegschauen bei einer bestimmten Szene eines Films unnötige negative Gefühle ersparen, während das Wegschauen bei einem Unfall im Straßenverkehr ein Delikt sein kann (Unterlassung der Hilfeleistung) oder schlechtes Gewissen verursacht. Ein Coping-Mechanismus ist somit nur dann günstig, wenn er keine negativen Folgen hat.

Das Wissen über die allgemeinen Gesetze der menschlichen Informationsverarbeitung und ihr Ineinandergreifen mit dem Nervensystem ermöglicht das systematische Anwenden von Strategien, um persönlich (und sozial) unpassender Selbstkontrolle entgegenzuwirken, ohne dass dies mit negativen Folgen verbunden ist. Bei Interaktionen mit anderen Personen ist dies vor allem dann wesentlich, wenn sozial notwendige Rücksicht und Toleranz emotional belastend ist. Doch auch bei Interaktionen mit Objekten, Maschinen und Tieren kann unpassende Gefühlskontrolle bestehen (zu viel oder zu wenig an Emotionen) und/oder unpassende Impulskontrolle (Neigung zu Verhaltensweisen, welche die Wahrscheinlichkeit von materiellen, organischen oder sozialen Störungen erhöhen).

Die Auswahl von Strategien der Gefühlskontrolle hängt vor allem von der Form der Gefühlsstörung ab. Grundsätzlich betreffen die verschiedenen Strategien unterschiedliche Prozesse der Informationsverarbeitung. Dazu gehören vor allem das Interpretieren mehrdeutiger Reize der Außenwelt, die Prozesse der Innenwelt (Appelle und Fragen an sich selbst, Urteils- und Denkprozesse) und das Verhalten (Sagen, Tun). So können geeignete mentale (geistig-neuronale) Prozesse die Wirkung von Stressreizen verringern, belastende mentale Aktivitäten (Urteile, Vorstellungen, Gedanken) weitgehend hemmen und dem unerwünschten Verlust der

Selbstkontrolle vorbeugen. Passendes (entspannendes oder aktivierendes) Verhalten kann unerwünschte (zu hohe oder zu niedrige) Zustände der Emotionalität und entsprechende viszeromotorische (sympathische oder parasympathische) Reaktionen verhindern. Eine wesentliche Strategie ist auch das neutrale (nicht-schädigende) Ableiten von Spannungen.

Gefühlskontrolle und Impulskontrolle können zusammenhängen. Beispielsweise kann durch die Auseinandersetzung mit der eigenen Wut die Wahrscheinlichkeit von impulsiven Verhaltensweisen abnehmen, während das Hemmen rechtswidriger sexueller Gefühle die Wahrscheinlichkeit entsprechender Verhaltensweisen verringert.

### 4.7.3.6.2   Gefühlskontrolle: beteiligte Neuronensysteme

Gefühlskontrolle ist bei verschiedenen Prozessen der Informationsverarbeitung möglich, insbesondere durch neutrales Interpretieren mehrdeutiger Reize sowie durch Auseinandersetzung mit dem eigenen Gefühlszustand, der durch Reize der Außenwelt und/oder Urteils- und Denkprozesse bedingt ist. Dazu gehören beispielsweise das Benennen von Gefühlen sowie das Verkraften von materiellen, organischen oder sozialen Verlusten auf persönlich und sozial passende Weise.

Experimente anhand von Neuroimaging können nur sehr einfache Mechanismen untersuchen. Dies betrifft vor allem drei Formen der Gefühlskontrolle. Dies sind der Placebo-Effekt sowie die Kontrolle durch Benennen oder durch Bewerten von Gefühlen.

### 4.7.3.6.2.1   Placebo-Effekte

Placebo-Effekte sind eine besondere Form der Gefühlskontrolle. Ein Placebo-Effekt bedeutet, dass chemisch oder physikalisch unwirksame Behandlungen negativer (belastender) Gefühle, insbesondere Schmerz und Angst, über den Weg der Informationsverarbeitung im Nervensystem doch signifikante Wirkung bekommen. Der Placebo-Effekt, der in Bezug auf bestimmte Mittel bei verschiedenen Personen sehr unterschiedlich groß sein kann, wird durch bestimmte Faktoren begünstigt. Dazu gehören vor allem die Erwartung von und der Wunsch nach positiver Wirkung, sowie Lerneffekte, also positive Erfahrungen über derartige Wirkungen (Price, Finniss & Benedetti 2007). So berichten Price et al. über eine

Untersuchung, die 2001 von Pollo und Kollegen durchgeführt wurde, um die Abhängigkeit des Placebo-Effekts (Schmerzreduktion durch ein Placebo-Mittel) von der Erwartung postoperativer Patienten über die Wirkung des Placebo-Mittels zu prüfen. Einer Gruppe von Patienten wurde über einen Zeitraum von drei Tagen ein Placebo-Mittel verabreicht (Infusion von Salzlösung) sowie ein wirksames Schmerzstillmittel, falls dies gewünscht wurde. Nach Bildung von drei Untergruppen wurden unterschiedliche Erwartungen erzeugt. Einer Gruppe wurde nichts mitgeteilt (Kontrollgruppe). Der zweiten Gruppe wurde gesagt, dass die Infusion ein wirksames Analgetikum oder ein Placebo sein kann. Der dritten Gruppe wurde mitgeteilt, dass die Infusion ein wirksames Analgetikum ist. Als Maß der Placebo-Wirkung wurde die angeforderte Menge des verfügbaren Medikaments verwendet. Die Analyse der Ergebnisse zeigte eine signifikante Wirkung der beiden Informationen. Im Vergleich zur Kontrollgruppe wurde bei der zweiten Gruppe eine Verringerung der Einnahme des Analgetikums um 20.8% festgestellt. Bei der dritten Gruppe war die Reduktion noch größer (33.8%). Das gleiche Maß an Schmerzreduktion kann also durch unterschiedliche Mengen von Medikamenten erzeugt werden, weil auch die durch die Information bedingte Erwartung der Wirksamkeit des Placebo-Mittels zur Schmerzreduktion beiträgt.

Die Wirkung schmerzstillender Mittel kann ebenfalls durch einen positiven psychosozialen Kontext begünstigt werden. Dies hat man in einer Reihe von Untersuchungen mit verschiedenen Medikamenten nachgewiesen. Auch darüber berichten Price et al. (2007). Unter einer Versuchsbedingung wird der Patient durch den Arzt behandelt, der über die schmerzlindernde Wirkung des Medikaments aufklärt. In der anderen Versuchsbedingung wird das gleiche Medikament verabreicht, ohne dass der Patient die computergesteuerte Behandlung bemerkt. Bei der offenen Behandlung wird eine signifikant geringere Menge des Medikaments benötigt. Dies ist ein Ausdruck der psychosozial bedingten Placebo-Wirkung.

Verschiedene Untersuchungen mit Hilfe von Neuroimaging haben gezeigt, dass die Placebo-Wirkung mit systematischen Veränderungen auf neuronaler Ebene verbunden ist. Bei positiver Erwartung nehmen die Aktivitäten bestimmter Neuronensysteme zu. Dazu gehören vor allem der dorsolaterale PFC, der orbitofrontale Kortex, ein Bereich des perigenualen ACC sowie das zentrale Höhlengrau (PAG). Dagegen nehmen die Aktivitäten der Neuronensysteme ab, die am Entstehen von negativen (belastenden) Gefühlen beteiligt sind, insbesondere von Schmerz und Angst. Dazu gehören der Thalamus, ein Bereich des perigenualen ACC, die anteriore Insula und die Amygdala. Dies wurde beispielsweise in zwei ähnlich aufgebauten Experimenten einer Untersuchung von Wager, Rilling et al. (2004) über Placebo-Wirkung (Creme) bei Schmerz nachgewiesen.

Es gibt Beweise dafür, dass an der Placebo-Wirkung, die in einer Schmerzreduktion besteht, biochemische Faktoren beteiligt sind (endogene Opioide, darunter Endorphine und Enkephaline). Denn es ist bekannt, dass die Neuronensysteme, die bei positiver Erwartung aktiviert werden, Opioid-Systeme sind. Außerdem ist bekannt, dass das kortikale Opioid-System (insbesondere ein Bereich des perigenualen ACC, dessen Konzentration von Opioid-Rezeptoren besonders hoch ist) die Opioid-Systeme im Hirnstamm (PAG) und Rückenmark beeinflusst. Es gibt Hinweise darauf, dass dadurch Neurone im Hinterhorn des Rückenmarks gehemmt werden, und dass dies durch präsynaptische Hemmung der Afferenzen dieser Neurone geschieht, also von Impulsen, die durch Schmerzreize bedingt sind (z.B. Budai & Fields 1998; Bingel, Lorenz et al. 2006). Bei Mangel an Opioiden kommt es zu Überempfindlichkeit für Schmerz (Hyperalgesie).

### 4.7.3.6.2.2   *Kontrolle durch Benennen von Gefühlen*

Seit langer Zeit ist bekannt, dass das Beschreiben von eigenen Gefühlszuständen durch Worte die Intensität dieser Zustände reduzieren kann. In Abhängigkeit der Umstände kann dies positive oder negative (störende) Wirkungen haben. So kann Zerreden dazu führen, dass positive Gefühle zwischen zwei Menschen allmählich abnehmen und verlorengehen. Erwünschte Wirkungen ergeben sich dadurch, dass die Intensität belastender Gefühle verringert wird. Dies erleichtert die weitere Informationsverarbeitung, insbesondere die Suche nach Möglichkeiten, um eine reizbedingte Störung zu beheben bzw. zu verkraften. In einer Reihe von Untersuchungen mit Neuroimaging wurde nachgewiesen, welche Neuronensysteme an dieser Form der Gefühlskontrolle beteiligt sind.

Bei Wirksamkeit negativer (belastender) Reize der Außenwelt ist zumeist die Aktivität der Amygdala (oft auch der Insel) signifikant erhöht, beispielsweise beim passiven Betrachten emotional belastender Farbfotos. Diese Aktivierung nimmt signifikant ab, wenn die Emotionalität der Bilder beurteilt wird. Dies zeigen die Ergebnisse einer Untersuchung von Taylor, Phan et al. (2003). Die abnehmende Aktivität der Amygdala ist mit zunehmender Aktivierung im präfrontalen Kortex (PFC) verbunden (Abbildung 15). In der Untersuchung von Taylor et al. (2003) war dies der mediale rostrale PFC (BA 10).

In einer Untersuchung von Lieberman, Eisenberger et al. (2007) mit Neuroimaging wurden Bilder von Gesichtern geboten. In einer Versuchsbedingung mussten die Versuchspersonen das Gefühl benennen, in einer anderen Versuchsbedingung das Geschlecht. Für die Analyse der Gefühlskontrolle durch Benennen des Gefühls sind die beiden Vergleiche „Benennen des Gefühls vs. Benennen des Geschlechts" und „Benennen des Geschlechts vs. Benennen des Gefühls" wesentlich. Sie informieren über die Neuronensysteme mit signifikant überhöhter Aktivität. Die Ergebnisse zeigten, dass beim Benennen des Geschlechts vor allem Neuronensysteme aktiv sind, die mit der Verarbeitung von Emotionen zu tun haben, darunter die linke Amygdala, die mediale Area 11, die im vorderen Gyrus cinguli liegende Area subgenualis (BA 25), die posteriore Insula (bilateral), der Temporalpol (bilateral) sowie das zentrale Höhlengrau (PAG). Beim Benennen des Gefühls war dagegen nur der rechte ventrolaterale PFC (BA 45, 47) signifikant hoch aktiviert.

Bei den Ergebnissen von Lieberman et al. (2007) besteht aber ein Problem. Denn es ist bekannt, dass es zwischen dem ventrolateralen PFC und der Amygdala nur schwache Verbindungen gibt (z.B. Ghashghaei, Hilgetag & Barbas 2007). Daher wird angenommen, dass der ventrolaterale PFC (zu dem auch das für die Produktion von Sprache notwendige Broca-Zentrum gehört) seine Einflüsse über den medialen PFC ausübt. Ein solcher Zusammenhang wurde in der Untersuchung von Lieberman et al. (2007) anhand der Analyse der individuellen Daten der 30 Versuchspersonen bestätigt.

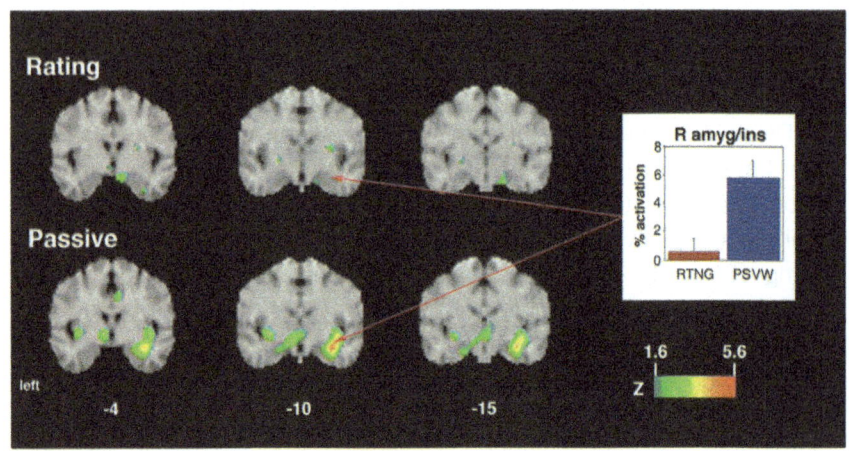

**Abbildung 15:**
Die Auswertung der Imaging-Daten (unangenehme vs. nicht unangenehme Bilder) ergab beim passiven Betrachten (PSVW) eine signifikant höhere Aktivität der rechten Amygdala/Insel und der linken Insel als beim Urteilen (RTNG). Nicht gezeigt ist hier, dass beim Urteilen die Aktivität in einem Bereich des vorderen Gyrus cinguli (Sulcus cinguli, BA 32) sowie im rostralen medialen PFC (BA 10) signifikant überhöht war. Die Zahlen der untersten Zeile sind mm posterior zur Commissura anterior (Nullpunkt der Y-Achse) des Talairach-Standardgehirns. (Aus Taylor et al. 2003)

### 4.7.3.6.2.3    Kontrolle durch neutrales Interpretieren mehrdeutiger Reizverhältnisse

### 4.7.3.6.2.3.1    Experimentelle Befunde

Über das Verarbeiten negativer Emotionen durch gezielte Veränderung der Bewertung der Reizverhältnisse gibt es zahlreiche Untersuchungen. Eine charakteristische Arbeit stammt von Ochsner, Bunge et al. (2002). Ein bis drei Tage vor dem Scanning übten die 15 Versuchspersonen das positive oder neutrale Interpretieren von negativen (doch mehrdeutigen) Farbfotos. So zeigte ein Bild weinende Frauen vor einer Kirche. Dies konnte als Begräbnis oder als Hochzeit interpretiert werden. Beim Scanning gab es drei Versuchsbedingungen (Achten auf die eigenen Gefühle bei den am meisten negativen Bildern, Neubewerten der am meisten negativen Bilder, Achten auf die eigenen Gefühle bei den neutralen Bildern). Die Abbildung 16 zeigt ein wesentliches Ergebnis. Dies ist die unterschiedliche Aktivität der rechten Amygdala und des linken lateralen PFC (BA 46/10) unter verschiedenen Versuchsbedingungen. Beim Achten auf die eigenen Gefühle war die Amygdala signifikant höher aktiv als unter den beiden anderen Versuchsbedingungen. Beim Neubewerten der am meisten negativen Bilder war der laterale PFC signifikant höher aktiv als unter den beiden anderen Versuchsbedingungen.

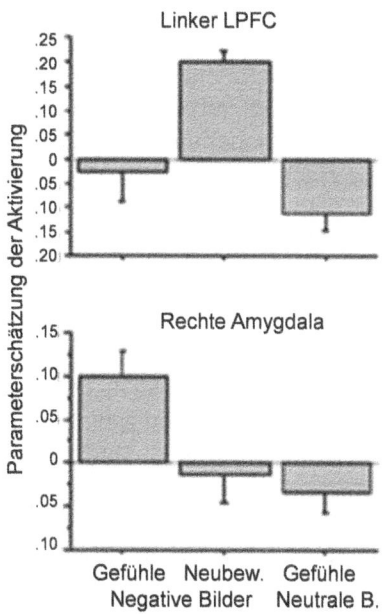

**Abbildung 16:**
Die relative Aktivierung von Neuronensystemen unter drei Versuchsbedingungen. Die untere Darstellung zeigt die drei Mittelwerte der Aktivierung der rechten Amygdala. Unter der Versuchsbedingung „Achten auf die eigenen Gefühle bei den am meisten negativen Bildern" (Links) ist die Aktivität der Amygdala signifikant höher als unter den beiden anderen Versuchsbedingungen. Die obere Darstellung zeigt die drei Mittelwerte der Aktivierung eines Bereiches des linken lateralen PFC (BA 46/10). Unter der Versuchsbedingung „Neubewerten der am meisten negativen Bilder" (Mitte) ist die Aktivität des lateralen PFC signifikant höher als unter den beiden anderen Versuchsbedingungen. (Aus Ochsner et al. 2002, modifiziert)

Auch in einer Reihe von anderen Untersuchungen über den Einfluss der Neubewertung von negativen Bildern wurde der negative Zusammenhang zwischen der Aktivität des lateralen PFC und der Amygdala (teils auch der Insula) nachgewiesen, obwohl sich die Untersuchungen mehr oder weniger voneinander unterscheiden. Doch gibt es in Bezug auf die Bereiche des lateralen PFC, die daran beteiligt sind, beträchtliche Unterschiede. Außerdem gibt es einige Ergebnisse, die auch einen wesentlichen Einfluss anderer Bereiche des PFC nachgewiesen haben.

Es ist aber bekannt, dass es zwischen dem lateralen PFC und der Amygdala nur schwache Verbindungen gibt, während der mediale PFC, der orbitofrontale Kortex und der vordere Gyrus cinguli eng mit der Amygdala verbunden sind (z.B. Ghashghaei et al. 2007). Daher ist sehr wahrscheinlich, dass diese Neuronensysteme, also auch die viszeromotorischen Funktionen des medialen Netzwerks, an der Abnahme der wahrnehmbaren bzw. messbaren Emotionen wesentlich beteiligt sind. Dies sind Einstufungen auf Ratingskalen sowie physiologische Veränderungen, etwa die Herzfrequenz, Hautleitfähigkeit und Adrenalinausschüttung. Außerdem gibt es, wie bereits im Abschnitt 4.7.3.6.2.2 festgestellt wurde, Befunde, welche die vermittelnde Funktion des medialen PFC bei der Gefühlskontrolle nachweisen (Lieberman et al. 2007).

Zunehmende Aktivität des medialen PFC kann mit zu- oder abnehmender Aktivität der Amygdala verbunden sein. So gibt es Befunde über positive Zusammenhänge zwischen der Aktivität des medialen PFC (BA 10) und der Amygdala, etwa bei der Erwartung negativer Emotionen (Erk, Abler & Walter 2006). Es gibt außerdem Beweise dafür, dass der mediale PFC funktionell heterogen ist. Denn beim anterioren medialen PFC wird zwischen einem ventralen und einem dorsalen Bereich unterschieden, denen bei subjektiv wichtigen Bewertungen und damit verbundenen Regelungsprozessen unterschiedliche Funktionen zukommen (Schmitz & Johnson 2006, 2007). Das ventrale Subsystem, das die unteren Teile der Area 10 und der Area 32 umfasst, ist vor allem mit Neuronensystemen verbunden, die emotionale Funktionen haben (Amygdala, Insula, Nucleus accumbens). Das dorsale Subsystem (BA 9, oberer Bereich von BA 10 und der benachbarte Bereich von BA 32) ist vor allem mit dem dorsolateralen PFC, dem Hippocampus und dem medialen parietalen Kortex verbunden. Das ventrale Subsystem ist vor allem bei Urteilen über subjektiv wichtige interozeptive und exterozeptive Reize aktiviert. Dies sind bei-spielsweise Urteile über die Gefühle bei Magenbeschwerden, nach einer Beleidigung oder beim Betrachten von emotionalisierenden Bildern. Das dorsale Subsystem ist dagegen bei Urteilen aktiviert, die entweder auf die Bewertung der subjektiven Wichtigkeit von Reizen gerichtet sind oder auf entsprechende Urteile ohne Bezug auf bestehende Reizverhältnisse (Schmitz & Johnson 2006, 2007). Das dorsale Subsystem dürfte dazu beitragen, dass die Aktivität der Amygdala signifikant abnimmt.

Alle Urteile werden durch ein fronto-temporales Netzwerk von Neu-ronensystemen erzeugt, darunter das Broca-Zentrum im ventrolateralen PFC. Das dorsale Subsystem aktiviert darüber hinaus den dorsolateralen PFC. Dadurch kommt es zur Kontrolle der Emotionen.

### 4.7.3.6.2.3.2 Zwei Fehlerarten beim Interpretieren mehrdeutiger Reize der Außenwelt

Das neutrale Interpretieren von mehrdeutigen Reizen der Außenwelt ist eine Methode der Gefühlskontrolle, die nicht immer anwendbar ist. So können bestimmte Motorgeräusche für einen erfahrenen Autofahrer ein eindeutiger Hinweis darauf sein, dass ein schwerwiegender Defekt droht. Daher wäre eine neutrale Interpretation unpassend. Dies weist auf ein grundlegendes Problem beim Wahrnehmen und Interpretieren von mehr-deutigen Reizen der Außenwelt. Denn dabei sind zwei Fehlerarten mög-lich. Diese Fehlerarten, die beim Hypothesentesten in der mathemati-schen Statistik wesentlich sind, werden seit längerer Zeit im Rahmen der Signal-Detektions-Theorie diskutiert (zuerst von Tanner & Swets 1954).

Der Fehler erster Art ist das irrtümliche Verwerfen der Nullhypothese (falscher Alarm). In der mathematischen Statistik bedeutet dies, dass Zu-fallsunterschiede als signifikant beurteilt werden, etwa die Mittelwertsun-terschiede von zwei oder mehr Patientenstichproben bei einem Medika-mententest (z.B. Versuchsgruppe vs. Placebo-Gruppe). Um diesem Feh-ler entgegenzuwirken, wählt man ein möglichst hohes Sicherheitsniveau, etwa 99% Sicherheit (1% Fehler- bzw. Irrtumswahrscheinlichkeit). Dies bedeutet, dass größere Differenzen zwischen den Mittelwerten notwendig sind, um ein signifikantes Ergebnis zu erzielen, als etwa bei 90% Sicher-heit (10% Fehler- bzw. Irrtumswahrscheinlichkeit). Durch die Wahl eines höheren Sicherheitsniveaus nimmt aber die Wahrscheinlichkeit des Fehlers zweiter Art zu (Übersehen von Signalen).

Ein hohes Sicherheitsniveau ist immer dann wesentlich, wenn ein falscher Alarm (Fehler erster Art: die Nullhypothese wird verworfen, obwohl sie richtig ist) folgenschwer ist. Ist jedoch auch oder nur das Übersehen von Signalen (Fehler zweiter Art: die Nullhypothese wird beibehalten, obwohl sie falsch ist) folgenschwer, so ist auch dies bei der Festlegung des Sicherheitsniveaus zu berücksichtigen. So können Abweichungen vom Soll-Zustand der Produktion einer Maschine ein Hinweis auf einen Defekt der Maschine sein. Kann ein solcher Defekt folgenschwer sein, weil die Produktion unbrauchbar ist und/oder das Weiterlaufen der Maschine zu einem irreparablen Defekt führt, dann ist der Fehler zweiter Art möglichst gering zu halten, damit ein Defekt nicht übersehen wird. Auf diese Weise ist vor allem dann vorzugehen, wenn ein falscher Alarm nicht wesentlich ist, weil die Maschine nach dem Ausschalten rasch überprüft und nach dem Einschalten sofort wieder produzieren kann. Ist dagegen ein falscher Alarm wesentlich störender als das Übersehen eines Defekts, so ist das Sicherheitsniveau möglichst hoch anzusetzen.

Das Problem der beiden Fehlerarten (falscher Alarm, Übersehen von Signalen) besteht nicht nur bei Datenmengen, die eine statistische Analyse zulassen, sondern auch bei mehrdeutigen Einzelreizen. Daher ist es günstig, dass eine Person weiß, ob eine falsche Interpretation sicher oder wahrscheinlich schwerwiegende Folgen im materiellen, organischen oder sozialen Bereich hat. Besonders schwierig können die Verhältnisse im sozialen Bereich sein. Dafür gibt es verschiedene Gründe. Dazu gehört vor allem, dass sehr viele soziale Reize grundsätzlich mehrdeutig sind, und dass ihre Bedeutung im Laufe der Zeit oder in verschiedenen sozialen Systemen sehr unterschiedlich sein kann. So kann das gleiche Verhalten einer Person auf einen mehrdeutigen sozialen Reiz einmal positive oder neutrale Wirkung haben, während es zu einem anderen Zeitpunkt oder bei einer anderen Person negative Gefühle hervorruft. Ein anderes Beispiel ist Vertrauen. So gibt es Umstände, unter denen Misstrauen angebracht ist (falscher Alarm ist unwahrscheinlich), während bei Vertrauen eine schwere Störung sicher ist, beispielsweise wenn die vertrauensbildenden Maßnahmen eines Betrügers wirksam sind. Bei vielen sozialen

Interaktionen kann dagegen Misstrauen, das nicht gerechtfertigt ist, die Beziehung so belasten, dass nicht nur das soziale System zerfällt, sondern dies auch mit anderen schweren Störungen verbunden ist.

Ein besonders Problem besteht dann, wenn die Reizverhältnisse mit starken Gefühlen verbunden sind, weil dann das Analysieren erschwert ist. Dabei kann auch die Wirkung somatischer Marker leicht übersehen werden, also von schwachen körperlichen Reaktionen, die mehrdeutigen sozialen Reizen eine klare Bedeutung geben. Dies ist beispielsweise ein flaues Gefühl im Magen vor Unterzeichnung eines (ungünstigen) Vertrages. Doch ist es auch möglich, dass Personen schwache oder intensive emotionale Signale nicht erkennen, die von anderen Personen ausgehen, und/oder dass sie selbst keine schwachen körperlichen Reaktionen verspüren, die sozial wesentlich sind. So kann es Personen an Erfahrung mangeln, dass sie zwischen wirklichem und vorgespieltem Ärger unterscheiden. Doch ist es auch möglich, dass solche Mängel angeboren oder Folge eines Hirnschadens im orbitofrontalen bzw. ventromedialen Kortex sind (z.B. Bechara & Damasio 2005).

Wenn das Übersehen von Signalen bei mehrdeutigen sozialen Reizen keine schwerwiegenden Folgen haben kann, dann ist zumeist das neutrale Interpretieren (Beibehalten der Nullhypothese) angebracht, um belastenden falschen Alarm zu vermeiden. Ein Beispiel ist eine Person, die dazu neigt, dass sie bestimmte soziale Reize auf sich bezieht und negativ interpretiert, beispielsweise das Lachen anderer Personen. Eine solche Person kann neutrales Interpretieren dieser Reize lernen. Dieses Lernen ist aber dann erschwert, wenn durch die Reizverhältnisse (z.B. das Lachen) die kortikale und affektive Aktivierung zu rasch stark erhöht wird. Denn dadurch steigt die Wahrscheinlichkeit einer folgenschweren emotionalen Gegenreaktion, beispielsweise Beschimpfen der lachenden Personen, die sich wiederum bedroht fühlen oder aus anderen Gründen das Beschimpfen nicht tolerieren.

Allerdings ist es möglich, dass in einem sozialen System absichtlich mehrdeutige soziale Reize produziert werden, um andere Personen systematisch zu belasten und zu provozieren, damit sie emotionales Verhalten zeigen, das sanktioniert werden kann. Dazu gehört insbesondere Mobbing, etwa um eine Person kündigen zu können.

Unter allen diesen Umständen ist es günstig, wenn Personen einen Mechanismus aktivieren können, um persönlich und sozial störenden Zuständen der extremen kortikalen und affektiven Aktivierung und dem damit verbundenen Verlust der Selbststeuerung bzw. Selbstkontrolle entgegenwirken zu können.

### 4.7.3.6.2.4 Ankämpfen gegen extreme kortikale und affektive Aktivierung

Vielen Menschen fehlt es an Wissen und Können, um gegen extreme kortikale und affektive Aktivierung anzukämpfen, die den persönlich und sozial unerwünschten Verlust der Selbststeuerung bzw. Selbstkontrolle bewirkt und allenfalls mit Selbst- und/oder Gemeingefährlichkeit verbunden ist (Abschnitt 2.2).

Seit einiger Zeit versucht man die Wahrscheinlichkeit des Auftretens von schweren psychischen Störungen dadurch zu verringern, dass Personen mit erhöhtem Psychoserisiko identifiziert und behandelt werden. Bei dieser Vorgangsweise besteht jedoch das zuvor dargestellte Problem der zwei Fehlerarten. Dieses Problem ist dadurch erschwert, dass nicht Kranke von Gesunden unterschieden werden sollen, sondern Personen ohne Psychoserisiko von Personen mit Psychoserisiko. Dazu kommt, dass Identifizieren in Bezug auf unüberwindbar subjektive psychiatrisch-psychologische Diagnosekategorien nicht möglich ist. Eine objektiv richtige Diagnose ist somit nur dann möglich, wenn eindeutige bzw. augenfällige Selbst- und/oder Gemeingefährlichkeit besteht, die weder Ausdruck einer kriminellen Motivation ist, noch durch eine hirnorganische Störung oder den Einfluss psychotroper Substanzen verursacht wird.

In der psychiatrischen Grundlagenforschung werden Messinstrumente konstruiert, mit denen das Psychoserisiko erfasst wird, und es wird die Vorhersagekraft dieser Messinstrumente geprüft. Hohe Vorhersagekraft bedeutet, dass bei Personen mit Psychoserisiko ohne Behandlung die Wahrscheinlichkeit sehr hoch ist, dass zu einem späteren Zeitpunkt eine Psychose auftritt, und dass dies bei Personen ohne Psychoserisiko nicht der Fall ist. Den Personen mit Psychoserisiko können vorbeugende Behandlungen empfohlen werden. Dies ist nicht anders als etwa bei überhöhtem Blutdruck, bei dem hohe Wahrscheinlichkeit bestimmter organischer Störungen besteht. Doch zeigen die Ergebnisse von zahlreichen

Untersuchungen, dass die Vorhersagekraft der Messinstrumente zu niedrig ist, um im Einzelfall korrekt entscheiden zu können. Denn es gibt zahlreiche Personen mit Psychoserisiko, bei denen sogar zehn Jahre nach der Messung keine Psychose auftritt. Umgekehrt gibt es Personen ohne Psychoserisiko, bei denen es früher oder später zum Ausbruch einer Psychose kommt (s. aber Tabelle 3).

Menschen denen es an Wissen und Können fehlt, um gegen den persönlich und sozial unerwünschten Verlust der Selbststeuerung bzw. Selbstkontrolle anzukämpfen, können aber entsprechende Strategien lernen, sofern ihre Lernfähigkeit und Lernbereitschaft hinreichend hoch ist.

### 4.7.3.6.2.4.1 Psychoserisiko: Symptome und Vorhersagekraft der Messinstrumente

Die theoretische Grundlage für die Erfassung von Psychoserisiko ist die Lehre von verschiedenen Stadien der Psychose, die allerdings ein unüberwindbar subjektiver wissenschaftlicher Begriff ist (Abschnitt 2.1). Obwohl zwischen verschiedenen Modellen große Unterschiede bestehen, gibt es Übereinstimmung darüber, dass dem Ausbruch einer Psychose eine Phase vorausgeht, in der bestimmte Erlebnis- und Verhaltensweisen gehäuft auftreten, die persönlich störend sind und Anzeichen einer späteren Psychose sein könnten (z.B. Häfner & Maurer 2006; McGorry, Killackey & Yung 2008; Schultze-Lutter, Schimmelmann & Ruhrmann 2011; Yung & McGorry 2007). Die Risikophase (ultra high risk for psychosis), die einige Tage oder einige Jahre andauern kann, wird zumeist als prodromale Phase bezeichnet. Wissen über die störenden Erlebnis- und Verhaltensweisen, die für die prodromale Phase charakteristisch sind, resultiert vor allem aus Befragungen von Patienten, bei denen eine Psychose diagnostiziert worden war (z.B. Häfner, Maurer et al. 2005). Solche Befragungen haben zur Konstruktion einer Reihe von Messinstrumenten geführt, um das Psychoserisiko zu erfassen.

In zahlreichen Untersuchungen wurde die Vorhersagekraft von derartigen Messinstrumenten geprüft, also von psychometrisch konstruierten Symptomlisten, die für die prodromale Phase charakteristisch sind. Ein Beispiel ist eine Untersuchung von Klosterkötter, Hellmich et al. (2001). Es wurde geprüft, ob bei 160 Patienten, bei denen ca. 10 Jahre zuvor die Bonner Skala für die Beurteilung von Basissymptomen (BSABS) verwendet worden war, um Anzeichen von Schizophrenie festzustellen, eine Psychose ausgebrochen war oder nicht. Bei den 110 Patienten mit prodromalen Basissymptomen kam es im Laufe der Zeit bei 77 Patienten zum Ausbruch einer Psychose (die durchschnittliche Dauer der Prodromalphase betrug 5.6 Jahre). Bei 30% (33/110) der Patienten wurde also aufgrund der prodromalen Basissymptome eine Psychose erwartet, die aber ausblieb. Bei den 50 Patienten ohne prodromale Basissymptome kam es im Laufe der Zeit bei 2 Patienten zum Ausbruch einer Psychose. Dies bedeutet, dass ca. 22% aller Vorhersagen falsch waren (35/160).

In einer anderen Untersuchung wurde nicht nur die Vorhersagekraft eines Messinstruments zur Erfassung prodromaler Symptome geprüft (Structured Interview for Prodromal Syndromes), sondern auch die Übereinstimmung zwischen Urteilern, allerdings an einer kleinen Stichprobe von Personen (Miller, McGlashan et al. 2002). Die Übereinstimmung zwischen zwei Urteilern über das Vorhandensein oder Fehlen prodromaler Symptome bei 18 Personen betrug 93%. Die Vorhersagekraft des Messinstrumentes wurde bei 29 Personen (13 mit prodromalen Symptomen, 16 ohne prodromale Symptome) nach 6 Monaten und nach 12 Monaten geprüft. Bei den 16 Personen ohne prodromale Symptome kam es bei keiner Person zu einer Psychose. Bei der anderen Gruppe gab es nach 6 Monaten 6 Fälle von Psychose. Nach 12 Monaten gab es einen weiteren Fall. Bei 6 Personen kam es somit entgegen den Erwartungen nicht zum Ausbruch einer Psychose (46%).

Ein drittes Beispiel ist eine Untersuchung von Woods, Addington et al. (2009). In dieser Studie wurde eine Gruppe von 377 Patienten mit prodromalen Symptomen (Structured Interview for Prodromal Syndromes) mit vier Personengruppen in Bezug auf verschiedene Variablen verglichen, darunter Symptome, Komorbidität und Familiengeschichte. Die vier Vergleichsgruppen waren Gesunde (NC, n = 196), Personen ohne prodromale Symptome aber mit subjektiven psychischen Störungen (HSC, n = 198), Personen mit hohem familiären Psychoserisiko (FHR, n = 40) und Personen mit schizotyper Persönlichkeitsstörung (SPD, n = 49). Die Ergebnisse zeigten, dass die Prodromal-Gruppe bei allen Variablen signifikant schlechtere Mittelwerte gegenüber der Gruppe der Gesunden hatte. Auch gegenüber den drei anderen Vergleichsgruppen gab es zahlreiche statistisch signifikante Unterschiede. Doch ist die Interpretation schwierig, weil es sich um post-hoc-Vergleiche handelt. Außerdem gab es zwischen bestimmten Gruppen diagnostische Überlappungen. So hatten insgesamt 147 Patienten eine schizotype Persönlichkeitsstörung. Darunter waren 98 Patienten mit prodromalen Symptomen und 49 Patienten ohne prodromale Symptome. Gerade der Vergleich zwischen den 377 Patienten mit prodromalen Symptomen und den 49 Patienten mit schizotyper Persönlichkeitsstörung (ohne prodromale Symptome) ergab die wenigsten Unterschiede. Bei fünf Variablen gab es keine signifikanten Unterschiede, bei drei Variablen mit signifikanten Unterschieden waren die Werte bei den Schizotypen schlechter und nur bei einer Variable hatten die Patienten mit prodromalen Symptomen einen signifikant schlechteren Wert. Dies waren Mittelwerte der Anteile an Verwandten mit Psychose. Wesentlich ist aber die geringe Vorhersagekraft des Messinstruments. Denn Woods et al. (2009) haben berechnet, dass bei 40% der Patienten mit prodromalen Symptomen innerhalb von 2.5 Jahren eine Psychose aufgetreten ist. Bei den Patienten mit schizotyper Persönlichkeitsstörung (ohne prodromale Symptome) waren es 36%. Bei den drei anderen Gruppen gab es keine (NC, FHR) oder nur wenige Fälle von Psychose (4% bei HSC).

Auch in anderen Untersuchungen kommt es bei einem beträchtlichen Anteil von Personen mit prodromalen Symptomen nicht zum Ausbruch einer Psychose. So nennen Corcoran, Malaspina & Hercher (2005) einen Wert von 40% – 50% von Personen mit prodromalen Symptomen, bei denen innerhalb von 1 – 2 Jahren eine Psychose ausbricht. Daher weisen sie darauf, dass eine systematische Behandlung von Personen mit prodromalen Symptomen problematisch ist. Zwar wird dadurch bei etwa der Hälfte der Personen der Ausbruch einer Psychose verhindert (bei Anwendung von Psychopharmaka kann dies mit unerwünschten Wirkungen verbunden sein, und es kann Stigmatisierung auftreten). Doch bei den übrigen Personen ist eine Behandlung überflüssig. Auf ähnliche Probleme weist auch Carpenter (2009).

In der Praxis ist nach Feststellung des Risikos für psychotische Störungen durch Fragebögen, mit denen prodromale Symptome erfasst werden, eine bedarfsorientierte Vorgangsweise möglich. Ist das Risiko hoch, wird eine Beratung für Betroffene (und deren Angehörige) sowie Therapie angeboten, darunter die kognitive Verhaltenstherapie. Ein Beispiel ist die

Verwendung eines Informationsblattes (fez_preventinfoblatt2009) durch das Früherkennungszentrum Düsseldorf. Ein anderes Beispiel ist das fortlaufende (wöchentliche) Tele-Monitoring in Bezug auf Rückfallgefahr bei entlassenen Patienten. Diese Art der Kommunikation zwischen Patienten und Ärzten ermöglicht rasches Intervenieren und kann die Hospitalisierung verhindern (Španiel, Vohlídka et al. 2008).

### 4.7.3.6.2.4.2 Psychoserisiko: Prävention durch kognitive Verhaltenstherapie

Die Probleme, die mit der systematischen Behandlung von Personen mit prodromalen Symptomen verbunden sind, werden dadurch verringert, dass nicht Psychopharmaka verwendet werden (die zumeist auch unerwünschte Wirkungen haben), sondern dass Psychotherapie angewendet wird. Besonders über Erfolge der kognitiven Verhaltenstherapie bei der Behandlung von Psychosen gibt es verschiedene Nachweise. Darüber berichten beispielsweise Zimmermann, Favrod et al. (2005).

Wird die kognitive Verhaltenstherapie bei Personen mit prodromalen Symptomen angewendet, so zielt sie auf die Veränderung von Erlebnis- und Verhaltensweisen, durch deren Vorhandensein das Risiko einer Psychose (extreme kortikale und affektive Aktivierung) ansteigt. Über derartige prodromale Symptome gibt es umfangreiches Wissen nach Befragungen von Patienten, bei denen eine Psychose diagnostiziert worden war. So haben Häfner et al. (2005) die zehn häufigsten prodromalen Symptome von 130 Schizophrenen und 130 Depressiven verglichen und hohe Übereinstimmung festgestellt. Aus dem Vergleich resultierten 13 Symptome. Acht dieser Symptome waren gemeinsam, weil es keine signifikanten Häufigkeitsunterschiede gab (worrying; headaches, other aches and pains; difficulties of thinking, concentration; loss of self-confidence; social withdrawal, suspiciousness; disturbed appetite, sleep; loss of energy/slowness; loss of libido). Bei den drei häufigsten Symptomen der Schizophrenen bestanden zu den Häufigkeiten bei den Depressiven signifikante Unterschiede, d.h. nervousness, restlessness (21.9% vs. 6.2%); anxiety (23.2% vs. 15.4%) und depressed mood (20.6% vs. 34.9%). Depressive Stimmung ist das häufigste prodromale Symptom der Depressiven. Doch ist es auch bei den Schizophrenen häufig (Rang 3). Der Unterschied in Bezug auf Angst (Rang 1 bei den Schizophrenen, Rang 4 bei den Depressiven) ist nur mit 90% Sicherheit signifikant.

Die Ergebnisse der Studie von Häfner et al. (2005) weisen auf die Existenz von belastenden Erlebnis- und Verhaltensweisen, deren Häufung, Beständigkeit und Intensität die Wahrscheinlichkeit extremer kortikaler und affektiver Aktivierung erhöht.

Nach Anwenden von kognitiver Verhaltenstherapie nimmt die Wahrscheinlichkeit von Psychosen signifikant ab (z.B. Bechdolf, Wagner et al. 2012; Morrison, French et al. 2004; Morrison, French et al. 2007).

Das Wissen über die neuronalen und geistig-neuronalen Mechanismen der Selbststeuerung bzw. Selbstkontrolle ermöglicht eine noch differenziertere Vorgangsweise und ein besseres Verständnis der Ursache-Wirkungs-Zusammenhänge, an denen insbesondere die Reizverhältnisse sowie die Prozesse der Innenwelt beteiligt sind.

### 4.7.3.6.2.4.3 *Entlastende Prozesse der Innenwelt*

Wird keine Grundlagenforschung durchgeführt, so kann in der psychiatrisch-psychologischen Praxis auf Messinstrumente verzichtet werden, mit denen das Psychoserisiko erfasst wird. Wesentlich ist, dass die hilfesuchende Person ihre Probleme berichtet, und dass die Entscheidung darüber, ob eine Behandlung und welche Behandlung durchgeführt wird, im Einvernehmen mit der hilfesuchenden Person erfolgt (Abschnitt 2.3.1).

Ein besonderes Problem ist fehlendes Wissen und Können, um gegen den persönlich und sozial unerwünschten Verlust der Selbststeuerung bzw. Selbstkontrolle anzukämpfen. Extreme kortikale und affektive Aktivierung, die dem Verlust der Selbststeuerung bzw. Selbstkontrolle vorangeht, entsteht vor allem durch akut oder chronisch belastende Reize der materiellen, organischen oder sozialen Außenwelt und/oder belastende Prozesse der Innenwelt (Urteilen, Denken). Den Zuständen extremer kortikaler und affektiver Aktivierung liegen gesetzmäßige Prozesse im Gehirn zugrunde, an denen vor allem bestimmte Subsysteme des PFC beteiligt sind (Abschnitt 4.7.3.4).

Signalisiert das mediale Monitoring-System mehrdeutige Reize der Außenwelt, also die Notwendigkeit einer visuellen Reizanalyse, so werden der laterale PFC und die Neuronensysteme für visuelle Suche aktiviert, insbesondere das Aufmerksamkeits-System, zu dem der im oberen

posterioren Parietallappen gelegene Sulcus intraparietalis und das fronta-
le Augenfeld gehören (z.b. Ganis, Schendan & Kosslyn 2007; Heekeren,
Marrett & Ungerleider 2008). Als frontales Augenfeld gilt BA 8. Nach neueren Untersuchungen liegt das Zentrum für gelernte Augenbewegungen
jedoch im Sulcus praecentralis, einem Bereich von BA 6 (z.b. Rosano,
Krisky et al. 2002). Ein solches Monitoring-System muss auch für andere
Formen von mehrdeutigen Reizen existieren, um die Notwendigkeit einer
Reizanalyse zu signalisieren. Doch ist darüber nicht Sicheres bekannt.
Eine zusammenhängende Analyse des Aufmerksamkeits-Systems, bei
dem drei Netzwerke (alerting, orienting, and executive attention) unterschieden werden, erfolgt bei Posner & Rothbart (2007).

Zu den Suchprozessen kann auch die Verbesserung der Reiz- bzw.
Wahrnehmungsbedingungen gehören (Annäherung an die Reizquelle,
Einschalten von Licht), um den mehrdeutigen Reiz zu identifizieren. Im
sozialen Bereich kann Nachfragen erfolgreich sein. Ist der eindeutige
Reiz negativ, beispielsweise eine schwere Beleidigung oder ein schwerer
materieller, organischer oder sozialer Verlust, dann droht extreme kortikale und affektive Aktivierung und der Verlust der Selbststeuerung bzw.
Selbstkontrolle. Dies ist auch dann möglich, wenn die Reizanalyse zu
einer falschen Hypothese über den mehrdeutigen Reiz geführt hat, wenn
also falscher Alarm erfolgt ist oder ein wichtiges Signal übersehen wurde
und daraus schwerwiegende negative (belastende) Folgen resultieren.
Doch auch unabhängig davon können Verhaltensweisen bei der Interaktion mit Objekten, Maschinen, Tieren oder Menschen sehr negative (belastende) Folgen haben.

Sind die materiellen, organischen und sozialen Reize der Außenwelt
nicht belastend und können hirnorganische Störungen sowie der Einfluss
psychotroper Substanzen ausgeschlossen werden, so resultiert extreme
kortikale und affektive Aktivierung, die persönlich und sozial unerwünscht
ist, aus Prozessen der Innenwelt (Urteilen, Denken).

Ist das Ankämpfen gegen extreme kortikale und affektive Aktivierung
nicht automatisiert gelernt, so können Prozesse der Innenwelt dazu beitragen, insbesondere Appelle an sich selbst. Bei erhöhter kortikaler und
affektiver Aktivierung sind Appelle passend, die zu Vorsicht, Ruhe und
Beruhigung sowie Konzentration mahnen. Solche Appelle können mit
Fragen an sich selbst sowie mit passenden Urteils- und Denkprozessen

verbunden sein. Ein Beispiel ist das gefühlshemmende Bedenken poten-
tieller oder sicherer Folgen (z.b. wenn ich schimpfe und schreie, dann
werde ich entlassen). Bei niedriger kortikaler und affektiver Aktivierung
sind vor allem das laute, leise oder für andere Personen unhörbare Auf-
muntern, das Hemmen von niederdrückenden bzw. entmutigenden Gedanken sowie das Umschalten auf aktivierende Tätigkeiten angebracht,
vor allem einfache Beschäftigungen, die sicher erfolgreich sind. Wesentlich kann auch das Erinnern an negative Folgen von extremen Gefühlen
sein (z.b. materielle Verluste, schlechtes Gewissen) sowie Urteilsprozes-
se, die helfen, unvermeidbare schwere Verluste zu verkraften. Eine wesentliche Strategie ist auch das neutrale (nicht-schädigende) Ableiten von
Spannungen.

Das Ankämpfen gegen den persönlich und sozial unerwünschten
Verlust der Selbststeuerung bzw. Selbstkontrolle kann somit sehr verschiedene Reizverhältnisse und Prozesse der Innenwelt betreffen. Dennoch sind grundlegende Gesetzmäßigkeiten über das Zusammenwirken
wesentlich beteiligter Neuronensysteme bekannt. Voraussetzung ist nach
Bechara (2005) die Hemmung des „impulsiven" Systems und die Aktivierung des „reflektierenden" Systems. Letzteres ist der ventromediale PFC
(VMPFC), bei dem zwei Teilsysteme unterschieden werden. Der eher
anterior gelegene Bereich des VMPFC, der eng mit dem lateralen PFC
verbunden ist, wird aktiviert, während der posterior gelegene Bereich
(darunter der subgenuale ACC), der emotionale Verhaltensweisen bewirkt, gehemmt wird. Doch auch beim anterioren Bereich gibt es zwei
Subsysteme (Schmitz & Johnson 2006, 2007). Das dorsale Subsystem
das vor allem mit dem dorsolateralen PFC, dem Hippocampus und dem
medialen parietalen Kortex verbunden ist, wird aktiviert. Das ventrale
Subsystem, das vor allem mit Neuronensystemen verbunden ist, die
emotionale Funktionen haben, wird gehemmt (Abschnitt 4.7.3.4).

Es ist auch bekannt, welche Neuronensysteme neben dem PFC bei
autobiographischen Erinnerungen, Introspektionen (Urteilen über die Innenwelt) sowie Gedanken über die eigene Zukunft ebenfalls besonders
aktiviert sind. Dazu gehören vor allem: der temporo-parietale Grenzbereich (temporo-parietal junction, TPJ), in dem BA 22, 39 und 40 aneinandergrenzen, der mediale parietale Kortex (Praecuneus, posteriorer Gyrus
cinguli, Regio retrosplenialis) sowie der mediale Temporallappen (medial

temporal lobe), zu dem das Hippocampus-System und die Amygdala gehören (z.B. Spreng, Mar & Kim 2009). Der temporo-parietale Grenzbereich ist ein intermodales Assoziationsfeld, das visuelle, auditive, taktile,
kinästhetische und vestibuläre Impulse sowie Impulse aus dem limbi-
schen System erhält und mit dem präfrontalen Kortex reziprok verbunden
ist. Dieses Assoziationsfeld hat noch weitere Funktionen, darunter Aufmerksamkeit und Selbstwahrnehmung (Decety & Lamm 2007). Der Praecuneus (BA 7 und ein Teil vom unteren BA 31), ist vor allem für visuelle
Vorstellungen wesentlich, doch hat auch er weitere Funktionen (z.b. Cavanna & Trimble 2006). Der posteriore Gyrus cinguli und die Regio retrosplenialis (Abbildung 11) sowie das Hippocampus-System, das vor allem
aus Hippocampus sowie Regio entorhinalis (BA 28, 35, 36) besteht, sind
an Gedächtnisprozessen beteiligt (z.b. Cabeza & St Jacques 2007). Die
Beteiligung der Amygdala an Gedächtnisfunktionen wurde bereits aus-
führlich dargestellt (Abschnitte 4.6, 4.7.2).

### 4.7.3.6.3  Impulskontrolle: beteiligte Neuronensysteme

Signalisiert das mediale Monitoring-System eine Diskrepanz zwischen
Ist- und Soll-Zustand, also ein mehr oder weniger verletztes Motiv, so
steigt die kortikale und affektive Aktivierung. Dominiert das Neuronensystem, das von Bechara (2005) „impulsive system" genannt wird, so gibt es
keine Impulskontrolle. Es resultieren also emotionale Verhaltensweisen.
Geschieht dies bei Kindern in sozial unpassender Weise, dann ist die
Erweiterung der angeborenen zur gelernten affektiven Aktivierung man-
gelhaft, d.h. es fehlt entsprechendes Regellernen mit Hilfe von Bezugspersonen oder derartiges Regellernen ist nicht möglich. Dies bedeutet,
dass lernbedingte Fehlentwicklungen der Impulskontrolle grundsätzlich
rückgängig gemacht werden können, sofern die Lernfähigkeit und Lernbereitschaft der betroffenen Personen hinreichend ist.

Hat das Lernen sozialer Regeln zu Wissen, Können und Wollen (darunter Gebote und Pflichten) in Bezug auf Impulskontrolle geführt, dann
ist automatisiert gelernte Hemmung sozial unpassender impulsiver Verhaltensweisen möglich. Impulskontrolle kann aber auch durch einen Ur-
teils- und Denkprozess rechtfertigt werden. Dies bedeutet, dass die eher
anterior gelegenen Bereiche des VMPFC aktiviert werden (darunter die

mediale BA 10). Danach kann die Aktivierung des lateralen PFC folgen, vor allem dann, wenn Sachprobleme bestehen.

Impulskontrolle betrifft vor allem das unmittelbare Hemmen sozial störender emotionaler Verhaltensweisen (Sagen, Tun). Die Impulskontrolle kann aber auch in die Innenwelt einer Person gerichtet sein und betrifft das persönlich und (allenfalls auch sozial) passende Hemmen oder Enthemmen von Vorstellungen und Gedanken. Ein Beispiel ist das Hemmen von Vorstellungen rechtswidriger sexueller Kontakte (z.B. Vergewaltigung, Pädophilie), weil derartige Vorstellungen und Gedanken das Bedürfnis nach entsprechenden Verhaltensweisen erhöhen können. Zur Impulskontrolle können aber auch Gedanken und Vorstellungen gehören, um schwerwiegende negative Folgen bewusst zu machen, die entsprechende Delikte haben, insbesondere Gefängnis, Ächtung und schlechtes Gewissen.

In Experimenten mit Neuroimaging werden Prozesse der Impulskontrolle und damit verbundene Aktivierungen von Neuronensystemen untersucht. Allerdings können nur sehr einfache Formen der Impulskontrolle untersucht werden, zumeist ohne direkten Bezug zu Emotionen. Eine Gruppe von Arbeiten zeigt das Zusammenwirken von Neuronensystemen, wenn Impulse zu Verhaltensweisen auftreten, die einem Plan bzw. einer Instruktion widersprechen und daher unterdrückt werden sollen. Entsprechende Experimente verwenden häufig den Stroop-Test. Dabei muss die Druckfarbe von Worten genannt werden, die Farben bezeichnen. Dies ist bei hinreichender Erfahrung einfach, wenn Druckfarbe und Bezeichnung übereinstimmen, erfordert aber hohe Aufmerksamkeit bzw. Konzentration, wenn Bezeichnung und Druckfarbe verschieden sind, wenn also beispielsweise das Wort „Rot" nicht in *roter*, sondern in *blauer* Farbe gedruckt ist. Denn unter diesen Umständen besteht ein starker Impuls zur falschen Reaktion „Rot". Ein Beispiel ist die Arbeit von MacDonald, Cohen et al. (2000). In der Konfliktphase zeigte das Neuroimaging eine hohe Aktivität eines Bereiches des ACC, der Teil des medialen Monitoring-Systems ist. Beim Nennen der Druckfarbe von Worten, bei denen Bezeichnung und Druckfarbe verschieden waren, war der dorsolaterale PFC besonders aktiv.

Auch in anderen Untersuchungen zur Impulskontrolle im Sachbereich wird der Einfluss des dorsolateralen PFC nachgewiesen. Dies zeigt eine Übersichtsarbeit von Botvinick, Cohen & Carter (2004). Aron, Robbins & Poldrack (2004) weisen anhand verschiedener Beweise auf eine besondere Hemmungsfunktion des rechten ventrolateralen PFC.

Es gibt somit Beweise dafür, dass verschiedene Teilsysteme des PFC am spezifisch menschlichen Zusammenspiel zwischen Gefühl und Verstand beteiligt sind, insbesondere dadurch, dass dem Verlust der Selbststeuerung bzw. Selbstkontrolle entgegengewirkt wird. Zwar dürfte der Schwerpunktbereich der Aktivität des PFC von der Form und Stärke der beteiligten Motive abhängig sein, beispielsweise Wut wegen eines Rechenfehlers oder wegen einer Beleidigung vs. höheres Motiv (fehlerlose Arbeit oder Vermeiden eines Streits). Doch besteht kein Zweifel daran, dass diese Regelungen auf dem Zusammenwirken zwischen einem Bereich des medialen PFC (wahrscheinlich das dorsale Subsystem) und dem lateralen PFC beruhen. Wahrscheinlich ist auch die laterale Area 10 an diesen Prozessen beteiligt. Dafür spricht auch, dass BA 10 beim Menschen besonders stark entwickelt ist und doppelt so groß ist wie bei den größten Affen (Semendeferi, Armstrong et al. 2001). Von grundlegender Bedeutung sind allerdings die motivationalen Funktionen, die dem vorderen Gyrus cinguli (ACC) und dem spezifischen Thalamuskern (ein Teil des Nucleus mediodorsalis) zukommen (Abschnitt 4.7.3.2).

# 5 Das Lernen von Selbstkontrolle

In der ersten Lebensphase ist nur die angeborene affektive Aktivierung wirksam (Abschnitt 4.4). Der Übergang von der angeborenen zur gelernten affektiven Aktivierung und ihrer Regelung besteht in der Entwicklung der Selbststeuerung bzw. Selbstkontrolle. Dies beruht vor allem auf Einflüssen von Bezugspersonen, zuerst nur in der Familie, dann auch in anderen sozialen Systemen (Kindergarten, Schule, Lehre, Freundeskreis usw.). Das Wissen und Können in Bezug auf das Ankämpfen gegen extreme kortikale und affektive Aktivierung, die persönlich und sozial unerwünscht ist, resultiert vor allem aus Erfahrungen mit Bezugspersonen, darunter Imitation sowie Regellernen. Selbstkontrolle (Gefühlskontrolle, Impulskontrolle) erfordert hinreichend starke Motive. Dies sind vor allem Gebote und Pflichten, die mit Wissen darüber verbunden sind, dass der Verlust der Selbststeuerung bzw. Selbstkontrolle bei der Interaktion mit Objekten, Maschinen, Tieren oder Menschen sicher oder sehr wahrscheinlich mit negativen Folgen verbunden ist, insbesondere Lebensgefahr und soziale Konflikte.

Das Lernen von Selbstkontrolle ist ein besonders wichtiger Teilbereich des Lernens von Regeln. Die Regeln (wenn-dann-Beziehungen) sind deskriptiv (wenn, dann ist sicher oder wahrscheinlich) oder normativ (wenn, dann soll). Das Lernen von normativen Regeln ist bei Kindern mit Belastungen verbunden, weil Bedürfnissen nicht nachgegeben wird, vor allem um lebensgefährdende Verhaltensweisen zu verhindern, aber auch um sozial unerwünschte Verhaltensweisen zu unterbinden. Daher ist es nötig, dass die Bezugspersonen dazu beitragen, dass die Belastungen nicht zu groß werden. Eine wesentliche Begleiterscheinung des Regellernens und Anwendens von Regeln kann Rücksicht und Toleranz sein.

Die sehr positiven Funktionen der gelernten Selbstkontrolle können dadurch verringert oder aufgehoben werden, dass die Selbstkontrolle mit schwerwiegenden Belastungen verbunden ist, beispielsweise Unterdrücken von Gefühlen oder Angst vor Kontrollverlust. Daher kann es notwendig sein, dass auch solchen Belastungen (Störungen in der Innenwelt) entgegengewirkt wird.

Wenn das Lernen von Selbstkontrolle (Gefühlskontrolle, Impulskontrolle) im Rahmen der Erziehung unzureichend ist und betroffene Personen das Bedürfnis haben, ihre Selbstkontrolle zu verbessern, so ist gezieltes Lernen möglich (z.B. Denson, Capper et al. 2011).

## 5.1 Regellernen

Das Regellernen ist eine besondere Form des Wahrnehmungslernens (Abschnitte 4.4, 4.6). Das Wahrnehmungslernen, darunter das Lernen am Modell (Imitation), wird zum Feedback-Lernen, wenn das eigene Verhalten wahrnehmbare Folgen hat. Werden auf diese Weise wenn-dann-Beziehungen verfügbar, so wird das Wahrnehmungslernen zum Regellernen. Wahrnehmungslernen ist in der ersten Lebensphase nur passiv und erfolgt in Bezug auf aufmerksamkeitserregende Reize. Wahrnehmungslernen der ersten Lebensphase wird vor allem durch die sprachlichen und nicht-sprachlichen Reize beeinflusst, die von der Bezugsperson ausgehen, wenn sie sich dem Kind (emotional) zuwendet, also bei der Ernährung und Pflege sowie durch andere (liebevolle) Kontakte. Empirische und experimentelle Daten belegen die positiven Wirkungen derartiger Interaktionen (z.B. Bandura, Caprara et al. 2003; Grusec 2011; Sandler, Schoenfelder et al. 2011). Andere Untersuchungen belegen die negativen Folgen, die vor allem durch Misshandlung oder Mangel an Zuwendung bedingt sind (z.B. De Bellis 2005; Rebellon, Straus & Medeiros 2008; Watts-English et al. 2006). Aktives Wahrnehmungslernen ist zunehmend selbstgesteuert und erfordert aktive Aufmerksamkeit bzw. Konzentration.

### 5.1.1 Deskriptive und normative Regeln

Die spezifisch menschliche Selbststeuerung bzw. Selbstkontrolle ist die Koordination von Ist-Zuständen und Soll-Zuständen der Außen- und Innenwelt, um Störungen, d.h. nicht tolerierbare Diskrepanzen zwischen Ist- und Soll-Zuständen, zu vermeiden, zu beheben oder zu verkraften. Hinreichend differenzierte Koordination erfordert Wissen und Können, um Störungen in der materiellen, organischen oder sozialen Außenwelt und/oder in der Innenwelt zu erkennen und passende Regeln (wenn-dann-Beziehungen) anzuwenden. Die Regeln sind deskriptiv (wenn, dann ist sicher oder wahrscheinlich) oder normativ (wenn, dann soll).

Eine deskriptive Regel kann in Verbindung mit einem besonderen Satz (über einen Zustand der Außen- oder Innenwelt) zu einem Satzsystem über eine Sequenz (Einheit) der menschlichen Informationsverarbeitung werden. Eine solche Sequenz besteht stets aus dem Wissen über eine deskriptive Regel (Gesetz), das auf eine Wahrnehmung (Ist-Zustand) bezogen werden kann. Daraus resultiert eine logisch richtige Schlussfolgerung (Deduktion). Die Deduktion ist auch empirisch richtig, wenn die Wahrnehmung und die deskriptive Regel (Gesetz) korrekt ist, beispielsweise:

DeskriptivesGesetz:     Wenn man Blei auf 327 °C erhitzt, dann
                        schmilzt es.
Wahrnehmung:            Blei ist geschmolzen.
                        Also wurde es auf 327 °C erhitzt.

Das obige Satzsystem ist ein konditionaler Syllogismus mit einer logisch richtigen Schlussfolgerung (s.a. Abschnitt 4.3.3). Der deskriptive Konditionalsatz ist eine gegenseitige Implikation von Ursache und Wirkung. Bei Implikationen sind dagegen zwei oder mehr Ursachen möglich (Polykausalität). Dadurch wird die Zahl der logisch richtigen Schlussfolgerungen (Erklärungen, Vorhersagen) eingeschränkt. Dies gilt noch mehr für monokausale oder polykausale Wahrscheinlichkeitsaussagen. Bei der polykausalen Wahrscheinlichkeitsaussage ist keine sichere Schlussfolgerung möglich. Bei der monokausalen Wahrscheinlichkeitsaussage ist nur eine Vorhersage unsicher. Tritt die Ursache auf, so ist die Wirkung unsicher. Zwei Beispiele (Implikation, polykausale Wahrscheinlichkeitsaussage) sind:

Implikation: Wenn man Gartenblumen gießt, dann sind sie nass.
Wahrscheinlichkeitsaussage: Wenn man Roulette spielt, dann gewinnt man.

Die Implikation wird leicht mit der gegenseitigen Implikation verwechselt. Dies ist experimentell schon seit langer Zeit erwiesen (z.B. Johnson-Laird & Wason 1977). Im Alltag können Fehlschlüsse resultieren, die schwerwiegende Störungen verursachen. Beispielsweise kann eine Weinflasche Wein enthalten oder (ausnahmsweise) eine ätzende Flüssigkeit. Im sozialen Bereich kann man beispielsweise das Lachen einiger Personen auf sich beziehen und schimpfen, obwohl sie in Wirklichkeit über einen Witz lachen. Bei Wahrscheinlichkeitsaussagen kann auch wesentlich sein, ob die Wahrscheinlichkeiten nur subjektiv oder auch objektiv richtig sind. Beispielsweise erkennt eine Person nicht, dass sie an einem Würfelspiel teilnimmt, dessen Würfel manipuliert wurde, während sie bei einer anderen sozialen Interaktion grundlos misstrauisch ist.

Sichere deskriptive Regeln (Gesetze) gibt es vor allem im materiellen Bereich, teils auch im organischen Bereich, beispielsweise physikalische und anatomische Gesetze, die für das Verhalten wesentlich sind. Auch im sozialen Bereich kann es Sicherheit geben, wenn auch nur bedingt. Dazu gehört vor allem das Wissen, dass man sich auf eine Person verlassen kann, insbesondere auf eine nahestehende Bezugsperson. Die Sicherheit ist vor allem für Entscheidungsprozesse wesentlich (Abschnitt 4.3.4). Denn Entscheidungsprozesse beruhen auf zwei ineinandergreifenden Gesetzmäßigkeiten. Dies sind die wenn-dann-Beziehungen zwischen dem wahrgenommenen Reiz und dem Verhalten sowie zwischen dem Verhalten und seinen wahrnehmbaren Folgen. Ist Wissen darüber verfügbar, dass eine bestimmte Verhaltensweise sicher positive Folgen hat, dann ist ein entsprechendes Motiv aktiviert, das diese Verhaltensweise auslöst, sofern nicht ein anderes Motiv stärker ist. Ein einfaches Beispiel ist das Anhalten bei Rotlicht, um einen Unfall zu vermeiden. In Ausnahmefällen, beispielsweise Zeitnot und übersichtliche Verkehrsverhältnisse, kann aber das Motiv stärker sein, das dazu führt, dass nicht angehalten wird.

Die normativen Regeln sind angeborene oder gelernte Bedürfnisse sowie andere gelernte Motive (Grundwerte, Gebote, Pflichten, Interessen). Das Anwenden einer normativen Regel besteht darin, dass ein besonderer Satz (über einen Zustand der Außen- oder Innenwelt) auf einen passenden allgemeinen Satz (normative Regel) bezogen wird. Die Funktion der Regel wird vor allem dann deutlich, wenn man eine Sequenz (Einheit) der menschlichen Informationsverarbeitung betrachtet, und sie durch entsprechende Sätze darstellt. Eine solche Sequenz besteht stets aus einer Wahrnehmung, einer normativen Regel (Verbindung zwischen Wahrnehmung und der passenden Verhaltensweise) sowie dem Verhalten, beispielsweise:

| | |
|---|---|
| Regel: | Wenn eine Verkehrsampel Rotlicht zeigt, dann sollst Du anhalten. |
| Wahrnehmung: | Die Verkehrsampel zeigt Rotlicht. |
| Verhalten: | Also halte ich an. |

Wenn die Sequenz oder eine Reihe von Sequenzen automatisiert gelernt ist, dann hat der präfrontale Kortex nur Kontrollfunktionen. So kann eine geübte Person Autofahren und dabei mit einer anderen Person sprechen. Ändern sich die Reizverhältnisse plötzlich und überraschend, so wird der präfrontale Kortex aktiviert. Die Reizanalyse kann mit Denken verbunden sein und/oder es kann notwendig sein, nach einer passenden Regel zu suchen.

Die wenn-Komponente des allgemeinen Satzes gilt für alle Mitglieder der Kategorie (z.B. Verkehrsampeln) oder nur für bestimmte Subkategorien. So gibt es vor allem im sozialen Bereich Regeln, die nur für bestimmte Personen oder Zeitpunkte gelten. Den höchsten Grad an Verallgemeinerung besitzt eine Regel, wenn sie unter allen Bedingungen gilt, beispielsweise „Du sollst nicht stehlen". Es ist möglich, dass ein Motiv unter allen Umständen dominiert. So ist es möglich, dass eine Person nie stiehlt oder immer bei Rotlicht anhält. In Bezug auf deskriptive Gesetze bedeutet dies einen bedingten Determinismus, d.h. die Menschen können sich fest aufeinander verlassen. Dazu kann auch gehören, dass bei Bedarf ein Motiv verletzt wird, weil ein höheres Motiv dominiert. So ist es möglich, dass bei einem dringenden Krankentransport der Fahrer erkennt, dass keine Unfallgefahr besteht und er deshalb trotz Rotlicht weiterfährt.

Wenn Menschen unter identischen Reizverhältnissen unterschiedliche Verhaltensweisen zeigen, dann kann dies daran liegen, dass unterschiedliche Motive dominieren. Denn das gelernte Verhalten hängt stets vom dominanten Motiv ab. Es ist aber auch möglich, dass unterschiedliches Wissen und Können in Bezug auf das Wahrnehmen der Reizverhältnisse, die Verfügbarkeit über eine passende deskriptive und/oder normative Regel sowie das passende Verhalten vorliegt.

Sind deskriptive und normative Regeln ohne Nachdenken verfügbar, so folgen unmittelbar auf korrekte Wahrnehmungen empirisch richtige Schlussfolgerungen und passende Verhaltensweisen. Dass Sequenzen der Informationsverarbeitung durch Satzsysteme darstellbar sind, zeigt gleichzeitig, dass das logische Denken eine Weiterentwicklung von gelernten Reiz-Reaktionsverbindungen (wenn-dann-Beziehungen) ist.

Zu einer differenzierten Koordination der Ist- und Soll-Zustände gehört auch das Wissen, dass zwischen verschiedenen Störungen enge positive oder negative Zusammenhänge bestehen können, insbesondere psychosoziale und psychosomatische Zusammenhänge.

Bei einem positiven Zusammenhang erfolgt die Veränderung in gleicher Richtung. Beispielsweise kann die Erhöhung der Wahrscheinlichkeit einer sozialen Störung (z.b. Streit) auch zu einer Erhöhung der Wahrscheinlichkeit einer Störung in der Innenwelt führen (z.b. Ärger über eine Beleidigung und/oder Angst vor der Zukunft). Ein negativer Zusammenhang zwischen zwei Störungen bedeutet dagegen, dass die abnehmende Wahrscheinlichkeit einer Störung mit zunehmender Wahrscheinlichkeit einer anderen Störung verbunden ist. Beispielsweise führt die Bevorzugung eines Geschäftspartners dazu, dass dessen Unzufriedenheit abnimmt, während die Unzufriedenheit eines anderen Geschäftspartners zunimmt. Ein negativer psychosomatischer Zusammenhang besteht beispielsweise darin, dass das Abnehmen sozialer Angst mit dem Zunehmen sozialer Kontakte verbunden ist, und dass deshalb die Wahrscheinlichkeit bestimmter organischer Störungen zunimmt (z.B. Infektionskrankheiten).

### 5.1.2 Bedürfnisse vs. Gebote

Das Lernen von normativen Regeln ist in den ersten Lebensphasen besonders schwierig (auf die Wichtigkeit und die Probleme dieser Lernprozesse hat zuerst S. Freud hingewiesen). Denn das Kind wird zunächst nur durch angeborene und gelernte Bedürfnisse geleitet, wobei Störungen bei der Befriedigung von Bedürfnissen in der Regel durch die Bezugsperson rasch beseitigt werden. Daher werden die (impliziten und expliziten) Erwartungen des Kindes mehr oder weniger enttäuscht, wenn es seine Bedürfnisse nicht sofort oder nicht mehr befriedigen darf. Dies gilt zunächst vor allem für das Bedürfnis nach unkontrollierter Entleerung,

Aufnahme von Nahrung sowie Bewegung (Spieltätigkeit), beispielsweise das sozial störende Einbeziehen von Wertgegenständen und gefährlichen Objekten in das Rollen- und Konstruktionsspiel. Daher versuchen Kinder oft die resultierenden Unlustgefühle durch Weinen, Schreien und Zerstören von Gegenständen, durch körperliche Gewalt sowie durch gewaltsames Durchsetzen von Bedürfnissen zu bewältigen. Dem wird durch das Verhalten der Bezugsperson gemäß ihrem Wissen, Können und Wollen (darunter die Gebote und Pflichten) entgegengewirkt. Ist das Lernen erfolgreich, so hat das Kind hierarchisch höhere Motive (Gebote und Pflichten) und damit verbundenes Wissen und Können gelernt.

Vor allem im Kindergarten und in der Volksschule kann nicht nur der Erwerb von altersspezifischem Wissen und Können gefördert werden. Vielmehr besteht die Möglichkeit und Notwendigkeit, grundlegende Defizite zu kompensieren, die durch unzureichendes soziales Regellernen (deskriptive und normative Regeln) im Elternhaus bedingt sind. Voraussetzung ist Lernfähigkeit und Lernbereitschaft der Kinder, und dass bei den Bezugspersonen die (emotionale) Zuwendung zu den Kindern nicht durch negative Vorurteile gestört wird, auch nicht aufgrund von störenden Verhaltensweisen der Kinder.

Allerdings können Störungen der Aufmerksamkeit bzw. Konzentration, Sprachstörungen (Sprech-, Lese-, Rechtschreib- und/oder Rechenstörungen) sowie Störungen des Sozialverhaltens organisch bedingt sein oder es liegen schwere Formen von Störungen vor, die sozialpädagogische oder psychiatrisch-psychologische Intervention erfordern (Abschnitt 2.3.2.1).

## 5.2 Rücksicht und Toleranz

Eine Begleiterscheinung beim Regellernen ist das Lernen von Rücksicht und Toleranz. Es beruht vor allem auf der Erfahrung, dass viele Verhaltensweisen nicht oder nicht nur an starren Regeln orientiert sind, sondern komplexere Regelungen möglich sind. Unter bestimmten Umständen wird von einer Person Rücksicht und/oder Toleranz erwartet und unter anderen Umständen kann die Person dies auch von einer anderen Person erwarten. Bei Kindern, die noch nicht über komplexe Motivationshierarchien verfügen, erschwert vor allem die Funktionslust bei der sensori-

schen und senso-motorischen Informationsverarbeitung (Neugier, Bewe-
gungslust, Lust an der Produktion aufmerksamkeitserregender Reize)
das Lernen von Rücksicht. Außerdem ist die Wahrscheinlichkeit vor allem
bei Jugendlichen hoch, dass nach der Wahrnehmung von aufmerksam-
keitserregenden (positiven und negativen) Reizen verschiedene gefühlsbetonte Erlebnisse im Verhalten zum Ausdruck kommen. Neben störenden Bewegungen, Lärm und/oder Sprachäußerungen in Form störender
Appelle, Kundgaben (gefühlsbetonte Ausdrücke und Stellungnahmen),
Darstellungen (Ansichten, Meinungen usw.) und Fragen sind aber auch
sozio-kulturelle Störreize häufig, beispielsweise ungewöhnliche Kleidung,
Frisur, Gestaltung von Wohnräumen sowie musikalische Interessen. Ob
derartige Reizverhältnisse (Ist-Zustände) von Bezugspersonen geduldet
werden oder nicht, hängt von ihrer Motivationshierarchie (Grundwerte,
Gebote, Bedürfnisse, Pflichten, Interessen) ab. Denn die Motive (Soll-Zustände der Innenwelt) wirken als Bezugssysteme für das Registrieren
und Beheben von Störungen (Diskrepanzen zwischen Ist- und Soll-Zuständen). Mangelnde Toleranz weist darauf, dass eine Verletzung von
Motiven aufgrund von sozialen Störreizen droht oder bereits eingetreten
ist. Was dies konkret bedeutet, hängt von den sozialen Reizen (Ist-Zustände) sowie von der Form und Stärke der dadurch verletzten Motive
(insbesondere Grundwerte, Gebote und Bedürfnisse) ab. In Bezug auf
derartige Motive können in verschiedenen sozialen Systemen beträchtliche Unterschiede bestehen.

Die mangelnde Toleranz kann gegen eine Person oder eine Personengruppe gerichtet sein. In der Erziehungssituation bedeutet dies, dass
die Bezugsperson passende Verhaltensänderungen als notwendig an-
sieht. Außerhalb der Erziehungssituation geht die mangelnde Toleranz
häufig weiter. Beispielsweise wird eine Person, von der ein bestimmter
sozialer Reiz ausgeht oder ausgegangen ist, in einem Zwei- oder Mehr-
Personen-System nicht (mehr) geduldet. Dies kann sachlich und/oder
durch negative Gefühle begründet sein. Beispielsweise ist eine Person
nicht berechtigt oder ist wegen eines Rechtsbruches oder eines bestimmten sozialen Merkmals nicht erwünscht. Die Intoleranz kann aber auch
gegen eine bestimmte Personengruppe gerichtet werden. Auch dies kann
sachlich und/oder durch negative Gefühle begründet sein. Beispielsweise
werden gewalttätige Demonstranten von der Polizei festgenommen oder

unliebsame Minderheiten unterdrückt. Sachlich nicht gerechtfertigte Intoleranz beruht häufig auf Stereotypen, Klischees und Vorurteilen (Abschnitt 4.3.3).

Das Ausmaß von Rücksicht und Toleranz kann unter Umständen gezielt (systematisch) erhöht werden. Besteht in einem sozialen System (Zwei- oder Mehr-Personen-System) der Wunsch nach einem konfliktfreien Zustand, so ist es notwendig, dass die Rücksicht des Senders auf die Motive des Empfängers und/oder die Toleranz des Empfängers gegenüber den Motiven des Senders hinreichend hoch ist. Der Sender hat demnach die objektive Wahrscheinlichkeit (relative Häufigkeit) von Reizen passend zu reduzieren, die der Empfänger als negativ (unerwünscht, störend) registriert. Der Empfänger hat dagegen die objektive Wahrscheinlichkeit der negativen Interpretation von Reizen passend zu verringern.

Zu derartigen Veränderungen können entsprechende nicht-kontroverse Interaktionen beitragen, allenfalls unter Beisein eines Vermittlers. Die dabei wirkenden ein- oder mehrdeutigen Sprachreize sind Appelle (Bitten, Fordern usw.), Kundgaben (wertende Stellungnahmen und Rückmeldungen, die allenfalls emotional geladen sind, z.B. Ausdruck von Unzufriedenheit), Darstellungen (Beschreibungen, Erklärungen, Vorhersagen) sowie Fragen. Die Funktion solcher Interaktionen kann auch darin bestehen, über solche Motive (Grundwerte, Gebote usw.) zu informieren, die einer Veränderung der Rücksicht und/oder Toleranz entgegenstehen und nach Verständnis dafür zu suchen, dass der Kompromissbereitschaft bestimmte Grenzen gesetzt sind.

In Abhängigkeit der Reizverhältnisse (Ist-Zustände) und der Motivationshierarchie (Soll-Zustände) kann die freiwillige oder erzwungene Rücksicht (beim Senden sozialer Reize) und/oder Toleranz (beim Empfangen sozialer Reize) mit einer mehr oder weniger großen Belastung verbunden sein. Dies bedeutet, dass der konfliktfreie Zustand im sozialen System mit einer mehr oder weniger schweren psychischen Störung (Störung in der Innenwelt) erkauft wird. Das Aufrechterhalten des konfliktfreien Zustandes im sozialen System (Zwei- oder Mehr-Personen-System) kann über den Weg der dadurch bedingten psychischen Störung auch eine organische Störung verursachen (psychosomatische Störung). Diese Problematik kann noch verschärft werden, wenn andere Mitglieder des sozialen Systems nichts zum Aufrechterhalten des konfliktfreien Zustandes beitragen, weil ihre Rücksicht und/oder Toleranz niedrig ist und sie zu Änderungen nicht bereit sind.

## 5.3 Belastungen durch Bezugspersonen

Das Lernen von Regeln wird nach Entwicklung der Selbststeuerung bzw. Selbstkontrolle des Kindes in wesentlicher Weise durch die sozialen Reize beeinflusst, die von Bezugspersonen ausgehen. Dies sind insbesondere Demonstrationen und Anleitungen (Darstellungen: Beschreiben, Erklären, Vorhersagen) sowie Warnungen und Appelle zur Vorsicht, aber auch das Motivieren und Demotivieren in Form von Rückmeldungen (Feedback) durch Lob und Tadel und andere Reaktionen (Sagen, Tun) auf richtige und falsche Verhaltensweisen des Kindes.

Im Idealfall führt das Wahrnehmungslernen unter dem Einfluss der Bezugsperson zu Wissen, Können und Wollen (darunter Gebote und Pflichten) in Bezug auf das passende Anwenden von deskriptiven und normativen Regeln bei der Interaktion mit Objekten, Maschinen, Tieren oder Menschen. Von besonderer Bedeutung ist das Lernen der Selbstkontrolle. Denn bei extremer kortikaler und affektiver Aktivierung ist weder die Reizanalyse noch die Suche nach einer passenden Regel (wenn-dann-Beziehung) möglich.

### 5.3.1 Belastendes Regellernen

Das Lernen deskriptiver und normativer Regeln kann mehr oder weniger belastend sein, vor allem dann, wenn der Befriedigung angeborener oder gelernter Bedürfnisse, Verbote oder Gebote der Bezugspersonen entgegenstehen. Doch fördern emotionale Reizverhältnisse das Lernen und Behalten. Dazu gehören auch Belastungen, sofern sie nicht intensiv oder chronisch sind (Abschnitt 3.2.2). Dies ist dann unwahrscheinlich, wenn im sozialen System positive Gefühle bzw. Bindungen und damit verbundene Verhaltensweisen dominieren, und wenn Bezugspersonen durch Sagen und Tun dazu beitragen, dass die Kinder und Jugendlichen die Belastungen verkraften.

Bei mangelndem Wissen, Können und/oder Wollen (darunter Gebote und Pflichten) können Bezugspersonen bei Kindern und Jugendlichen aber doch intensive oder chronische Belastungen hervorrufen. Dies sind nicht nur die bereits genannten Störungen durch Misshandlung oder Mangel an Zuwendung. So wird schon seit langer Zeit angenommen, dass psychische Störungen der Eltern, insbesondere Angststörungen und Depression, auf ihre Kinder übertragen werden. Die Ergebnisse zahlreicher Untersuchungen zeigen zwar, dass bei Kindern von Eltern mit psychischen Störungen erhöhtes Risiko besteht, dass auch sie unter psychischen Störungen leiden, und dass neben Erziehungseinflüssen auch genetische Faktoren wesentlich sind (Abschnitt 3.1.4.2). Doch sind die statistisch signifikanten Ergebnisse der meisten Untersuchungen keine eindeutigen Ursache-Wirkungs-Zusammenhänge. Dies liegt teils daran, dass die wesentlichen wissenschaftlichen Begriffe nicht frei von Subjektivität sind, und dass die Ursache-Wirkungs-Zusammenhänge sehr komplex sein können. Außerdem ist im Alltag belastendes Regellernen häufig mit negativen Gefühlen der Bezugspersonen und der Kinder verbunden, die bei wissenschaftlichen Untersuchungen zumeist unterdrückt werden. Dennoch weisen die Ergebnisse der methodisch einwandfreien Untersuchungen auf wesentliche Einflussfaktoren und Zusammenhänge.

Die Untersuchungen unterscheiden sich vor allem darin, dass konkrete Interaktionen zwischen Eltern und Kind beobachtet und registriert werden, oder dass das Erziehungsverhalten (Erziehungsstil) durch Fragebögen erfasst wird.

### 5.3.1.1 Eltern-Kind-Interaktionen (Verhaltensbeobachtung)

Beim Beobachten und Registrieren von Eltern-Kind-Interaktionen besteht ein Problem darin, dass dafür sehr viele Zeitpunkte (Altersstufen), Situationen und Variablen in Frage kommen. Unter Umständen wird die Repräsentativität von Reizbedingungen dann mehr oder weniger eingeschränkt, wenn die Untersuchung im Labor oder in einer Klinik erfolgt, um Verhaltensbeobachtungen leichter durchzuführen. So kann die Emotionalität des Verhaltens beträchtlich vom Situationskontext abhängen. Bei der Verhaltensbeobachtung (in der Regel über Video) besteht außerdem das Problem, dass sie nicht objektiv sein kann, wenn sie an subjektiven Bezugssystemen orientiert ist, etwa an Persönlichkeitseigenschaften, beispielsweise Angst oder Aggressivität. Daher ist es notwendig, möglichst eindeutige Indikatoren auszuwählen und zumindest Teile der Auswertung durch mindestens zwei Urteiler durchführen zu lassen, um Maße der Übereinstimmung zwischen den Urteilern zu erhalten.

Ein Beispiel ist eine 10 Wochen dauernde Untersuchung von Murray, Cooper et al. (2007) an Müttern und ihren Neugeborenen. Die Mütter gehörten einer von zwei Gruppen an, d.h. Sozialphobie (n = 84) oder Kontrollgruppe (n = 89). Untersucht wurden Mutter-Kind-Interaktionen sowie Interaktionen, an denen auch eine fremde Frau beteiligt war. In den ersten zehn Tagen wurde die Erregbarkeit der Kinder zu Hause durch Verhaltensbeobachtung beurteilt (Neonatal Behavioural Assessment Scale, NBAS). Die NBAS besteht aus 53 Items, darunter 18 Items über Reflexe (z.B. Plantar-, Babinski-Reflex) und 28 Items über Verhaltensweisen, die durch entsprechende Reize ausgelöst werden. Die 28 Verhaltens-Items sind in sechs Gruppen geordnet (Habituation, Social-Interactive, Motor system, State organisation, State regulation, Autonomic system). Jede Verhaltensweise wird anhand einer neunstufigen Ratingskala beurteilt.

Für die Untersuchung von Murray et al. (2007) wurden aus der Gruppe „State organisation" drei der vier Items ausgewählt, um die Erregbarkeit der Neugeborenen zu erfassen (Peak of excitement, Rapidity of build-up, Irritability). Bei einem Gesamtmittelwert von ≥ 6 wurde das Neugeborene der Irritability-Gruppe zugeordnet (2 Urteiler, Übereinstimmung gemessen durch Cronbach's Alpha = .83). Die Interaktionen wurden im Labor über Video aufgenommen. Die Mutter-Kind-Interaktionen dauerten jeweils 5 Minuten, die anderen Interaktionen dauerten jeweils 2.5 Minuten. Dabei betrat eine Frau den Raum, nannte den Namen des Kindes, näherte sich, sprach zu ihm und nahm es in die Arme. Die Beurteilung der Mutter-Kind-Interaktionen erfolgte durch fünfstufige Ratingskalen in Bezug auf mehrere Aspekte, die als wesentlich angesehen wurden: sensitivity (warmth, acceptance, responsiveness, non-demanding and overall sensitivity scales), active engagement (verbal and nonverbal), und expressed anxiety (z.B. biting lip, tense posture, worried expression). Die Kinder wurden in Bezug auf positive Kommunikation (attention to mother, vocal and behavioural expressiveness) und Belastung (distress: crying and fretfulness) beurteilt. Bei den Interaktionen mit der Frau wurden einige Aspekte beibehalten (z.b. expressed anxiety der Mütter, distress der Kinder) und andere Aspekte aufgenommen. Bei den Müttern waren dies: degree of engagement with the stranger (greeting, making eye contact, smiling, conversing), control of the infant–stranger interaction (z.b. speaking to the stranger on the infant's behalf, touching the infant during the stranger–infant interaction), encouragement to the infant to interact with the stranger (z.b. making positive comments, making encouraging facial expressions and gestures). Bei den Kindern betraf dies die Aufmerksamkeit gegenüber der Mutter sowie die positive Kommunikation mit der fremden Frau. Die Übereinstimmung zwischen den Urteilern wurde durch Intraclass-Korrelationskoeffizienten bestimmt. Die Mittelwerte der vier Urteilsbereiche (Mutter-Kind, Kind-Mutter, Mutter-Frau, Kind-Frau) variierten zwischen .81 und .90. Die Tabelle 5 zeigt die Hauptergebnisse der Untersuchung von Murray et al. (2007).

**Tabelle 5:**
Mutter-Kind-Interaktionen sowie Interaktionen mit einer fremden Frau bei Müttern mit Sozialphobie (Soc. P.) und Müttern einer Kontrollgruppe (die Zahlen sind Mittelwerte und Standardabweichungen, Häufigkeiten und Prozentwerte sowie die Ergebnisse der Signifikanztests). (Aus Murray et al. 2007, modifiziert)

| | Soc. P. (N=84) | Contr. (N= 89) | t-test/chi square |
|---|---|---|---|
| Mother-infant interaction | | | |
| Maternal behavior | | | |
| Anxiety | 3.2 (1.1) | 2.7 (1.2) | $t(168) = 2.61, p = .1$ |
| Sensitivity | 3.2 (.7) | 3.3 (.7) | $t(168) = 1.20$, NS |
| Active engagement | 2.4 (.8) | 2.6 (.9) | $t(168) = 2.32, p = .02$ |
| Infant behavior | | | |
| Positive communication | 2.9 (1.1) | 2.9 (1.0) | $t(168) = .07$, NS |
| Distress | 2.3 (1.0) | 2.2 (.9) | $t(168) = .28$, NS |
| Stranger episode | | | |
| Maternal behavior | | | |
| Anxiety | 3.2 (.9) | 2.8 (.8) | $t(166) = 2.60, p = .01$ |
| Engagement with stranger | 14 (17.3%) | 32 (36.4%) | $chi^2 (1) = 7.75, p = .005$ |
| Control | 30 (37.0%) | 34 (38.6%) | $chi^2 (1) = 0.46$, NS |
| Encouragement | 2.2 (1.0) | 2.5 (.9) | $t(166) = 2.30, p = .02$ |
| Infant behavior | | | |
| Attention to mother | 34 (42.0%) | 26 (29.5%) | $chi^2 (1) = 2.85, p = .09$ |
| Positive with stranger | 12 (14.8%) | 24 (27.3%) | $chi^2 (1) = 3.91, p = .048$ |
| Distress | 2.8 (.8) | 2.6 (.7) | $t(167) = 1.29$, NS |

Die Ergebnisse zeigen, dass sieben der zwölf Mittelwertsunterschiede und Häufigkeitsunterschiede zwischen den beiden Gruppen signifikant
sind. Fünf der sieben Verhaltensmaße der Mütter sind signifikant, darunter höhere Ängstlichkeit und weniger aktive Beteiligung der Mütter mit Sozialphobie. Auffallend ist, dass drei der fünf Verhaltensmaße der Kinder
(Alter: bis 10 Wochen) nicht signifikant sind, und dass die Irrtumswahr-
scheinlichkeiten der beiden restlichen Maße höher sind als bei den fünf
signifikanten Maßen der Mütter. Die Kinder von Müttern mit Sozialphobie
zeigen im Durchschnitt weniger oft Verhalten in Form von positiver Kommunikation (vocal and behavioural expressiveness) mit der fremden Frau
als Kinder der Kontrollgruppe und sie richten ihre Aufmerksamkeit häufiger auf die Mutter. Die mit dem NBAS gemessene Erregbarkeit hat keinen wesentlichen Einfluss auf das Verhalten der Kinder.

In einer ähnlich aufgebauten Untersuchung von Murray, de Rosnay
et al. (2008) erfolgte der Vergleich der beiden Gruppen (Mütter mit Sozialphobie, Kontrollgruppe) bei Kindern von zwei Altersgruppen (10 und 14
Monate). Im Durchschnitt mieden die Kinder von Müttern mit Sozialphobie zunehmend die fremde Frau. Dies zeigte sich besonders deutlich bei
den gehemmten Kindern (behavioral inhibition: a general tendency to be
fearful and withdrawn in the face of novelty).

In einer Untersuchung von Barrett, Fox & Farrell (2005) wurden Eltern-Kind-Interaktionen bei zwei Diskussionen beobachtet, die jeweils
fünf Minuten dauerten. Das Thema einer Diskussion war: 'You see a
group of students from another class playing a great game. You walk
over and want to join in and you hear them laughing. What do you think is
most likely to happen next? What will you do?'

An der Untersuchung nahmen Kinder im Alter von 7-13 Jahren teil.
Eine Gruppe waren Kinder mit einer Angststörung (Diagnose durch DSM
IV), eine zweite Gruppe waren deren Geschwister ohne Angststörung,
eine dritte Gruppe waren Kinder ohne Angststörung (Kontrollgruppe).
Zwischen den Eltern von Gruppe 1/2 und 3 gab es in Bezug auf Maße
der Angst, Depression und Stress keine signifikanten Unterschiede. Die
Tabelle 6 zeigt die Variablen, an denen das Verhalten der Eltern und
Kinder beurteilt wurde (fünfstufige Ratingskalen).

**Tabelle 6:**
Indikatoren der Beziehung zwischen Eltern und Kind (Definition und Extrembeispiele). (Aus Barrett et al. 2005)

| | Definition | e.g., Low level of behaviour (1) | e.g., High level of behaviour (5) |
|---|---|---|---|
| Control | Control through disregard of other's opinions or dictating other's actions | Accepts or asks for other's opinions, Facilitates autonomous thought | Aggressively dominates discussion, Instructs on what to do/say |
| Warmth | Warmth, intimacy or affection toward (verbal/physical behaviour) | No evidence of warmth, Not listening to/withdrawn from other | Positive comments/ reinforcement, Overt physical affection |
| Task involvement | Control of the task through questions and problem-solving vs. avoidance | Avoidance of conversation, Redirecting the conversation | Asks most questions, Concern for task completion, Problem-solving |
| Reward of coping behaviour | Focus on negatives vs. positives of situation/ demonstration of the belief that child can cope | Focus on threat/ dangers, Doubts child's ability to cope or succeed | Focus on positives and/or child's ability to cope, Modelling coping strategies |

Die Übereinstimmung zwischen den Urteilern wurde durch Intraclass-Korrelationskoeffizienten bestimmt. Die Werte lagen im Bereich von .84 bis .90 (nur zwei Werte waren niedriger: .45, .74).

Beim Vergleich der Eltern-Kind-Interaktionen von Gruppe 1 (Kinder mit Angststörung) und Gruppe 3 (Kontrollgruppe) gab es fünf signifikante Mittelwertsunterschiede:

Die Mütter der Gruppe 1 hatten einen höheren Mittelwert (M) bei Control (M = 3.66) und einen niedrigeren Mittelwert bei Reward of coping behaviour (M = 2.90) als die Mütter der Gruppe 3 (Control M = 2.60, Reward M = 3.28).

Die Väter der Gruppe 1 hatten einen höheren Mittelwert bei Control (M = 3.60) und einen niedrigeren Mittelwert bei Warmth (M = 2.15) als die Väter der Gruppe 3 (Control M = 2.65, Warmth M = 2.70).

Die Kinder der Gruppe 1 hatten einen niedrigeren Mittelwert bei Task involvement (M = 2.48) als die Kinder der Gruppe 3 (M = 3.46).

Beim Vergleich der Eltern-Kind-Interaktionen von Gruppe 1 (Kinder mit Angststörung) und Gruppe 2 (Geschwister ohne Angststörung) gab es einen signifikanten Mittelwertsunterschied:

Die Väter zeigten gegenüber ihren Kindern mit Angststörung im Durchschnitt mehr Kontrolle (Control M = 3.57) als gegenüber ihren Kindern ohne Angststörung (M = 3.36).

Beim Vergleich der Eltern-Kind-Interaktionen von Gruppe 2 (Geschwister ohne Angststörung) und Gruppe 3 (Kontrollgruppe) gab es einen signifikanten Mittelwertsunterschied:

Die Mütter der Gruppe 2 hatten einen höheren Mittelwert bei Control (M = 3.55) als die Mütter der Gruppe 3 (M = 2.60).

Eltern-Kind-Interaktionen werden auch in Zusammenhang mit anderen psychischen Störungen analysiert. Dies sind insbesondere Depression der Mütter/Väter und/oder Kinder. Auch darüber gibt es zahlreiche Untersuchungen (z.B. Blatt-Eisengart, Drabick et al. 2009; Dietz, Birmaher et al. 2008; Foster, Garber & Durlak 2008; Shelton & Harold 2008).

### 5.3.1.2  Wirkungen des Erziehungsstils

Obwohl es bei der Erforschung der Wirkung von Erziehungstendenzen zahlreiche methodische Schwierigkeiten sowie unterschiedliche Analysemethoden gibt, zeigen die Ergebnisse in Bezug auf verschiedene abhängige Variablen übereinstimmende Befunde, darunter kognitive Entwicklung, Angst, Depression oder Delinquenz. Eine Grundlage ist die empirisch-experimentelle und logisch-theoretische Untersuchung von Erziehungsstilen. So berichtet schon Herrmann (1969), dass in Faktorenanalysen übereinstimmend zwei unabhängige Faktoren nachgewiesen sind: *Autonomie* vs. *Kontrolle* und *Zuwendung* (Wärme, Liebe) vs. *Zurückweisung* (Feindseligkeit). Der Nachweis der beiden unabhängigen Dimensionen bedeutet aber nur, dass das Erziehungsverhalten einer Person in Bezug auf beide Dimensionen variieren kann (ähnlich wie die Länge und Breite von Objekten). Das Erziehungsverhalten von Personen kann aber nicht nur interindividuell variieren (wie die Form von zweidimensionalen Objekten), sondern auch intraindividuell, also im Laufe der Zeit sowie in verschiedenen Situationen. Bei der Beurteilung des Erziehungsstils im Einzelfall besteht jedoch das unüberwindbare Problem, dass die Urteile über das Ausmaß von Autonomie vs. Kontrolle und Zuwendung vs. Zurückweisung in einer bestimmten Situation oder generalisierend (als Tendenz), nur subjektiv richtig sein können. Denn die Begriffe, welche die beiden Dimensionen kennzeichnen, sind (anders als physikalische Größen, etwa Länge und Temperatur) keine objektiven Begriffe. Davon abgesehen sind viele soziale Reize grundsätzlich mehrdeutig und die Reiz-Reaktionsverbindungen des sozialen Bereiches sind grundsätzlich probabilistisch. Dies bedeutet, dass das Erziehungsverhalten eine komplexe Funktion von reiz- und personspezifischen Einflüssen sein kann. Daher sind die Folgen nicht sicher. Dennoch sind allgemeine Aussagen über die Wahrscheinlichkeit und Schwere negativer (störender) Folgen von bestimmten Erziehungstendenzen möglich, auch um solchen Störungen systematisch vorzubeugen, wenn Erziehungsberechtigte Hilfe suchen, weil ihr Wissen und Können unzureichend ist. Dies kann auch das Vermeiden von Rechtsbrüchen einschließen.

Bei den Studien über Einflüsse des Erziehungsstils auf Angststörungen der Kinder wird vor allem die Wirkung von drei Faktoren untersucht. Zwei dieser Faktoren entsprechen den zuvor genannten Faktoren (Akzeptanz vs. Ablehnung, Autonomie vs. Kontrolle). Der dritte Faktor umfasst Erziehungsverhalten, mit dem Angst auf die Kinder übertragen wird (modeling of anxious behavior). Doch gibt es keine einfachen Ursache-Wirkungs-Zusammenhänge (Wood, McLeod et al. 2003). Denn ein Faktor (z.B. Kontrolle) kann in Abhängigkeit anderer Umstände sehr verschiedene Wirkungen haben (multifinality), d.h. eine bestimmte psychische Störung oder störungsfreies Verhalten, während eine bestimmte Wirkung (z.B. Angststörung) durch sehr verschiedene Ursachen hervorgerufen werden kann (equifinality). In einer Übersichtsarbeit haben Wood et al. (2003) die Probleme und Ergebnisse von Untersuchungen über den Einfluss der drei Faktoren analysiert.

In einer Metaanalyse an 47 Untersuchungen haben McLeod, Wood & Weisz (2007) den Zusammenhang zwischen Erziehungsstil und Angst bei Kindern analysiert und festgestellt, dass durch den Einfluss des Erziehungsstils nur 4% der Gesamtvarianz aufgeklärt wird. Sie haben außerdem darauf hingewiesen, dass Inkonsistenzen zwischen den Ergebnissen verschiedener Untersuchungen auch durch unterschiedliche Definitionen der wissenschaftlichen Begriffe und Messinstrumente bedingt sind (vor allem Erziehungsstil und Angst).

In einer Metaanalyse an 45 Untersuchungen haben McLeod, Weisz & Wood (2007) auch den Zusammenhang zwischen Erziehungsstil und Depression bei Kindern analysiert und festgestellt, dass durch den Einfluss des Erziehungsstils nur 8% der Gesamtvarianz aufgeklärt wird. Auch bei diesen Arbeiten werden die unterschiedlichen Ergebnisse durch unterschiedliche Definitionen der wissenschaftlichen Begriffe und Messinstrumente (vor allem Erziehungsstil und Depression) beeinflusst.

Der geringe Anteil an aufgeklärter Varianz bei beiden Metaanalysen führen McLeod und seine Kollegen zur Feststellung, dass andere Ursachefaktoren für das Entstehen von Angst und/oder Depression entscheidend sind, und dass dies genetische Faktoren sind.

### 5.3.1.3 Angeborene Neigungen zu Gefühls- und Verhaltensstörungen?

Die Ergebnisse der zwei umfangreichen Metaanalysen, die von McLeod und seinen Kollegen durchgeführt wurden, haben gezeigt, dass der Einfluss des Erziehungsstils auf das Entstehen von Angst und/oder Depression gering ist (McLeod et al. 2007; McLeod et al. 2007). Daher nehmen diese Forscher an, dass andere Ursachen wesentlich sein müssen, insbesondere genetische Faktoren.

Diese Erkenntnisse und Hypothesen bilden einen außerordentlichen Widerspruch zu Alltagserfahrungen sowie zu zahlreichen Theorien der Persönlichkeit, die allerdings in verschiedener Hinsicht mehr oder weniger kontrovers sind (z.B. Cervone & Pervin 2010; Hall, Lindzey & Campbell 1998). Dennoch kann man drei grundlegende Ansätze der logisch-theoretischen und empirisch-experimentellen Persönlichkeitsforschung unterscheiden, denen die Annahme gemeinsam ist, dass die Entwicklung der Persönlichkeit im Wesentlichen auf Lernprozessen beruht. Dies sind die personzentrierten Ansätze, denen die Annahme gemeinsam ist, dass das menschliche Verhalten vor allem eine Funktion stabil gelernter Persönlichkeitsmerkmale (Charakter) ist, die sozial zentrierten Ansätze sowie der interaktionistische Ansatz (Tabelle 2). Die Ansicht, dass genetische Faktoren für die Entwicklung oder Störung der Persönlichkeit ausschlaggebend sind, ist demnach ein Spezialfall der personzentrierten Orientierung.

Die Annahme, dass nicht die Einflüsse von Bezugspersonen, sondern genetische Faktoren persönlichkeitsbildend sind, widerspricht auch den Forschungsergebnissen, die eine Weiterentwicklung und Integration der drei grundlegenden Ansätze der Persönlichkeitsforschung darstellen. Dies ist die neurowissenschaftlich fundierte Beschreibung von Kernstrukturen der Persönlichkeit sowie von spezifisch menschlichen Prozessen der Selbststeuerung bzw. Selbstkontrolle (Abschnitt 4). Der folgende Abschnitt klärt diesen Widerspruch.

Es gibt außerdem eine Reihe von Untersuchungen, die trotz der unüberwindbaren methodischen Probleme wesentliche psychosoziale Einflüsse auf das Entstehen von Gefühls- und Verhaltensstörungen bei Kindern und Jugendlichen nachweisen.

### 5.3.1.3.1   Der Einfluss von Bezugspersonen auf die Entwicklung der Selbststeuerung bzw. Selbstkontrolle

Zwar führt die genetisch gesteuerte Entwicklung des Nervensystems, die an das Vorhandensein passender Signalmoleküle zur Aktivierung von Genen gebunden ist, zu Hirnstrukturen, die bei allen Menschen vorhanden sind. Doch gibt es Bereiche, die interindividuell beträchtlich variieren. So gibt es Furchen (Sulci), Windungen (Gyri), Teile von Windungen und Läppchen (Lobuli), die in allen Gehirnen gleich sind, während andere Bereiche interindividuell variieren. Beispielsweise existiert der Sulcus paracinguli nur bei 30-50% der Personen (Paus 2001). Daher ist es auch möglich, dass beispielsweise die Struktur von Neuronensystemen, deren Funktion für das Entstehen von Gefühlen notwendig ist, interindividuell variiert, insbesondere die Amygdala, die Insula oder der Nucleus accumbens. Dennoch ist die spezifisch menschliche Selbststeuerung bzw. Selbstkontrolle ohne Regellernen, das mehr oder weniger belastend sein kann, nicht möglich. Der Gedächtnisbildung (Kurzzeitgedächtnis, Konsolidierung) durch Lernprozesse liegen reizbedingte Veränderungen synaptischer Verbindungen zwischen den beteiligten Neuronen zugrunde (Abschnitt 4.6). Für die Modifikation von Synapsen ist Genaktivierung und Proteinsynthese notwendig (z.B. Sara 2000). Voraussetzung sind intakte Neuronensysteme (Abschnitt 3.2.2).

Die zentralen Hirnprozesse bei der spezifisch menschlichen Selbststeuerung bzw. Selbstkontrolle bestehen im Zusammenwirken von kortikalen und subkortikalen Neuronensystemen. Auf oberster Ebene des somatischen Nervensystems (Zwischenhirn/Endhirn) wirken vor allem drei Bereiche zusammen. Dies sind die reizrepräsentierenden Bereiche des Kortex (primäre Sinneszentren), die durch reizbedingtes Wahrnehmungslernen konstituierten und konsolidierten Gedächtnis- bzw. Erfahrungsstrukturen (limbisch-thalamo-neokortikale Systeme) sowie die Subsysteme des präfrontalen Kortex (Abschnitte 4.1, 4.2, 4.3).

Grundlegend ist die Regelung der gelernten affektiven Aktivierung, die auf der angeborenen affektiven Aktivierung beruht (Abschnitt 4.5). Denn extrem niedrige oder extrem hohe kortikale und affektive Aktivierung beeinträchtigt die Selbststeuerung bzw. Selbstkontrolle oder führt zu ihrem Verlust. Ist dies persönlich unerwünscht, so bestehen entsprechende psychische Störungen (Abschnitte 2.2, 2.3). Es gibt auch Beweise dafür, dass psychische Störungen nicht durch Gene ausgelöst werden, sondern durch reiz- und personbedingte Prozesse, also durch neuronale und geistig-neuronale Aktivitäten (Abschnitt 3.1.5).

Es besteht somit kein Zweifel daran, dass die Kernstrukturen der Persönlichkeit (Ich-Struktur, Motivationshierarchie, Innenwelt) im Laufe der ersten Lebensjahre unter dem steuernden Einfluss von Bezugspersonen, darunter Nahrung, Pflege und liebevolle nicht-sprachliche und sprachliche Zuwendung, durch passives Wahrnehmungslernen entwickelt werden.

Die sprachlichen und nicht-sprachlichen Verhaltensweisen der Bezugspersonen tragen durch Demonstrieren, Anleiten sowie passendes Motivieren und Demotivieren auch entscheidend zum erfolgreichen Regellernen der Kinder und Jugendlichen bei, im Idealfall auch zum erfolgreichen Lernen der Selbstkontrolle (Gefühlskontrolle, Impulskontrolle). Doch ist es auch möglich, dass diese Prozesse mit mehr oder weniger starken Belastungen der Kinder und Jugendlichen verbunden sind, und dass das Lernen der Selbstkontrolle unzureichend ist.

### 5.3.1.3.2 *Der Einfluss von Bezugspersonen auf das Entstehen von Gefühls- und Verhaltensstörungen*

Es ist bekannt, dass dem Ausbruch einer Psychose eine Phase vorausgeht, in der bestimmte persönlich störende Erlebnis- und Verhaltensweisen gehäuft auftreten, darunter Angst, Grübeleien und Verlust der Selbstsicherheit (Häfner et al. 2005). Diese Erlebnis- und Verhaltensweisen können eine komplexe Funktion von reiz- und/oder personspezifischen Einflüssen sein, darunter belastende Prozesse der Innenwelt (Urteilen, Denken, Grübeleien). Zu den reizspezifischen Einflüssen können belastendes Erziehungsverhalten sowie andere belastende Verhaltensweisen der Bezugspersonen gehören, darunter auch belastende Interaktionen zwischen den Bezugspersonen, vor allem Streit und körperliche Gewalt.

Auch die Ergebnisse verschiedener Untersuchungen lassen den wesentlichen Einfluss von sozialen Reizverhältnissen, insbesondere des Erziehungsverhaltens, auf das Entstehen von Gefühls- und Verhaltensstörungen bei Kindern und Jugendlichen erkennen, obwohl methodische Probleme bestehen. Diese Probleme betreffen vor allem die Definition und Messung von Variablen des Erziehungsstils sowie von Gefühls- und Verhaltensstörungen.

So untersuchten Fisak Jr. & Grills-Taquechel (2007) den Zusammenhang zwischen Erziehungsverhalten und Angststörungen nicht durch Bezug auf Dimensionen des Erziehungsstils. Denn sie gingen, in Anlehnung an Rachman (1977), von drei möglichen Lernprozessen zur Entwicklung von Angststörungen aus und analysierten zahlreiche Untersuchungen diesbezüglich. Nach Rachman sind dies ein direkter Prozess und zwei indirekte Prozesse. Der direkte Prozess ist klassische Konditionierung (z.b. ein Kind entwickelt eine Angst vor Hunden, nachdem es von einem Hund gebissen wurde). Die indirekten Prozesse sind das Lernen am Modell (z.B. Bandura 1962) sowie Mitteilungen (Appelle, Kundgaben, Darstellungen), beispielsweise Warnungen vor Gefahren. Zwar kann man gegen die Analyse von Fisak Jr. & Grills-Taquechel (2007) einwenden, dass bei den analysierten Untersuchungen die gleichen methodischen Probleme bestehen, die in der Arbeit von McLeod et al. (2007) genannt werden. Denn es gibt mehrere Untersuchungen, die in beide Analysen aufgenommen wurden. Doch ist, wie bereits in Abschnitt 4 gezeigt wurde, die Persönlichkeitsentwicklung an Lernprozesse gebunden, wobei die Wirkungen der kognitiven Verhaltenstherapie auch zeigen, dass Umlernen möglich ist, um psychische Störungen erfolgreich zu behandeln, sofern die Lernfähigkeit und Lernbereitschaft hinreichend ist.

Lernen am Modell sowie Mitteilungen können die Entwicklung von Angststörungen bei Kindern und Jugendlichen vor allem dann begünstigen, wenn es den Eltern an Wissen und Können fehlt, um reizbedingte Ängste erfolgreich zu verarbeiten und dieses Wissen und Können den Kindern und Jugendlichen zu vermitteln. An Wissen und Können, das für das erfolgreiche Anwenden von Regeln notwendig ist, kann es Eltern auch in Bezug auf andere Gefühls- und Verhaltensstörungen mangeln, darunter Depressionen und die Neigung zu Gewalt. Außerdem kann das Wollen (darunter Gebote und Pflichten) unzureichend sein. Dies bedeutet, dass soziale Gebote und Pflichten zu schwache Motive sind, oder dass Reize der Außenwelt und/oder Prozesse der Innenwelt häufig zu extremen Zuständen der kortikalen und affektiven Aktivierung führen, so dass hierarchisch niedrige Motive dominieren, beispielsweise Wut. Ist die Selbststeuerung bzw. Selbstkontrolle beeinträchtigt, so ist die Hemmung hierarchisch niedriger Motive durch hierarchisch höhere Motive aufgehoben und auch ein allfälliger Kampf zwischen Motiven eingeschränkt oder aufgehoben. Schließlich fehlt auch die Kontrolle durch negative Werturteile über sich selbst, wenn die Verletzung hierarchisch höherer Motive (Gebote, Pflichten) droht. Solche Werturteile sind erst dann wieder möglich, wenn nach dem (allenfalls rechtswidrigen) Verhalten die Selbststeuerung bzw. Selbstkontrolle verfügbar ist und die ausgeschalteten Motive höherer Ordnung wieder wirksam sind, etwa in Form von schlechtem Gewissen und Reue. All das weist auf die Notwendigkeit des Lernens von Regeln und Selbstkontrolle (Abschnitte 4.7.3.4, 5.1.2).

In einer Übersichtsarbeit zeigen Repetti, Taylor & Seeman (2002) den negativen Einfluss bestimmter Familienstrukturen (conflict, anger, aggression, relationships that lack warmth and support, neglect of the needs of offspring) auf die mentale und körperliche Gesundheit der Kinder. Dies betrifft Störungen von psychosozialen Funktionen (Emotionalität und soziale Kompetenz) sowie Störungen des biologischen Stressverarbeitungssystems (Zusammenwirken des CRF-ACTH-Corticosteroid-Systems, des Systems der Catecholamine und des Serotonin-Systems) und Drogenmissbrauch.

Evans (2003) zeigt in einer Untersuchung an 339 Kindern (Durchschnittsalter 9.2 Jahre) den Einfluss von neun Risikofaktoren (darunter crowding, noise, poverty, family turmoil, exposure to violence) auf sozioemotionale und physiologische Stressindikatoren. Evans, Gonnella et al. (2005) untersuchten an 223 Kindern (Durchschnittsalter 13.1 Jahre), die an der Untersuchung von Evans (2003) teilgenommen hatten, nach drei bis vier Jahren den Zusammenhang zwischen chaotischen Lebensumständen und Problemen bei der sozioemotionalen Entwicklung. Diese Probleme wurden durch Fragebogen gemessen, beispielsweise "I feel lonely", "I worry a lot" und "I get in many fights". Es wurde davon ausgegangen, dass chaotische Lebensumstände (crowding, noise, minimal structure and routine, considerable unpredictability and confusion in daily activities), die bei niedrigem Einkommen gehäuft auftreten, der Entwicklung der Selbststeuerung bzw. Selbstkontrolle entgegenstehen. Diese Annahmen wurden durch Regressionsanalysen bestätigt.

Ein weiteres Beispiel ist eine Metaanalyse von Amato (2001) von 67 Arbeiten, die Kinder von verheirateten Eltern und Kinder von geschiedenen Eltern verglichen. Die Scheidungskinder zeigten signifikante Unterschiede (lower levels of success at school, are more poorly behaved, exhibit more behavioral and emotional problems, have lower selfesteem, experience more difficulties with interpersonal relationships). Doch gibt es in Bezug auf die Anpassung der Kinder nach der Scheidung beträchtliche interindividuelle Unterschiede. Darauf nehmen verschiedene Faktoren Einfluss, darunter das Ausmaß des Konflikts zwischen den Eltern vor und nach der Scheidung und das Erziehungsverhalten (auch des Elternteils, der kein Sorgerecht hat). Dies bedeutet auch, dass Schlussfolgerungen auf den Einzelfall nicht möglich sind. Denn im Einzelfall ist nach der Scheidung der Eltern bei den Kindern nicht nur eine Verschlechterung in verschiedener Hinsicht, sondern auch keine Veränderung oder sogar Verbesserung möglich.

Auch die Ergebnisse einer Untersuchung von Buehler, Benson & Gerard (2006) haben hohe Aussagekraft. Untersucht wird der Zusammenhang zwischen elterlichen Konflikten (interparental hostility) und den Problemen von Jugendlichen. Diese Probleme betreffen die Außen- oder die Innenwelt (z.B. externalizing problems: I lie or cheat, I disobey at school; internalizing problems: I am unhappy, sad, or depressed, I worry a lot). Buehler et al. (2006) gingen davon aus, dass die Probleme der Jugendlichen durch beeinträchtigtes Erziehungsverhalten bedingt sind, das eine Folge des elterlichen Konflikts ist. Dieses Erziehungsverhalten (harshness, inconsistency, psychological intrusiveness, lower levels of acceptance, monitoring knowledge) wurde mit Fragebogen durch Befragung der Jugendlichen gemessen, beispielsweise:

Perceived parental harshness ("shouted, yelled, or screamed at me", "called me dumb or lazy or some other name like that").

Perceived parental inconsistency ("my father only keeps rules when it suits him", "my mother frequently changes the rules I'm supposed to follow").

Perceived psychological intrusiveness, that is, guilt induction, love withdrawal, constraining verbal interactions, invalidating feelings, inconsistent emotional expression ("my mother is always trying to change how I feel or think about things", "my mother blames me for other family member's problems").

Perceived parental acceptance ("my mother makes me feel like the most important person in her life", "my mother listens to me").

Perceived parental monitoring ("how well does your mother know how you spend your free time?", "how well does your mother know your friends?").

Die Jugendlichen beantworteten auch Fragebögen über ihre Probleme. Darüber wurden auch die Väter und Lehrer befragt. Den Müttern wurde ein Fragebogen über die elterlichen Konflikte vorgelegt. Außerdem wurden von Beobachtern entsprechende Verhaltensweisen (hostility, angry coercion, verbal attack, antisocial, personal attack, yelling) bei zwei Interaktionen zwischen den Eltern (jeweils 20 Minuten) beurteilt.

Die Hauptergebnisse betrafen die beiden Formen von Zusammenhängen. Dies waren signifikante Korrelationen zwischen dem elterlichen Konflikt und allen fünf Variablen des Erziehungsverhaltens sowie signifikante Korrelationen zwischen bestimmten Erziehungsvariablen und Problemen der Jugendlichen. Die signifikanten problembezogenen Korrelationen waren:

Externalizing problems were mediated uniquely by fathers' and mothers' harshness, lower levels of fathers' monitoring knowledge, and mothers' psychological intrusiveness.

Internalizing problems were mediated uniquely by mothers' harshness, psychological intrusiveness, and lower levels of acceptance.

Für jede wirksame Variable des Erziehungsverhaltens, beispielsweise elterliche Strenge (harshness: yelling, criticism, harmful threats, and physical aggression), ist der engere und weitere psychosoziale Kontext wesentlich. Bei Buehler et al. (2006) ist der (mehr oder weniger schwere) elterliche Konflikt der weitere Kontext, der das Erziehungsverhalten beeinflusst. Doch bedeutet beispielsweise Strenge bei Zuneigung oder bei

Ablehnung sehr Verschiedenes. Auch zwischen Strenge, die als gerecht oder ungerecht empfunden wird, bestehen große Bedeutungsunterschiede. Außerdem ist das Alter der Kinder und Jugendlichen wesentlich sowie ihre Erfahrungen, auch in anderen sozialen Systemen (z.B. Freundeskreis, Familien von Freunden, Vereine). Daher sind im Einzelfall wissenschaftlich begründete Erklärungen und Vorhersagen nie sicher.

Eine Variable des Erziehungsverhaltens, die in der Untersuchung von Buehler et al. (2006) die Probleme der Jugendlichen nicht signifikant beeinflusst hat, ist die intraparentale Inkonsistenz in Bezug auf Regelungen. Doch gibt es auch über negative Folgen von Inkonsistenzen der Eltern signifikante Ergebnisse (z.B. Fletcher, Steinberg & Sellers 1999; Jaursch, Lösel et al. 2009). Die Inkonsistenzen können allerdings sehr verschieden sein. Denn die Regelungen können die materielle, organische und soziale Außenwelt sowie die Innenwelt betreffen. Die Inkonsistenzen des Verhaltens können bei einer Bezugsperson bestehen (intraparental) oder zwischen den Eltern (interparental). Dies können inkonsistente Demonstrationen (Anwenden von Regeln) sein oder unterschiedliche Regeln für Eltern und ihre Kinder oder widersprüchliche Regeln sowie inkonsistente Sanktionen bei Regelverstößen.

Eine besondere Form der Inkonsistenz ist die Inkongruenz von sozialen Reizen, die allenfalls unterschwellig (subliminal) wirksam sind. So kann eine positive Zusage mit einem Gesichtsausdruck verbunden sein, der ein flaues Gefühl im Magen hervorruft. Derartige vegetative Reaktionen (somatische Marker, Intuition) können das Verhalten wesentlich beeinflussen, was sachlich gerechtfertigt sein kann oder nicht. Denn Intuition erfordert ein hohes Maß an Erfahrung, auch an Reaktionsbereitschaft. Andernfalls ist die Wahrscheinlichkeit hoch, dass inkonsistente Reize keine merkbaren körperlichen Reaktionen auslösen, dass schwache körperliche Reaktionen, die wesentliche Signale für Inkonsistenzen sind, übersehen werden, oder dass die Reizquelle nicht gesucht und analysiert wird. Allerdings ist auch ein anderer Fehler möglich, d.h. falscher Alarm (Abschnitt 4.7.3.6.2.3.2).

Während etwa eine eifersüchtige Ehefrau dazu neigt, auch harmlose Reize als Zeichen von Untreue des Ehemannes anzusehen, ist eine sehr vertrauensvolle Ehefrau nicht in der Lage, Hinweise auf Untreue zu erkennen. Es ist aber möglich, dass bestimmte Reize zu einer leichten emotionalen Störung und zu flüchtigen Gedanken führen, die jedoch rasch verschwinden oder unterdrückt werden, weil das Vertrauen zu groß ist. Es ist aber auch möglich, dass ein neuronaler Hemmungsprozess stattfindet, der das Aufkommen von Gedanken und damit verbundenen Analysen unterbildet (Verdrängung). Die (nicht bewussten, d.h. nur neuronal wirksamen) Motive dafür könnten etwa das Vermeiden eines drohenden Skandals in der Familie oder der drohende Verlust des geliebten Ehemannes sein. Unter diesen Umständen ist allerdings die Wahrscheinlichkeit hoch, dass unbestimmte Spannungen bestehen bleiben. Wenn eine derartige emotionale Instabilität im Laufe der Zeit zunimmt, so können sogar organische Störungen resultieren (z.B. Buddeberg & Brähler 2004).

Das Reagieren auf somatische Marker erfordert umfangreiche Erfahrungen, die in der Regel in der Familie auf der Grundlage gemeinsamer positiver Gefühle durch Demonstrationen und Anleitungen erworben werden. Zu den Erfahrungen gehört nicht nur, dass unter bestimmten Umständen Misstrauen angebracht ist. Denn somatische Marker können auch bei Widersprüchen in positiver Richtung wirksam werden. Beispielsweise können lachende Augen darauf weisen, dass eine Drohung nicht ernst gemeint ist. Trotz großer Erfahrung können aber doch Fehler auftreten, wenn Täuschungen beabsichtigt werden. So ist es möglich, dass soziale Reize, die auf Betrug abzielen, widerspruchsfrei sind, so dass nur positive Gefühle und damit verbundene vegetative Reaktionen auftreten. Sie festigen das Vertrauen, das jedoch nicht gerechtfertigt ist.

Besonders schwerwiegend sind Widersprüche in emotionaler Hinsicht, wenn sie von Bezugspersonen ausgehen, weil sie die Persönlichkeitsentwicklung der Kinder und Jugendlichen beeinflussen. Dies können Widersprüche beim Sagen (Sprechen von Liebe mit kalter Stimme) oder zwischen Sagen (Sprechen von Liebe) und Tun (Gesichtsausdruck, Gestik, Körperhaltung sowie andere Verhaltensweisen sind nicht liebevoll) sein. Derartige Reizverhältnisse können sogar in einer Familie dominieren, wenn keine positiven Gefühle vorhanden sind aber soziale Zwänge existieren, welche die Familie zusammenhalten. Derartige Widersprüche, beispielsweise eine Äußerung über Zuneigung mit kalter Stimme, können für die Betroffenen sehr belastend sein, insbesondere für die Kinder und Jugendlichen. Denn eine auf die geheuchelte Zuneigung folgende Zuwendung des Kindes oder Jugendlichen zur Bezugsperson und Erwartung von nicht-verbaler Zuneigung wird in der Regel enttäuscht. Solche Umstände sind schon lange als "double bind situation" bekannt (Bateson, Jackson et al. 1956). Bateson et al. (1956) weisen darauf, dass durch die belastende Erfahrung, wonach von der Bezugsperson emotional widersprüchliche Reize ausgehen, die Wahrscheinlichkeit von Schizophrenie erhöht wird (sofern nicht andere Bezugspersonen entgegenwirken). Außerdem stellen sie einen Zusammenhang zwischen bestimmten Formen der Verarbeitung von Inkongruenzen (Misstrauen, Scherzen, Ignorieren) und Symptomgruppen der Schizophrenie her (Paranoia, Hebephrenie, Katatonie). Zwar sind diese Zusammenhänge schwach, weil die Form von Gefühls- und Verhaltensstörungen auch intraindividuell beträchtlich variieren kann und die Diagnosebegriffe unüberwindbar subjektiv sind. Doch besteht kein Zweifel daran, dass geheuchelte Zuneigung von Bezugspersonen die Entwicklung der Selbststeuerung bzw. Selbstkontrolle der Kinder und Jugendlichen schädigt.

Die Entwicklung der Selbststeuerung der Kinder und Jugendlichen kann aber auch dadurch behindert werden, dass Bezugspersonen solchen Bedürfnissen und Interessen der Kinder und Jugendlichen durch demotivierende Verhaltensweisen (Sagen, Tun) entgegenwirken, welche ihre Selbständigkeit zunehmend erhöhen, beispielsweise Freundschaften, Wahl des Berufes, eigene Wohnung. Dies bedeutet, dass starke Konflikte in der Innenwelt der Betroffenen entstehen, wenn annähernd gleich starke Motive gegeneinander wirken, d.h. die emotionale Bindung an die vorwurfsvolle Bezugsperson und ein großes Bedürfnis nach Selbständigkeit.

### 5.3.2 Belastende Selbstkontrolle

Ist Selbstkontrolle (Gefühlskontrolle, Impulskontrolle) erfolgreich gelernt, so sind persönlich (teils auch sozial) unerwünschte Extremzustände der kortikalen und affektiven Aktivierung und ein damit verbundener Verlust der Selbststeuerung bzw. Selbstkontrolle unwahrscheinlich. Es ist aber möglich, dass die Anhäufung von belastenden Reizverhältnissen, insbesondere schwere Verluste und soziale Ablehnung, erhöhte Anstrengung und vermehrte Energie erfordert, und dass daher Impulse zu extremen Gefühlen auftreten, also zu Rückzug und Passivität oder zu massiven

Affekthandlungen. Allerdings können solche Reaktionen schwerwiegende negative Folgen haben, im Extremfall sogar Selbst- und/oder Gemeingefährlichkeit (Abschnitt 2.2). Daher sind entlastende Prozesse angebracht. Bei Erwachsenen sind dies vor allem entlastende Prozesse der Innenwelt (darunter Appelle an sich selbst), das neutrale (nicht-schädigende) Ableiten von Spannungen sowie Erholungsphasen, auch um genügend Stoffwechselenergie aufzubauen. Bei Kindern und Jugendlichen kann passende Unterstützung durch Bezugspersonen notwendig sein.

Erfolgreich gelernte Selbstkontrolle (Gefühlskontrolle, Impulskontrolle) kann aber auch bedeuten, dass den Gefühlen auch dann nicht freier Lauf gelassen wird, wenn dies keine negativen Folgen hätte oder positive Folgen haben würde, insbesondere bei sozialen Interaktionen. Unter diesen Umständen können psychische Konflikte (Konflikte in der Innenwelt) oder andere Störungen in der Innenwelt auftreten, allenfalls auch psychosomatische Störungen, wenn die unpassende Selbstkontrolle nicht bemerkt oder nicht beachtet wird. Daher können Prozesse der Innenwelt (Urteilen, Denken, Fragen und Appelle an sich selbst) notwendig sein, um dem Mangel an Gefühlen durch gefühlsvolle Interaktionen mit Objekten, Maschinen, Tieren und Menschen so entgegenzuwirken, dass nicht die Wahrscheinlichkeit anderer Störungen stark ansteigt.

# 6 Forensische Psychiatrie

Die Hauptaufgabe der forensischen Psychiatrie ist die Begutachtung im strafrechtlichen Bereich (insbesondere die Schuldfähigkeit) aber auch in anderen Bereichen der öffentlichen Verwaltung. Dazu gehören das Zivilrecht, das Arbeits- und Sozialrecht und das Familienrecht (z.B. Arboleda-Flórez 2006). Eine zweite wesentliche Tätigkeit ist die Behandlung und Nachbetreuung psychisch kranker Rechtsbrecher. Auch die forensische Psychologie befasst sich mit der Begutachtung in verschiedenen Bereichen sowie der Behandlung und Nachbetreuung von psychisch kranken Rechtsbrechern. Doch gibt es auch andere Tätigkeiten, auf die hier nicht eingegangen wird. So unterscheiden Bartol & Bartol (2008) fünf Arbeitsbereiche (Police and Investigative Psychology, Psychology and the Courts, Criminal Psychology, Victimology and Victim Services, and Correctional Psychology, which includes juvenile corrections).

## 6.1 Grundprobleme der Begutachtung

Die forensisch-psychiatrische Begutachtung betrifft das Beschreiben, Erklären und Vorhersagen von rechtlich relevanten Verhaltensweisen. Dies geschieht in Bezug auf zwei neurowissenschaftlich fundierte Bereiche. Der materiell-organische Bereich umfasst die Gene, die Neurotransmitter-Systeme sowie subkortikale und kortikale Neuronensysteme. Der andere Bereich ist die psychiatrische Nosologie.

Häufig haben die Beschreibungen, Erklärungen und Vorhersagen von rechtlich relevanten Verhaltensweisen schwerwiegende persönliche, soziale und rechtliche Folgen für die betroffenen Personen (Kinder, Jugendliche, Erwachsene). Daher ist wesentlich, dass das Beschreiben, Erklären und Vorhersagen im Einzelfall auf universellen Beschreibungsgesetzen (Allsätze: alle, kein, immer, 0%, 100% usw.) und deterministischen Erklärungs- und Vorhersagegesetzen beruht. Denn bei Geltung probabilistischer Gesetze (z.B. manche, viele, einige, 7%, 99% usw.) sind die Beschreibungen, Erklärungen und Vorhersagen im Einzelfall Ratevorgänge, und dies auch dann, wenn sich die Begutachtung auf objektive wissenschaftliche Begriffe bezieht, wenn also Identifizieren möglich ist, beispielsweise der Amygdala.

### 6.1.1 Gene als Ursache des Verhaltens?

Zwischen bestimmten Gendefekten, gestörten biochemischen Strukturen und Prozessen, Schäden bei der Entwicklung und Funktion des Nervensystems sowie entsprechenden Phänotypen gibt es deterministische (sichere) Ursache-Wirkungs-Zusammenhänge, beispielsweise bei verschiedenen Formen der Trisomie oder der Chorea major. Die Trisomie ist gleichzeitig ein Beispiel dafür, dass trotz des Gendefekts stimulierende Reizverhältnisse in der Kindheit die Entwicklung der Kernstrukturen der Persönlichkeit (Ich-Struktur, Motivationshierarchie, Innenwelt) und die Selbststeuerung wesentlich fördern können.

Beweise für einen deterministischen Ursache-Wirkungs-Zusammenhang zwischen Gendefekten und psychiatrisch-psychologischen Phänotypen (dies sind in der Regel unüberwindbar subjektive Diagnosekategorien) sowie einschlägigen Verhaltensweisen gibt es nicht. Es gibt aber zahlreiche Untersuchungen, in denen probabilistische Ursache-Wirkungs-Zusammenhänge nachgewiesen wurden. Ein wesentliches Beispiel ist der probabilistische Ursache-Wirkungs-Zusammenhang zwischen niedriger Aktivität des MAOA-Gens und aggressiven bzw. kriminellen Verhaltensweisen, insbesondere Gewaltdelikte (Abschnitt 3.1.4.1.1, Abbildung 3).

Ein Sonderfall besteht darin, dass eine Mutation des MAOA-Gens zu einem völligen Ausfall der Enzymproduktion und zu einer entsprechenden Störung des Stoffwechsels der Monoamine geführt hat (Brunner et al. 1993). Davon sind fünf hemizygote Männer einer großen holländischen Familie betroffen (d.h. das Gen liegt auf dem X-Chromosom). Diese Männer neigen zu verschiedenen Formen der Gewalt und zu anderen sozial unerwünschten bzw. rechtswidrigen Verhaltensweisen (impulsive aggression, arson, attempted rape, exhibitionism). Es ist möglich, dass die Folgen der genetischen Störung deshalb verstärkt zum Ausdruck kommen, weil das Lernen der Selbstkontrolle mit Hilfe von Bezugspersonen unzureichend war.

Schleim (2012) berichtet über die Urteile in zwei Mordfällen in Italien, bei denen der probabilistische Ursache-Wirkungs-Zusammenhang zwischen niedriger Aktivität des MAOA-Gens und Gewalt einbezogen wurde. Denn bei beiden Angeklagten wurde niedrige Aktivität des MAOA-Gens festgestellt, die von den Richtern in einem Fall als strafmildernd und im anderen Fall als Beweis für verminderte Zurechnungsfähigkeit angesehen wurde. Allerdings kann es keinen Beweis dafür geben, dass die niedrige Aktivität des MAOA-Gens im Einzelfall kausal an der Straftat beteiligt war. Denn es gibt auch Menschen mit niedriger Aktivität des MAOA-Gens, die keine Straftaten begehen. Die unmittelbare Ursache für eine Straftat ist eine hohe Motivation und/oder unzureichende Selbstkontrolle (Abschnitte 4.7.1 und 4.7.3.6).

## 6.1.2 Neurotransmitter-Systeme als Ursache des Verhaltens?

Auch zwischen Zuständen von Neurotransmitter-Systemen und psychiatrisch-psychologischen Phänotypen (dies sind in der Regel unüberwindbar subjektive Diagnosekategorien) sowie einschlägigen Verhaltensweisen gibt es nur probabilistische Ursache-Wirkungs-Zusammenhänge. Ein wesentliches Beispiel ist das Serotonin, das vor allem in den Raphe-Kernen erzeugt wird. Für das Verständnis der Zusammenhänge ist wesentlich, dass die Efferenzen der Raphe-Kerne (serotonerg) und des Locus coeruleus (noradrenerg) vor allem an der Erhaltung des durch das ARAS bedingten Wachzustandes (kortikale Aktivierung) sowie an der reizbedingten phasischen Erhöhung der Aktivierung beteiligt sind (Abschnitt 4.5). Das Serotonin (5-Hydroxytryptamin, 5-HT) bindet als Neurotransmitter in vielen Neuronensystemen an sehr verschiedenen Serotonin-Rezeptoren (von denen es mindestens 14 Typen gibt, die zu 7 Familien gehören: $5\text{-}HT_1 - 5\text{-}HT_7$) und ist als Signalmolekül für Genaktivierung wirksam. Ein wesentliches Beispiel ist die Hemmung von Stressreaktionen (Abschnitt 3.1.3.2).

Das Serotonin ist an vielfältigen und komplexen Ursache-Wirkungs-Zusammenhängen beteiligt. Eine Gruppe von Zusammenhängen, die für die forensische Psychiatrie wesentlich ist, betrifft verschiedene Formen von Aggression (darunter Gewaltdelikte). Über den Einfluss von Serotonin (aber auch anderer Stoffe) berichten beispielsweise Coccaro & Siever (2002) sowie Nelson & Trainor (2007). Am Zusammenhang zwischen Serotonin und Gewalt können auch genetische Ursachefaktoren beteiligt sein (dies schließt die Signalmoleküle ein, die diese Gene aktivieren). Ein

Beispiel ist das Gen MAOA (das Enzym MAOA baut Serotonin, Noradrenalin und Dopamin ab). Ein anderes Beispiel ist das Gen 5-HTTLPR (das
gebildete Protein ist der Serotonin-Transporter, der Serotonin aus dem
synaptischen Spalt in das präsynaptische Neuron wiederaufnimmt). Bei
beiden Genen gibt es kurze Allele, die nur wenig aktiv sind. Dies bedeutet, dass relativ wenige Proteine (MAOA und/oder Serotonin-Transporter)
hergestellt werden. Daher resultieren hohe Konzentrationen von Serotonin (Abschnitt 3.1.4.1). Aus verschiedenen Untersuchungen ist bekannt,
dass diese Konzentrationen im Laufe der Zeit in bestimmten Neuronensystemen zur Reduktion des Volumens führen, und dass dadurch die
Funktionen beeinträchtigt werden. Zu diesen Neuronensystemen gehören vor allem die Amygdala und bestimmte Bereiche des vorderen Gyrus
cinguli. Diese Volumensverringerungen erhöhen das Risiko für gewalttä-
tiges Verhalten (z.B. Canli & Lesch 2007; Meyer-Lindenberg, Buckholtz
et al. 2006). Erhöht wird aber auch das Risiko für Depression (z.B. Pezawas et al. 2005).

Unabhängig vom genetischen Risiko ist bei intensiven oder chronischen Belastungen durch Reize der Außenwelt und/oder durch Prozesse der Innenwelt (Urteilen, Denken) die Amygdala überaktiviert (Abschnitt 4.7.2). Durch die Efferenzen in den hypothalamischen Nucleus
paraventricularis wird insbesondere das CRF-ACTH-Corticosteroid-System übermäßig aktiviert. Daraus resultieren Störungen des Glucocorti-
coid- und Glutamat-Stoffwechsels (Abschnitt 3.2.2). Durch die Efferenzen
in die Raphe-Kerne, den Locus coeruleus und die VTA (Area tegmentalis
ventralis) wird der Stoffwechsel der Neurotransmitter Serotonin, Noradrenalin und Dopamin gestört. Von der Störung ist auch das basale Vorderhirn (cholinerg) betroffen.

Welche Verhaltensweisen (Sagen, Tun) bei Interaktionen mit anderen Personen resultieren, hängt vor allem von den ein- und mehrdeutigen
Reizverhältnissen, dem sozialen Reizkontext sowie von den verfügbaren
Gedächtnis- bzw. Erfahrungsstrukturen (limbisch-thalamo-neokortikale
Systeme) ab, die durch die Reizverhältnisse sowie die dominanten Motive aktiviert werden. Die Grundlage dafür ist die durch das Erziehungsverhalten der Bezugspersonen beeinflusste Entwicklung der Kernstrukturen der Persönlichkeit (Ich-Struktur, Motivationshierarchie, Innenwelt) und
der Selbststeuerung bzw. Selbstkontrolle (Abschnitt 5.3.1.3). Allerdings

sind wegen der probabilistischen Ursache-Wirkungs-Zusammenhänge Erklärungen und Vorhersagen des Verhaltens im Einzelfall unsicher.

Wie komplex die Verhältnisse sind, zeigt sich daran, dass auch relativ niedrige Konzentrationen von Serotonin, die schon längere Zeit bestehen oder kurzzeitig experimentell erzeugt werden, mit bestimmten Formen der Aggressivität oder mit Depression verbunden sein können. Dies zeigen verschiedene Studien (z.B. Carver, Johnson & Joormann 2008; Gingrich & Hen 2001; Krakowski 2003; Neumeister, Hu et al. 2006 sowie Passamonti, Crockett et al. 2012).

Serotonin wird aber auch mit Schizophrenie in Zusammenhang gebracht. Besonders einflussreich ist zwar die Störung des Dopamin-Systems, die über die mesolimbische oder die mesokortikale Bahn wirksam wird (Abschnitte 4.7.3.2.2.2 und 4.7.3.2.2.3). Doch bewirken, wie bereits zuvor festgestellt wurde, schwer oder anhaltend belastende Reizverhältnisse und/oder Prozesse der Innenwelt (Urteilen, Denken) sowie entsprechende Aktivierungen der Amygdala auch andere Stoffwechselstörungen: die Efferenzen zum hypothalamischen Nucleus paraventricularis und die Aktivierung des CRF-ACTH-Corticosteroid-Systems bewirken Störungen des Glucocorticoid- und Glutamat-Stoffwechsels, die Efferenzen zu den Raphe-Kernen und den Locus coeruleus bewirken Störungen des Serotonin- und Noradrenalin-Systems. Auch Störungen des Acetylcholin-Systems werden als wesentlich angesehen (z.B. Sarter & Parikh 2005; Tamminga 2006). Die Stoffwechselstörungen sind vor allem extrem hohe oder niedrige Konzentrationen von Enzymen für den Abbau oder die Synthese von Neurotransmittern (z.B. MAO, COMT, Tryptophan Hydroxylase), von Transporter-Proteinen (z.B. GABA-, Dopamin-, Serotonin-, Noradrenalin- und Glutamat-Transporter) sowie von Neurotransmittern und ihren Rezeptoren (z.B. Dopamin-Rezeptoren: $D_1 - D_5$).

Die Ergebnisse zahlreicher Untersuchungen weisen bei Schizophrenie auf eine Hyperfunktion des Dopamin-Systems in der mesolimbischen Bahn, eine Hypofunktion des Dopamin-Systems in der mesokortikalen Bahn sowie eine Hypofunktion des Glutamat-Systems (z.B. Stahl 2007). Parallel dazu wird eine Hyperfunktion oder Hypofunktion des Serotonin-Systems angenommen. Doch sind die Befunde widersprüchlich (z.B. Roth & Meltzer 1995/2000). Es besteht aber kein Zweifel an Störungen des Serotonin-Systems (z.B. Meltzer 2002; Roth & Meltzer 1995/2000;

Tamminga 2006). Die Untersuchungen sind vor allem in vivo Analysen anhand von Neuroimaging sowie histologische post mortem Analysen. So haben González-Maeso, Ang et al. (2008) an post-mortem Gehirnen von unbehandelten Schizophrenen festgestellt, dass im Vergleich zu einer Kontrollgruppe Gesunder die Dichte eines bestimmten Serotonin-Rezeptors (5-HT$_{2A}$) im Kortex signifikant erhöht war, während die Dichte eines bestimmten Glutamat-Rezeptors (mGlu2) signifikant niedriger war. Eine durch die Reizverhältnisse und/oder Prozesse der Innenwelt bedingte Hypofunktion des Serotonin-Systems kann auch bei Schizophrenen zu Symptomen der Depression führen. Solche Zustände bestehen vor allen in der prodromalen Phase. So haben Häfner et al. (2005) die zehn häufigsten prodromalen Symptome von 130 Schizophrenen und 130 Depressiven verglichen und hohe Übereinstimmung festgestellt (s.a. Abschnitt 4.7.3.6.2.4.2). In einer Untersuchung anhand von Neuroimaging haben Hurlemann, Matusch et al. (2008) nachgewiesen, dass bei Personen mit hohem Schizophrenie-Risiko (Vorhandensein von prodromalen Symptomen) im Vergleich mit einer Kontrollgruppe ohne Schizophrenie-Risiko die Dichte bestimmter Serotonin-Rezeptoren (5-HT$_{2A}$) in einigen Neuronensystemen signifikant reduziert war.

Unsichere bzw. probabilistische Ursache-Wirkungs-Zusammenhänge zeigen sich auch bei der Therapie (Psychopharmaka und/oder Psychotherapie). Bestimmte Antidepressiva, die nicht nur bei Depression, sondern auch bei anderen Störungen angewendet werden (posttraumatische Belastungsstörungen, bipolare Störung), wirken vor allem auf die Serotonin- und/oder Noradrenalin-Transporter und hemmen dadurch die Wiederaufnahme der Transmitter in das präsynaptische Neuron. Andere Antidepressiva hemmen das Enzym Monoaminooxidase (MAO), das Serotonin, Noradrenalin und Dopamin abbaut. Auch die atypischen Antipsychotika, beispielsweise Olanzapin und Risperidon, denen die Blockade von Serotonin-Rezeptoren gemeinsam ist, werden zur Behandlung verschiedener psychischer Störungen verwendet (Schizophrenie, bipolare Störung, Depression, Manie). Die Einflüsse der atypischen Antipsychotika (aber auch mancher typischer Antipsychotika) betreffen verschiedene Serotonin-Rezeptoren, vor allem aber 5-HT$_{2A}$, 5-HT$_{2C}$ und 5-HT$_{1A}$ (Meltzer 1999). Der präsynaptische 5-HT$_{1A}$-Rezeptor wirkt in den Zellkörpern der Neurone der Raphe-Kerne als Autorezeptor. Seine Erregung führt zur

Hemmung der 5-HT Neurone. Bei den postsynaptischen Neuronen (vor allem im vorderen Gyrus cinguli und Hippocampus) führt die Erregung des 5-HT$_{1A}$-Rezeptors zur Hyperpolarisation (z.b. Gingrich & Hen 2001; Tamminga 2006). Die Erregung des 5-HT$_{2A}$-Rezeptors, dessen Dichte im Kortex hoch ist, führt zur Depolarisation der postsynaptischen Neurone. Dementsprechend haben 5-HT$_{1A}$-Rezeptor-Agonisten ähnliche Wirkungen wie 5-HT$_{2A}$-Rezeptor-Antagonisten. Solche Wirkungen haben nach Meltzer (1999) beispielsweise Clozapin, das als Prototyp der atypischen Antipsychotika gilt, und Ziprasidon. Zwischen den Rezeptorbindungsprofilen der beiden Medikamente gibt es aber doch beträchtliche Unterschiede. So hat Clozapin eine niedrigere Affinität zu Dopamin-Rezeptoren und eine höhere Affinität zu adrenergen Rezeptoren (z.b. Miyamoto, Duncan et al. 2002).

Über den Zusammenhang zwischen Schizophrenie und Gewalt gibt es zahlreiche Untersuchungen. Darüber berichten beispielsweise Walsh, Buchanan & Fahy (2002) sowie Volavka & Citrome (2011). Neben Reizverhältnissen und einer Motivationslage, die gewaltfördernd sind, wird die Wahrscheinlichkeit des Zusammenhanges zwischen Schizophrenie und Gewalt durch gleichzeitige Abhängigkeit von psychotropen Substanzen und/oder akute psychotische Symptome beträchtlich erhöht. Doch gibt es keinen Beweis dafür, dass dieser Zusammenhang durch Serotonin vermittelt wird (z.b. Elbogen & Huss 2000), obwohl durch die Behandlung mit atypischen Antipsychotika (z.b. Clozapin) auch die Gewaltneigung verringert wird (Coccaro & Siever 2002).

### 6.1.3 Neuronensysteme als Ursache des Verhaltens?

Grundsätzlich ist das Verhalten (Sagen, Tun) einer Person durch die Motivationslage bedingt, die im Rahmen der Selbststeuerung bzw. Selbstkontrolle dominiert (Abschnitt 4). Dem kann das komplexe Zusammenwirken zwischen vielen Neuronensystemen zugrundeliegen, darunter Gedächtnis- bzw. Erfahrungsstrukturen (limbisch-thalamo-neokortikale Systeme). Bei neurowissenschaftlichen Untersuchungen resultieren aber in der Regel nur probabilistische Gesetzmäßigkeiten. Dies ist auch durch interindividuelle Unterschiede von Hirnstrukturen bedingt, insbesondere der Gedächtnis- bzw. Erfahrungsstrukturen. Dennoch können methodisch einwandfreie Ergebnisse zu neuem Wissen über Strukturen und Funktionen des Nervensystems führen, beispielsweise der Amygdala. Doch lassen solche Ergebnisse im Einzelfall keine sicheren Verhaltenserklärungen oder Verhaltensvorhersagen zu.

Auch zwischen der Aktivität bestimmter Neuronensysteme und aggressiven bzw. kriminellen Verhaltensweisen gibt es nur probabilistische Ursache-Wirkungs-Zusammenhänge (z.B. Coccaro & Siever 2002; Soyka 2011). Dazu gehören insbesondere die zahlreichen Untersuchungen von Damasio und seinen Mitarbeitern über den Einfluss von Defekten des ventromedialen PFC (z.B. Anderson et al. 1999; Damasio et al. 1990) oder die Existenz eines Neuronensystems, das bei impulsiven Verhaltensweisen besonders aktiv ist (z.B. Bechara 2005). Die Untersuchungen von Damasio und Kollegen sowie andere Beispiele werden von Schleim (2012) zum Problem der forensischen Begutachtung in Beziehung gesetzt. Diese Problematik besteht aber auch bei probabilistischen Ursache-Wirkungs-Zusammenhängen in Bezug auf aggressive bzw. kriminelle Verhaltensweisen, an denen (auch oder nur) andere Neuronensysteme beteiligt sind. Dazu gehören beispielsweise der dorsolaterale PFC, der vordere Gyrus cinguli, die Amygdala, der Hippocampus und der Gyrus temporalis superior (z.B. Batts 2009; Raine & Yang 2006; Yang, Glenn & Raine 2008). Trotz probabilistischer Ursache-Wirkungs-Zusammenhänge zwischen bestimmten neuropathologischen Veränderungen und bestimmten Verhaltensweisen oder psychischen Störungen werden derartige Ergebnisse als Grundlage für Gerichtsurteile herangezogen. Batts (2009) sowie Yang et al. (2008) berichten über Angeklagte, die als unzurechnungsfähig (not guilty by reason of insanity) angesehen wurden, weil bei ihnen neuropathologische Veränderungen nachgewiesen worden waren, die bei bestimmten psychischen Störungen mehr oder weniger häufig auftreten. Ein bekanntes Beispiel ist J. Hinckley Jr., der 1981 ein Attentat auf Präsident R. Reagan verübt hat. Nach einer Computertomographie wurde bei ihm eine neuropathologische Veränderung nachgewiesen, die bei Schizophrenie häufig ist. Dies sind erweiterte Sulci (nach Schätzungen gibt es diese Veränderung bei 1/3 der Schizophrenen, doch nur bei einem von 50 Gesunden). Vor allem aufgrund dieses Befundes wurde Hinckley 1989 als unzurechnungsfähig (not guilty by reason of insanity) erklärt.

Die Anwendung statistischer Ergebnisse aus dem Bereich der neurowissenschaftlichen Forschung auf den Einzelfall vor Gericht ist zunehmend häufig. Ein wesentlicher Einflussfaktor ist die scheinbar hohe Beweiskraft neurowissenschaftlicher Befunde, die auch experimentell nachgewiesen wurde. So beurteilten 396 Studenten in einem Experiment (als ob sie Geschworene wären) die Zurechnungsfähigkeit einer Fall-Vignette (ein wegen Mordes angeklagter Mann). Die Versuchspersonen wurden acht Gruppen zugeordnet, die aus der systematischen Variation von drei dichotomen unabhängigen Variablen resultierten. Die drei Variablen waren: mental disorder (psychosis or psychopathy), neuroimaging evidence (present or absent) sowie Ursprung der Störung (traumatic brain injury or not specified). Die „Geschworenen" beurteilten den „Angeklagten" signifikant häufiger als unzurechnungsfähig, wenn bei ihm eine Psychose diagnostiziert worden war, wenn er einen traumatischen Hirnschaden hatte, oder wenn das Neuroimaging einen Hirnschaden erkennen ließ (Gurley & Marcus 2008). Diese Ergebnisse waren bei den „Geschworenen" besonders deutlich, die berichteten, dass sie durch die genannten Informationen (Psychose oder Hirnschaden) beeinflusst waren. Die hohe Realitätsbezogenheit des Experiments von Gurley & Marcus zeigt sich in den Daten von Untersuchungen über die Gründe von Unzurechnungsfähigkeit (not guilty by reason of insanity). Denn Batts (2009) berichtet, dass bei 60 bis 70% aller Angeklagten, die als unzurechnungsfähig beurteilt worden waren, die Diagnose einer Psychose zugrunde lag, und dass bei mindestens 10% dieser Personen diese Diagnose auf einen Hirnschaden bezogen war.

Es gibt aber auch Einzelfälle, bei denen defekte Neuronensysteme das Verhalten sehr stark beeinflussen können. Über ein entsprechendes Beispiel berichten beispielsweise Batts (2009) und Schleim (2012). Dies war ein 40-jähriger Mann, bei dem plötzlich unkontrollierbare Pädophilie auftrat. Etwas später wurde ein Ei-großer Tumor im orbitofrontalen Kortex entdeckt und erfolgreich operiert, worauf der Drang verschwand. Als sich der Tumor neubildete, kam es wieder zur Pädophilie, die nach erneuter Operation aufhörte.

*6.1.4 Das Verhalten (Sagen, Tun) ist eine komplexe Funktion zahlreicher Einflussfaktoren*

Die vorangegangenen Ausführungen haben gezeigt, dass das spezifisch menschliche Verhalten (Sagen, Tun) eine komplexe Funktion von vielfältigen Einflussfaktoren sein kann, und dass wegen der probabilistischen Ursache-Wirkungs-Zusammenhänge Erklärungen und Vorhersagen des Verhaltens im Einzelfall unsicher sind. Die Tatsache, dass das gelernte (unbedachte oder bedachte) Verhalten grundsätzlich unsicher (probabilistisch, indeterminiert) ist, scheint darauf zu weisen, dass der Wille bzw. das Wollen des Menschen frei ist. Doch ist der Schluss auf absolute Willensfreiheit keineswegs korrekt. Vielmehr besteht ein relativer Indeterminismus bzw. Determinismus. Relativer Determinismus bzw. Indeterminismus bedeutet, dass die Verhältnisse in Abhängigkeit der reiz- und personspezifischen Bedingungen variieren, wobei vor allem die Reizverhältnisse (Ist-Zustände), die Motivationshierarchie (Soll-Zustände) sowie die Prozesse der Ich-gesteuerten Informationsverarbeitung (Wahrnehmen, Urteilen, Denken, Verhalten) wesentlich sind (Abschnitt 4).

Die Frage, ob Menschen einen freien Willen haben oder nicht, wird in den letzten Jahren zunehmend von Neurowissenschaftlern, Psychiatern, Psychologen, Philosophen und Juristen diskutiert (z.B. Baumeister 2008; Cashmore 2010; Haggard 2008; Hirsch 2010; Kröber 2007, 2009; Libet 1999; Roth 2003; Wegner 2002). Außerdem ist umstritten, ob das Problem des freien Willens für die forensische Psychiatrie wesentlich ist (z.B. Felthous 2008; Meynen 2009; Morse 2007; Schleim 2012).

Als Hauptbeweis gegen Willensfreiheit gilt ein (mehrfach repliziertes) Experiment von Libet über den Zusammenhang zwischen der Entscheidung über die Bewegung eines Fingers, einem damit verbundenen Hirnprozess (Bereitschaftspotential) und der Bewegung (z.B. Libet 1999). Denn das Experiment zeigte, dass das Bereitschaftspotential im Durchschnitt bereits -550 ms (vor der Muskelaktivierung) einsetzte, während der Entscheidungsprozess erst bei -150 ms bewusst wurde. In der Zeitspanne zwischen -150 ms und -50 ms konnte allerdings die Entscheidung rückgängig gemacht werden, d.h. die Fingerbewegung unterblieb. In den 50 ms vor Aktivierung des Muskels erfolgt die Aktivierung der motorischen Nervenzellen des Rückenmarks durch den primären motorischen Kortex. Während dieser Zeit können Aktivitäten anderer Bereiche des Kortex nicht mehr bewirken, dass die Fingerbewegung unterbleibt (Libet 1999). Soon, Brass et al. (2008) zeigten sogar, dass aufgrund der Aktivität bestimmter nicht-motorischer Bereiche des Kortex die Entscheidungen von Versuchspersonen über einfache Bewegungen bis zu 10 s vor Bewusstwerden der Entscheidung vorhergesagt werden können. Zu diesen Bereichen gehörten vor allem der frontopolare Kortex (BA 10), ein medialer parietaler Bereich (vom Praecuneus bis zum hinteren Gyrus cinguli) sowie der mediale präfrontale Kortex.

Libet hat zwar gezeigt, dass Hirnaktivitäten (Bereitschaftspotential) bereits einsetzen, bevor die Entscheidung über eine Fingerbewegung bewusst wird. Doch gibt es vor Einsetzen des Bereitschaftspotentials Aktivitäten in nicht-motorischen Bereichen des Kortex, darunter der präfrontale Kortex und der mediale parietale Kortex, die das Bereitschaftspotential im prämotorischen Kortex initiieren (Haggard 2008). Dies weist auf eine entsprechende Sequenz der Selbststeuerung bzw. Selbstkontrolle, der andere Sequenzen vorausgehen und nachfolgen (Abschnitt 5.1.1). Vorausgehende Sequenzen sind etwa der Beschluss an der Teilnahme am Experiment, das Aufsuchen des Labors, das Grüßen beim Eintreten sowie das Befolgen der Instruktion des Versuchsleiters. Die Möglichkeit, dass eine prämotorisch aktivierte Handlung (das Bereitschaftspotential hat eingesetzt) bis zu -50 ms (vor Muskelaktivierung) gestoppt werden kann, weist auf das Zusammenwirken von Neuronensystemen, deren Aktivität zu Wahrnehmungen und Verhaltensweisen führt. Dies kann mit raschen oder langsamen Prozessen verbunden sein. Ein rascher Prozess erfolgt beispielsweise dann, wenn das Überqueren einer Straße bei Grünlicht gestoppt wird, um einen Unfall zu vermeiden. Doch sind auch komplizierte Entscheidungsprozesse möglich. Dies sind Prozesse der Innenwelt, d.h. geistig-neuronale Prozesse (Abschnitte 4.3.4 und 4.7.3.1).

Führen die wirkenden Kräfte (die Reizverhältnisse und/oder die Ich-gesteuerten Prozesse der Innenwelt) zur Dominanz eines Motivs oder einer Gruppe von zusammenwirkenden Motiven, so wird das entsprechende Verhalten ausgelöst. Dies ist so, als ob es determiniert ist. So können manche Reize der Außenwelt eine so große Zugkraft ausüben, dass die dadurch eingeschalteten Motive sofort entsprechendes Annäherungsverhalten auslösen. Allerdings ist es möglich, dass hierarchisch höhere Motive dem entgegenwirken, insbesondere Grundwerte sowie affektiv fest verankerte Bedürfnisse und Gebote. Sie können nicht nur das Wahrnehmen und Verhalten (Handeln, Unterlassen), sondern auch die Prozesse der Ich-gesteuerten Informationsverarbeitung praktisch determinieren. So kommen für eine bestimmte Person bestimmte Wahrnehmungen, Urteile, Denkprozesse und Verhaltensweisen, beispielsweise das gedankliche oder tatsächliche Ausüben von Gewalt oder bestimmte sexuelle Praktiken, unter keinen Umständen in Frage. Dazu kann auch gehören, dass der Gedanke, das personen- oder gruppenspezifische Gebot zu brechen, sofort unterdrückt bzw. gehemmt wird, d.h. eine Diskussion bzw. Argumentation ist ausgeschlossen.

Besondere Verhaltensweisen, die determiniert zu sein scheinen, sind die Zwänge und Süchte, darunter Waschzwang, Spielsucht oder Alkoholsucht. Die Begriffe Zwang und Sucht weisen darauf, dass entsprechende Verhaltensweisen persönlich und/oder sozial störend sind. Leidet eine Person unter einem Zwang oder einer Sucht (eine objektive Definition dieser Begriffe ist allerdings nicht möglich), dann ist es notwendig, die Motive, die das störende Verhalten auslösen, zu schwächen und die Motive zu stärken, die in kritischen Situationen erwünschte Verhaltensweisen auslösen. Mangelt es einer Person an Wissen und Können, nicht aber an Lernbereitschaft und Lernfähigkeit, so kann fachliche Hilfe zielführend sein (Abschnitt 2.3.2.2).

Dominiert nicht ein Motiv, so folgt eine spontane oder bedachte Entscheidung, die zur Dominanz eines Motivs oder einer Gruppe von zusammenwirkenden Motiven führt. So entsteht (allenfalls sehr starkes) Hungergefühl bzw. Essbedürfnis durch chemische und physikalische Reize aus dem Körperinneren (abnehmende Verfügbarkeit von Glucose, Leerkontraktionen des Magens) sowie durch das Sehen und Riechen von appetitlicher Nahrung. Doch können auch Prozesse der Innenwelt Einfluss nehmen (z.B. Vorstellen einer schmackhaften Speise). Darauf gibt man dem starken Bedürfnis sofort (spontan) nach. Es ist aber auch möglich, dass dieses Motiv nicht dominant ist, dass also andere Motive stärker sind, oder dass bestimmte Motive entgegenwirken und ein Ich-gesteuerter Entscheidungsprozess resultiert. So können bestimmte Reizverhältnisse Motive aktivieren, die zum Auftreten von Einwänden und Bedenken (kontra-Argumente) und zu einem Aufschub führen, beispielsweise Zeitmangel wegen einer wichtigen Arbeit oder hohe Preise eines Restaurants. Derartige Entscheidungsprozesse sind aber nur dann möglich, wenn die (von Reizen der Außenwelt und/oder Prozessen der Innenwelt abhängige) kortikale und affektive Aktivierung nicht in den unteren oder oberen Extrembereich verschoben ist und genug Bedenkzeit besteht. Besteht bei einer Person extreme kortikale und affektive Aktivierung, so ist zielorientiertes Verhalten nicht möglich, d.h. das affektlose oder affektgeladene Verhalten ist verwirrt bzw. desorientiert. Wirken bei ungestörter Selbststeuerung bzw. Selbstkontrolle zwei oder mehr gleich starke Motive (Gebote, Bedürfnisse usw.) gegeneinander, so besteht ein Konflikt in der Innenwelt (die Qual der Wahl). Die Stärke hängt von der Stärke der beteiligten Motive ab, beispielsweise Pflichtgefühl und Bedürfnis nach einer pflichtwidrigen Handlung. Der Konflikt wird dann gelöst, wenn die Reizverhältnisse und/oder Prozesse der Innenwelt (Urteilen, Denken) die Stärke eines Motivs verändern.

Werden durch Reize der Außenwelt und/oder Prozesse der Innenwelt jedoch nur schwache Motive aktiviert, dann ist das Verhalten (Reaktion oder Aktion) so, als ob es indeterminiert ist. Man könnte also genau so gut das Gegenteil tun. Beispielsweise kann bei einer Person ein großes Bedürfnis nach einem Spaziergang bestehen. Doch ist die Richtung gleichgültig. Dies gilt allgemein, also auch für Verhaltensweisen, die von nahezu allen Menschen als inhuman angesehen werden und weist auf die Notwendigkeit des Regellernens (Abschnitt 5.1).

## 6.2 Alternativen für die psychiatrisch-psychologische Begutachtung

Schon lange Zeit gibt es Kontroversen darüber, ob und in welcher Form psychiatrisch-psychologische Begutachtung im Rahmen der Rechtsprechung anzuwenden ist (z.B. Faust & Witkin 1988; Mellsop, Fraser et al. 2011; Morse 2007; Silva 2009; Strasburger, Gutheil & Brodsky 1997). So zitiert Cashmore (2010) die britische Kriminologin Wootton (1959): "If mental health and ill-health cannot be defined in objective scientific terms that are free of subjective moral judgments, it follows that we have no reliable criterion by which to distinguish the sick from the healthy mind. The road is then wide open ... to dispense with the concept of responsibility altogether".

In den vergangenen Jahrzehnten hat die Weiterentwicklung der Diagnosesysteme (ICD, DSM) sowie die Gesetzgebung in vielen Ländern den Arbeitsbereich der forensischen Psychiatrie intensiviert und zunehmend erweitert (z.b. Arboleda-Flórez 2006). Das neue Wissen über die grundlegenden Unterschiede zwischen subjektiven und objektiven wissenschaftlichen Begriffen sowie der Bezug auf unüberwindbar subjektive wissenschaftliche Begriffe bei den Diagnosesystemen (ICD, DSM) und der entsprechenden Gesetzgebung weist allerdings auf die Notwendigkeit von Veränderungen.

Den Diagnosesystemen fehlt es an Validität, um im Einzelfall gerichtliche Entscheidungen auf der Grundlage dieser Diagnosesysteme zu begründen, die für die Betroffenen (Kinder, Jugendliche, Erwachsene) schwerwiegende persönliche, soziale und rechtliche Folgen haben. Außerdem ist eine wesentliche Verbesserung der Validität nicht möglich (Abschnitt 2.1). Daher ist der Verzicht auf die psychiatrisch-psychologische Diagnoseerstellung und Begutachtung angebracht. Ein solcher Verzicht ist problemlos, weil die psychiatrisch-psychologische Begutachtung durch bessere Alternativen ersetzt werden kann. Solche Alternativen werden in den nachfolgenden Abschnitten dargestellt. Zuerst wird aber die Verbindung zwischen Strafrecht und verschiedenen Aspekten von Schuld verdeutlicht.

### 6.2.1 Die Schuldfrage im Rahmen des Strafrechts

In sehr vielen Ländern, insbesondere des anglo-amerikanische Bereiches (z.b. Felthous 2008; Hart 1968; Molan 2012), besteht das Strafrecht (criminal law) aus zwei Komponenten. Dies sind actus reus (guilty act) und mens rea (guilty mind). Actus reus ist die objektive (äußere) Tatseite, die zumeist mit mens rea, der subjektiven (inneren) Tatseite, verbunden ist, beispielsweise Vorsatz. Daher ist mens rea ebenso zu beweisen wie der actus reus (z.b. Molan 2012). Unter bestimmten Umständen ist ein Bezug auf mens rea nicht notwendig, d.h. es besteht volle Verantwortlichkeit (absolute/strict liability). Die Bedeutungen der beiden Begriffe haben sich im Laufe der Zeit beträchtlich verändert, auch die Verbindung von mens rea mit anderen Begriffen, insbesondere freier Wille und Verantwortlichkeit (z.b. Felthous 2008). Dies betrifft auch verschiedene Möglichkeiten, wonach mens rea nicht anwendbar ist, dass also beim actus reus ein mentaler Zustand besteht, der Schuld ausschließt.

In Deutschland gibt es das Schuldstrafrecht, das am Schuldbegriff und am Schuldprinzip orientiert ist. Auch zum Schuldbegriff gibt es Bedeutungsänderungen sowie kontroverse Auffassungen. Nach Jescheck (1998) geht es dabei um die Frage, in welcher Weise die subjektive Zurechnung einer tatbestandsmäßigen und rechtswidrigen Handlung an seelische Eigenschaften und Regungen des Täters gebunden werden kann und wie insbesondere eine auf die Schuld des Täters bezogene Strafe als staatliche Reaktion auf die Tat nach Grund, Art und Maß zu rechtfertigen ist. Das Schuldprinzip besteht nach Jescheck (1998) aus zwei Aspekten (keine Strafe ohne Schuld, Strafe nur nach dem Maß der Schuld) und gilt in Deutschland und Österreich seit dem 19. Jahrhundert. Jescheck (1998) weist aber auch auf die Argumente von Gegnern des Schuldprinzips, die auch den Schuldbegriff als überholt ablehnen. Zu den Gegnern des Schuldprinzips gehören auch Wissenschaftler, die einen neurobiologischen Determinismus vertreten. So stellt Hirsch (2010) fest, dass die Neurobiologen Singer, Prinz und Roth den Verzicht auf ein Strafrecht fordern, das gegen den Täter den Vorwurf erhebt, er sei schuldig, weil er sich anders hätte entscheiden können als zu der unrechtmäßigen Handlung.

Doch beweisen die Ergebnisse der modernen Hirnforschung keineswegs, dass das Prinzip der persönlichen Schuld keine neuronalen Grundlagen hat, dass es also keine persönliche Verantwortlichkeit gibt. Denn das neue Wissen über das Zusammenwirken von geistig-neuronalen und neuronalen Prozessen hat auch zur Klärung des Determinismus-Indeterminismus-Problems beigetragen, indem Beweise für einen relativen Determinismus bzw. Indeterminismus verfügbar geworden sind (Abschnitt 6.1.4). Dieser neurowissenschaftlich orientierte relative Determinismus bzw. Indeterminismus unterscheidet sich von dem Begriff des relativen Indeterminismus, der im Rahmen der Rechtswissenschaft umstritten ist (z.B. Marlie 2008; Spilgies 2007).

Das neue Wissen betrifft insbesondere die neurobiologischen Grundlagen der Selbststeuerung bzw. Selbstkontrolle (Abschnitt 4). Die Koordination von Ist- und Soll-Zuständen, die Prozesse, mit denen Störungen (Diskrepanzen zwischen Ist- und Soll-Zuständen) vermieden, behoben oder verkraftet werden sowie die damit verbundenen Wahrnehmungen, Urteile, Denkprozesse und Verhaltensweisen (Sagen, Tun) sind spezifisch menschliche Tätigkeiten, die an Hirnfunktionen gebunden sind. Dazu gehört auch das Lernen von Selbstkontrolle (Abschnitt 5). Vor allem der Abschnitt über das Regellernen weist auf das fortlaufende Zusammenwirken von deskriptiven und normativen Regeln gemäß dem verfügbaren Wissen, Können und Wollen (darunter Gebote und Pflichten) bei Interaktionen mit Objekten, Maschinen, Tieren und Menschen. Dementsprechend ist auch Vorwerfbarkeit von nicht tolerierbaren Störungen gerechtfertigt, vor allem dann, wenn die materielle, organische oder soziale Störung objektiv erkennbar ist, wenn der Verursacher feststeht, und wenn eine Entschuldigung nicht hinreichend ist. Ein solcher Vorwurf kann im Rahmen der Erziehung auch gegenüber einem Kind geäußert werden, sofern es die Zusammenhänge versteht. Welche Form und welche Konsequenzen der Vorwurf hat, hängt vom Wissen, Können und Wollen (darunter Gebote und Pflichten) der Bezugsperson ab. Dazu kann beispielsweise das Ermahnen und Erklären, Schimpfen, Androhen von Strafe oder Strafen gehören. Jedenfalls ist das Vorwerfen einer nicht-tolerierbaren Störung ein wesentlicher Aspekt des Lernens von Geboten und Pflichten und damit auch der Prävention von Störungen, vor allem dann, wenn an das Vorwerfen auch Anleitungen zum korrekten Verhalten anschließen. Wesentlich ist aber auch, dass das Regellernen die Kinder und Jugendlichen nicht überbelastet (Abschnitt 5.3.).

Eine besondere Form von Regeln sind die Gesetze, die im Rahmen von Rechtssystemen in Kraft gesetzt werden, insbesondere um das einheitliche und objektive Anwenden von Regeln zu gewährleisten. Dementsprechend stellt das Anwenden des Schuldprinzips beim Strafrecht die Regelung einer sozial besonders störenden Form der spezifisch menschlichen Selbststeuerung bzw. Selbstkontrolle dar. Die objektive Anwendung der Gesetze des Strafrechts ist an eine objektive Definition der wesentlichen Begriffe gebunden, beispielsweise Unmündige, Angehörige, Urkunde, Vorsatz, Diebstahl, Totschlag sowie Milderungsgründe. Doch sind einige grundlegende Begriffe durch mangelnde Objektivität gekennzeichnet, insbesondere Schuldunfähigkeit (Zurechnungsunfähigkeit) und Gefährlichkeit.

## 6.2.2 Schuldunfähigkeit (Zurechnungsunfähigkeit), Gefährlichkeit und Vorbeugung

Schuldunfähigkeit (Zurechnungsunfähigkeit) bedeutet, dass es Gründe gibt, die eine Strafe ausschließen. Im Gesetz werden mangelnde Reife oder seelische Störungen genannt.

### 6.2.2.1 Mangelnde Reife und seelische Störungen

Während Unmündige (bis 14 Jahre) schuldunfähig sind, besteht Schuldunfähigkeit bei Jugendlichen (14 bis 18 Jahre) dann, wenn ihre Reife verzögert ist. Allerdings können entsprechende Begutachtungen im Einzelfall nicht objektiv sein (ebenso wie allfällige Feststellungen über Frühreife bei Kindern, die Straftaten begangen haben). Doch kann man auf das Diagnostizieren von Schuldunfähigkeit aufgrund verzögerter Reife verzichten, wenn Milderungsgründe berücksichtigt werden. Dazu gehören frühkindliche Krankheiten, Vernachlässigung oder delinquentes Milieu. Wird eine Freiheitsstrafe verhängt, so können in der Zeit des Strafvollzuges sozialpädagogische Maßnahmen erfolgen, um den Defiziten beim Regellernen und der Selbstkontrolle entgegenzuwirken.

Bei seelischen Störungen werden mehrere Gruppen unterschieden. Dies sind Schwachsinn, tiefgreifende Bewusstseinsstörungen und andere psychiatrisch-psychologische Diagnosekategorien, darunter Psychosen, Persönlichkeitsstörungen, Störungen der Impulskontrolle oder Abhängigkeiten. Das Erklären einer Straftat durch Schwachsinn ist im Einzelfall eine unbeweisbare Hypothese. Denn Schwachsinn ist ein subjektiver Begriff und Schlüsse von einem niedrigen Intelligenzquotienten auf fehlende Einsichtsfähigkeit sind unsicher (auch wegen der durch mangelnde Reliabilität und/oder Validität bedingten Messfehler). Bei den seelischen Störungen kann außerdem das Problem der Simulation bestehen.

Einen Sonderfall bilden die objektiv nachweisbaren Bewusstseinsstörungen durch einen organischen Defekt (z.B. Herzinfarkt) oder durch Berauschung. Doch können dadurch nur solche Straftaten erklärt werden, die ohne Aufmerksamkeit bzw. Konzentration möglich sind, insbesondere schwere Unfälle. Denn es ist auch möglich, sich in einen Vollrausch zu versetzen, um eine strafbare Handlung zu begehen.

Keine unüberwindbar subjektive Diagnosekategorie kann rechtswidriges Verhalten erklären, also einen Zusammenhang zwischen psychischer Störung und Begehung der Straftat herstellen (Abschnitt 6.1.4). Bei einer Person kann aber ein Zustand eindeutiger Selbst- und/oder Gemeingefährlichkeit vorliegen, der strafrechtlich nicht relevant ist und die vorübergehende Unterbringung in eine psychiatrische Abteilung begründet, um eine folgenschwere Handlung, insbesondere Selbstmord oder eine schwere Straftat zu verhindern (Abschnitt 2.2). Befürchtet eine Person, dass sie aufgrund belastender Reizverhältnisse und/oder der Neigung zu belastenden Prozessen der Innenwelt (Urteilen, Denken) im Zustand extrem hoher kortikaler und affektiver Aktivierung eine folgenschwere Handlung (Selbstmord, schwere Straftat) begehen könnte, so ist es angebracht, dass sie psychiatrisch-psychologische Hilfe sucht. Daher ist es zweckmäßig, dass durch entsprechende Informationen auf die Möglichkeit der Hilfe hingewiesen wird, beispielsweise bei der Schwangerenberatung oder der psychologischen Studentenberatung. Doch lässt sich eine Straftat, auch wenn sie im Zustand extrem hoher kortikaler und affektiver Aktivierung begangen wurde, nicht durch Geisteskrankheit erklären, noch dazu im Nachhinein. Allerdings können Milderungsgründe vorliegen. Außerdem kann die Freiheitsstrafe mit psychotherapeutischen und/oder sozialpädagogischen Maßnahmen verbunden werden. Kommt es in dieser Zeit zu Selbst- und/oder Gemeingefährlichkeit oder wird psychiatrisch-psychologische Hilfe gesucht, erfolgen entsprechende Behandlungen.

### 6.2.2.2  *Vorbeugende Maßnahmen*

Neben oder statt der Strafe gibt es den Maßregelvollzug (in Österreich: Maßnahmenvollzug für geistig-abnorme Rechtsbrecher). Dies bedeutet, dass zukünftigen Straftaten durch bestimmte Maßnahmen vorgebeugt wird und betrifft zwei Personengruppen (z.B. Stolpmann 2010). Dies sind suchtkranke Straftäter sowie schuldunfähige oder vermindert schuldfähige Straftäter, die als gefährlich gelten. Stolpmann (2010) berichtet, dass sich die Zahl der im Maßregelvollzug untergebrachten Patienten von 1987 bis 2007 mehr als verdoppelt hat. Nach Angaben des Statistischen Bundesamtes waren 1987 in der Bundesrepublik (alte Bundesländer) 3746 Patienten im Maßregelvollzug. Im Jahr 2007 war deren Zahl auf 9361 angewachsen, die sich auf 74 Einrichtungen verteilten. Vom Maßregelvollzug sind vorwiegend Männer betroffen (der Frauenanteil beträgt fünf bis acht Prozent), womit das Geschlechterverhältnis ungefähr dem im Strafvollzug entspricht. Das Durchschnittsalter der Maßregelpatienten beträgt etwa 39 Jahre, der Anteil der über 60-Jährigen nimmt allerdings zu und ist inzwischen fast so groß wie derjenige der Frauen. Stark angestiegen ist auch der Anteil der Patienten mit einem fremdkulturellen Hintergrund.

Vorbeugende Maßnahmen gibt es auch durch Sicherheitsverwahrung für gefährliche Straftäter nach einer Freiheitsstrafe in einer Justizvollzugsanstalt (in Österreich: in einer Anstalt für gefährliche Rückfallstäter). In Deutschland beruht die Entscheidung auf einer Prognose über die Gefährlichkeit nach einer schweren Straftat, d.h. die Grundlage der Entscheidung ist unüberwindbar subjektiv. In Österreich erfolgt eine objektive Definition von Gefährlichkeit im Rahmen des Gesetzes. Die Sicherheitsverwahrung (Unterbringung) zielt auf die Resozialisierung der gefährlichen Straftäter (Rückfallstäter).

Bei den beiden anderen Personengruppen kann die unüberwindbar subjektive Diagnoseerstellung und Begutachtung ebenfalls durch Bezug auf die verübten Straftaten ersetzt werden. Dementsprechend wären Straftäter in einer Entziehungsanstalt unterzubringen, wenn sie Straftaten bestimmter Form und Zahl verübt haben, die direkt oder indirekt auf Entwöhnungsbedarf weisen, beispielsweise Straftaten im Vollrausch oder Straftaten zur Beschaffung von Rauschmitteln. Auch bei der dritten Personengruppe kann ein Entwöhnungsbedarf in Bezug auf psychotrope Substanzen bestehen. Ein Behandlungsbedarf besteht jedoch vor allem deshalb, weil Gefährlichkeit vorliegt, die dadurch definiert wird, dass Straftaten bestimmter Form und Zahl verübt wurden, beispielsweise Kindesmissbrauch.

### 6.2.2.3 Objektivierung des Entwöhnungsbedarfs und der Gefährlichkeit

Die vorangegangenen Abschnitte weisen darauf, dass sich die Frage und Begutachtung erübrigt, ob Schuldfähigkeit bei der Begehung der Straftat gegeben war. Die Entscheidung über die Unterbringung und Behandlung kann aufgrund des objektiv festgestellten Entwöhnungsbedarfs oder der objektiv festgestellten Gefährlichkeit erfolgen.

Grundsätzlich kann die Behandlung die Strafe ganz oder teilweise ersetzen oder vor, nach oder neben dem Strafvollzug erfolgen. Bei derartigen Entscheidungen des Gerichts könnten Wünsche des Straftäters berücksichtigt werden. Doch sind Prognosen über die Dauer und den Erfolg der Behandlung unsicher.

Bei allen drei Tätergruppen ist wesentlich, dass nicht nur Lernfähigkeit, sondern auch Lernbereitschaft besteht. Denn ohne Lernprozesse und damit verbundene Einsicht sind Erfolge bei der Vorbeugung kaum möglich.

### 6.2.3  Die Begründung der Unterbringung in eine psychiatrische Abteilung ohne Bezug auf psychiatrisch-psychologische Diagnosekategorien

Bei einer Person (Kind, Jugendliche/r, Erwachsene/r) kann ein Zustand eindeutiger Selbst- und/oder Gemeingefährlichkeit vorliegen, der die Unterbringung in eine psychiatrische Abteilung begründet (Abschnitt 2.2).

Eine Kontrolle dieser Vorgangsweise erfolgt dadurch, dass das Gericht verständigt wird, dass eine Anhörung der untergebrachten Person erfolgt, und dass das Gericht auch auf der Grundlage einer Stellungnahme von Fachexperten über die Fortsetzung oder Aufhebung der Unterbringung entscheidet. Dabei ist wesentlich, dass zwar eine auf die Form der zurückliegenden Selbst- und/oder Gemeingefährlichkeit sowie auf die psychopharmakologische Therapie bezogene Objektivierung von Diagnosekategorien möglich ist, nicht aber in Bezug auf den Begriff der Psychose und entsprechende Subkategorien. Doch ist eine sofortige Aufhebung der mit Selbst- und/oder Gemeingefährlichkeit begründeten Unterbringung nur dann gerechtfertigt, wenn die untergebrachte Person deutlich machen kann, dass ihr Verhalten, das die Unterbringung begründet hat, missverstanden wurde oder eine einmalige Entgleisung ist. Andernfalls liegt der erstmaligen oder wiederholten Selbst- und/oder Gemeingefährlichkeit aufgrund extremer kortikaler und affektiver Aktivierung ein Defizit an Selbstkontrolle zugrunde. Dies erfordert eine Behandlung durch Psychopharmaka und/oder Psychotherapie, deren Dauer durch nachweisbare Behandlungserfolge begrenzt wird, insbesondere dadurch, dass Zustände extremer kortikaler und affektiver Aktivierung signifikant abnehmen. Eine Dokumentation der Form und Häufigkeit extremer Zustände der kortikalen und affektiven Aktivierung kann demnach auch eine Verlängerung der Unterbringung begründen.

### 6.2.4 Weitere Beispiele: Verkehrszuverlässigkeit, Waffengesetz, Obsorge, Sachwalterschaft, Pflegebedürftigkeit, Glaubwürdigkeit, Vernehmungs- und Verhandlungsfähigkeit

Im Führerscheingesetz werden in Bezug auf die *Verkehrszuverlässigkeit* verschiedene Tatsachen aufgezählt, die nach ihrer Wertung die Verkehrszuverlässigkeit ausschließen, während in Bezug auf gesundheitliche Eignung auch auf die Möglichkeit von Beobachtungsfahrten hingewiesen wird. Hohe Aussagekraft hat das Nachweisen von gefährlichen Fahrfehlern und Verstößen bei Fahrsimulationen und Beobachtungsfahrten, während Lernprozesse in Form von Nachschulungen, Trainingsfahrten und Probefahrten dazu beitragen können, dass gefährliche Fahrfehler und Verstöße abnehmen. Dazu kommt das Vormerksystem für bestimmte Delikte. Daher sind keine psychiatrisch-psychologische Begutachtungen notwendig.

*Waffengesetz*: Personen können dazu neigen, insbesondere unter psychischer Belastung bzw. Stress mit Waffen unvorsichtig umzugehen oder sie leichtfertig zu verwenden. Doch lässt sich dies durch psychodiagnostische Methoden nicht vorhersagen. Die Alternative sind Kurse bzw. Übungen mit Fachleuten, bei denen man systematisch lernen kann, Waffen nur dann zu verwenden, wenn die Selbststeuerung bzw. Selbstkontrolle nicht beeinträchtigt ist, und wenn eine passende Situation vorliegt.

Eine objektive Regelung bei *Obsorge-Verfahren* besteht darin, dass beide Elternteile die gemeinsame Obsorge vereinbaren, oder dass die Obsorge der Mutter zugesprochen wird, sofern nicht Ausschließungsgründe bestehen, die durch das Gesetz definiert werden und nachweisbar sein müssen. Dies gilt auch für die Aufhebung der gemeinsamen Obsorge und den Entzug des Besuchsrechts. Andere Entscheidungen über das Besuchsrecht beruhen auf Vereinbarungen der Eltern, deren Zustandekommen durch Mediation gefördert werden kann. Sind Vereinbarungen nicht möglich, entscheidet das Gericht. Die unüberwindbar subjektiven psychiatrisch-psychologischen Begutachtungen sind aber keine geeignete Entscheidungshilfe. Besser ist der Bezug auf gesetzliche Normen und Anpassung an die Gegebenheiten, insbesondere geäußerte Bedürfnisse der Kinder sowie Möglichkeiten der Eltern, beispielsweise Wohnort und Beruf.

Für die Bestellung eines *Sachwalters* ist ein gerichtliches Verfahren notwendig, bei dem ein ärztliches Gutachten über die Art und das Ausmaß der geistigen Behinderung oder psychischen Krankheit erstellt wird. Sachwalterschaft bedeutet den Verlust der Geschäftsfähigkeit. Es können also nicht mehr Rechtsgeschäfte abgeschlossen werden, etwa das Unterschreiben von Verträgen. Der Antrag auf Bestellung eines Sachwalters kann von einem Angehörigen, einer Behörde oder einer psychosozialen Einrichtung ausgehen oder von der betroffenen Person. Stellt der Betroffene selbst den Antrag, dann beruht dies auf emotionalen Belastungen, die negative Folgen bestimmter Verhaltensweisen und/oder Erkenntnisse sind. Dazu gehört vor allem, dass sehr starke Bedürfnisse immer wieder riskantes aber überwiegend erfolgloses Verhalten bewirken (z.B. Wetten und Spielen, Handeln an der Börse), und/oder dass der Betroffene merkt, dass die eigene Einsichts- und Urteilsfähigkeit praktisch unzureichend geworden ist (z.B. mangelndes Verstehen von Anweisungen oder Erklärungen, Abschließen ungünstiger Verträge). Das dazu notwendige Gutachten hat Aussagekraft, wenn die unzureichende (und daher persönlich störende) Verhaltenskontrolle und/oder Einsichts- und Urteilsfähigkeit durch objektive Daten belegt wird (insbesondere finanzielle Verluste). Stellt ein Angehöriger, eine Behörde oder eine psychosoziale Einrichtung den Antrag, so müsste einem allfälligen Einspruch der betroffenen Person vom Pflegschaftsgericht Folge geleistet werden. In diesem Fall ist die betroffene Person durch die drohende Sachwalterschaft emotional belastet, nicht aber durch den Eindruck, dass ihre Verhaltenskontrolle und/oder Einsichts- und Urteilsfähigkeit gestört ist. Auch ein psychiatrisch-psychologisches Gutachten, das von objektiven Daten ausgeht (insbesondere finanzielle Verluste oder sozial störendes Verhalten, das als psychopathologisch interpretiert wird, beispielsweise zahlreiche SMS oder Eingaben) hat keine Aussagekraft. Denn es behauptet das Vorhandensein von psychischer Krankheit oder einer spezifischen Diagnosekategorie (z.B. Borderline-Syndrom, Manie, Schizophrenie, Spielsucht, Zwang), also von unüberwindbar subjektiven wissenschaftlichen Begriffen.

Die Frage der *Pflegebedürftigkeit* betrifft das Ausmaß einer körperlichen, geistigen oder psychischen Behinderung. Auch die psychische Behinderung kann durch eine hirnorganische Störung bedingt sein. Psychische Behinderung kann aber auch durch Deprivation bzw. Hospitalisation hervorgerufen werden. Unter Umständen ist eine Rehabilitation (Wiederherstellung der Eigenständigkeit: Selbstversorgung, Körperpflege, Aufnehmen von Sozialkontakten usw.) möglich. Bestimmte Störungen, die Pflege erfordern, können nachweisbar sein, bei anderen ist Simulation möglich, beispielsweise Ansprechbarkeit, Orientierung, Gedächtnis. Ein unüberwindbar subjektives psychiatrisch-psychologisches Gutachten ist zur Klärung dieser Frage ungeeignet.

Ein besonderes Problem ist die Beurteilung der *Glaubwürdigkeit*. Denn es gibt keine eindeutigen Indikatoren, die dies nachweisen, auch dann nicht, wenn bei der Befragung physiologische Reaktionen durch einen Polygraphen aufgezeichnet werden (z.b. Herz- und Atemfrequenz, Blutdruck). Vor allem Vorurteile können subjektive Sicherheit über Glaubwürdigkeit hervorrufen, die aber nicht angebracht ist. Beispielsweise erscheint ein gut gekleideter und hoch angesehener Zeuge glaubwürdiger als eine verwahrloste Person. Doch ist es möglich, dass der angesehene Zeuge lügt, während die andere Person die Wahrheit sagt. Bei Erinnerungen geht es aber nicht nur um das Unterscheiden von Wahrheit und Lüge. So gibt es eine schon lang dauernde Kontroverse über die objektive Richtigkeit von Gedächtnisinhalten, die verfügbar sind oder verdrängt waren und wieder bewusst gemacht wurden, insbesondere bei Befragungen von Zeugen, (potentiellen) Opfern und (potentiellen) Tätern (z.B. Alpert, Brown & Courtois 1998; Ceci & Loftus 1994; Christianson 1992; Hyman & Loftus 1998; Loftus 2000). Besonders intensiv untersucht sind die Gedächtnisfunktionen in Zusammenhang mit verschiedenen Formen von Kindesmisshandlung (Goodman, Quas & Ogle 2010). Ob Gedächtnisinhalte korrekte (objektive richtige) Wiedergaben von Reizverhältnissen sind, bleibt demnach offen, sofern nicht empirische oder logische Beweise dafür oder dagegen existieren.

Wie für andere Regelungen (Ich-gesteuerte Koordination von Ist- und Soll-Zuständen) ist auch für *Vernehmungs- und Verhandlungsfähigkeit* die Selbststeuerung bzw. Selbstkontrolle notwendig. Vernehmung bedeutet, dass der Vernehmende in amtlicher Funktion vom Beschuldigten, Zeugen oder Sachverständigen eine Auskunft oder Aussage verlangt (z.B. Rothschild, Erdmann & Parzeller 2007). Es ist also notwendig, den Sinn von Fragen zu verstehen und sinnvoll zu antworten. Um am Verfahren (Verhandlung, Prozess) aktiv teilnehmen zu können, ist noch mehr an Wissen und Können notwendig. Ob das Wissen, Können und Wollen einer Person hinreichend ist, hängt aber auch von der Komplexität des Verfahrens ab. Dies zeigt sich auch darin, dass etwa Richter, Staatsanwälte und Verteidiger spezielle Erfahrungen haben können. Ein Nachweis von Vernehmungs- und/oder Verhandlungsunfähigkeit erfordert eindeutige Beweise. Dazu gehören bestimmte organische Störungen, beispielsweise ein Koma, eine sensorische Aphasie (fehlendes Sprachverständnis) oder eine schwere Alzheimer-Krankheit. Bei anderen organischen Störungen hängt es von den Umständen ab, ob sie entscheidend sind. So können Hirnschäden geringfügige oder schwerwiegende Ausfälle von Funktionen bewirken, beispielsweise Kurzzeitgedächtnis oder Sprachmotorik (z.B. Rothschild et al. 2007). Eine psychopathologische Grundlage für Vernehmungs- und/oder Verhandlungsunfähigkeit lässt sich allerdings nicht objektivieren. Es ist aber möglich, dass reiz- und/oder personbedingte Umstände zu extremer kortikaler und affektiver Aktivierung führen, so dass die Selbststeuerung bzw. Selbstkontrolle beeinträchtigt wird oder mehr oder weniger lang verloren geht. So kann die Situation (Vernehmung oder Verhandlung) als bedrohlich erlebt werden und/oder die drohenden Konsequenzen lösen eine extreme kortikale und affektive Aktivierung aus. Unter Umständen kann eine Pause genügen, um die Vernehmungs- oder Verhandlungsfähigkeit wiederherzustellen. Beispielsweise wird die Person beruhigt, um allfällige lebensgefährliche psychosomatische Reaktionen wie Störungen der Herzfunktion zu verhindern. Störungen können allerdings auch simuliert werden.

## 6.3 Forensische Therapie

Neben der unüberwindbar subjektiven psychiatrisch-psychologischen Begutachtung, auf die problemlos verzichtet werden kann, ist die Behandlung von Straftätern der zweite Schwerpunkt der forensischen Psychiatrie (z.B. Arboleda-Flórez 2006). Das Ziel der Therapie besteht darin, dass die Straftäter nicht mehr solche Straftaten begehen, die den Maßregelvollzug (Maßnahmenvollzug) begründet haben, und dass sie resozialisiert werden. Dieses Ziel besteht auch bei den gefährlichen Straftätern, die sich in Sicherheitsverwahrung befinden (in Österreich: untergebrachte

Rückfallstäter). Als besonderes Problem gilt der Umgang mit Sexualstraftätern. Dazu gibt es eine vergleichende Studie über die Vorgangsweise in Deutschland, in den USA und in den Niederlanden (Gaenslen 2005).

### 6.3.1 Die Beziehung zwischen den Mitgliedern des Behandlungsteams und den Straftätern

Auf den Einfluss sozialer Netzwerke in Zusammenhang mit psychiatrischer Rehabilitation weisen beispielsweise Rüesch & Neuenschwander (2004).

Die wissenschaftliche Grundlage für sozial erwünschte Veränderungen bei allen drei Personengruppen, d.h. die beiden Maßregelgruppen (seelische Störungen, Entwöhnungsbedarf) und die Sicherheitsverwahrten, gilt allgemein. Dies ist hinreichendes Lernen der Selbstkontrolle und entsprechendes Regellernen (Abschnitte 4.7.3.6, 5.1). Das Hauptproblem besteht dabei darin, dass derartiges Lernen in der Kindheit und Jugend unzureichend oder nicht möglich war, und dass die damit verbundenen Belastungen der Sozialisierung entgegenwirken. So hat nach Stolpmann (2010) jeder dritte Maßregelpatient eine Heimsozialisation. Daher ist das Bilden einer positiven Beziehung zwischen Therapeut und Straftäter besonders wichtig. Dies bedeutet, dass beim Straftäter ebenso hinreichende Motive entstehen und anhalten müssen wie für das Lernen der Selbstkontrolle und das Regellernen. Diese Prozesse werden durch Informationen über die Notwendigkeit und Form der Behandlung sowie ihrer Wirkungen begünstigt. Dazu gehören insbesondere Psychopharmaka, Psychotherapie und/oder Sozialpädagogik. Vor allem das Wissen, dass die Straftaten nicht durch Geisteskrankheit verursacht werden, kann dem Gefühl der Stigmatisierung entgegenwirken. Im Verlauf der erfolgreichen Therapie und fortlaufenden Sozialisierung nimmt demnach die Motivation zu rechtswidrigen Verhaltensweisen ab, während das Wissen, Können und Wollen in Bezug auf Selbstkontrolle (Gefühlskontrolle, Impulskontrolle) zunimmt.

Ein Problem kann darin bestehen, dass die Lernfähigkeit eingeschränkt ist, so dass komplexere Methoden der Psychotherapie und Sozialpädagogik nicht anwendbar sind. Allerdings gibt es nicht nur eine Vielfalt an Einrichtungen, in denen forensische Therapie durchgeführt wird, sondern auch umfassende Programme, um die Therapieziele bestmöglich zu erreichen. Ein Beispiel sind verschiedene Behandlungsleitlinien, die durch den Landesbeauftragten für den Maßregelvollzug Nordrhein-Westfalen erstellt wurden, darunter die Leitlinie für die Regelbehandlung von schizophrenen Patienten im Maßregelvollzug (2009) und die Leitlinie für die Behandlung von forensischen Patienten mit einer Intelligenzminderung (2010).

So haben bei den forensischen Patienten mit einer Intelligenzminderung (oft als Folge einer hirnorganischen Störung), die ungefähr 10% der im Maßregelvollzug untergebrachten Patienten ausmachen, ca. 70% als Anlassdelikt eine Sexualstraftat verübt (davon ca. 50% pädosexuelle Straftaten ohne unmittelbare Gewaltanwendung und 50% Sexualstraftaten mit unmittelbarer Gewaltanwendung). Bei 80% der Patienten mit Intelligenzminderung liegt eine Suchtproblematik vor. Daneben finden sich Epilepsien, hirnorganische Störungen und subjektiv diagnostizierte Psychosen (Leitlinie NRW 2010). Zuerst geht es bei diesen Patienten um Klärung der Fördermöglichkeiten. Sind diese Möglichkeiten gering, so besteht die Aufgabe der Behandlung überwiegend aus Grenzsetzungen, Kontrolle und Schutzmaßnahmen. Die medikamentöse Behandlung von Sexualstraftätern ist bei extremer Verhaltensausprägung eine antihormonelle Therapie. Bei Störungen der Impulskontrolle kann das Verabreichen eines Neuroleptikums notwendig sein. Nach dem derzeitigen Stand wird der überwiegende Teil der Population in engstrukturierte, z. T. geschlossene Betreuungseinrichtungen entlassen (Leitlinie NRW 2010).

Während die psychodiagnostischen Beschreibungen und Erklärungen bei Sexualstraftätern sehr komplex und unsicher sind (auch bei Anwendung objektiver Verfahren, insbesondere Plethysmographie und Polygraphie), gibt es vielfältige Behandlungsmöglichkeiten (z.B. Gaenslen 2005; Gordon & Grubin 2004; Marshall 2006; Marshall, Anderson & Fernandez 1999). Manche Behandlungen sind allerdings mit ethischen Problemen verbunden. Dies sind insbesondere Hormontherapie und freiwillige Kastration. So gibt es nach Gaenslen (2005) in Deutschland jährlich etwa 10 bis 20 Kastrationen.

Im nordrhein-westfälischen Maßregelvollzug ist der Anteil von schizophrenen Patienten (diagnostiziert nach ICD-10 in Form von F 20 – F 25) in der Gruppe der seelischen Störungen mit knapp 50% besonders hoch (Leitlinie NRW 2009). Knapp zwei Drittel der Straftaten sind Tötungen und Körperverletzungen. Bei drei Viertel der schizophrenen Patienten wurden komorbide psychische Störungen diagnostiziert. Zumeist ist dies eine Suchtproblematik (Alkohol und illegale Drogen). Die Suchtproblematik erschwert die Therapie auch dadurch, dass diese starken Motive der Stärkung der notwendigen Motive zur Sozialisation entgegenwirken. Davon abgesehen ist besonders die Diagnose von Schizophrenie mit Stigmatisierung verbunden. Doch kann das neue Wissen über psychische Krankheit und psychische Störung (Abschnitte 2.2 und 2.3), der Stigmatisierung entgegenwirken und auch dadurch das Erreichen des Behandlungsziels begünstigen. Die Leitlinie NRW (2009) unterscheidet zehn Abschnitte für das therapeutische Vorgehen.

### 6.3.2 Das Problem der Prognose

Der Erfolg der Behandlung und damit verbundener Lernprozesse ist nach der Entlassung dadurch erwiesen, dass kein Rechtsbruch erfolgt. Das Verhalten (Sagen, Tun) ist aber eine komplexe Funktion zahlreicher Einflussfaktoren (Abschnitt 6.1.4). Daher ist das Vorhersagen des Verhaltens im Einzelfall unsicher. Dies gilt auch für Prognosen, die eine Entlassung begründen oder sie aufschieben. Wegen der probabilistischen (unsicheren) Ursache-Wirkungs-Zusammenhänge sind aber Fehler bei der Prognose unvermeidbar. Es werden also Personen nicht entlassen, die rechtstreu wären und es werden Personen entlassen, die danach (schwere) Rechtsbrüche begehen. Dabei ist es gleichgültig, ob die Vorhersage aufgrund klinischer oder statistischer Urteilsbildung erfolgt, obwohl die Anwendung statistischer Verfahren als präziser gilt (z.B. Grove, Zald et al. 2000; Hogarth & Karelaia 2007; Meehl 1954; Urbaniok 2004). Zwar sind Vorhersagefehler bei den Entscheidungen über die Entlassung unvermeidbar. Doch können die Wahrscheinlichkeiten der beiden Fehlerarten vor allem durch die Anzahl der Entlassungen beeinflusst werden. Bei wenigen Entlassungen nimmt demnach die Anzahl von Personen ab, die Rechtsbrüche begehen würden. Dagegen nimmt die Anzahl der Personen zu, deren Verhalten (Sagen, Tun) zwar auf zukünftige Rechtstreue weist, denen aber nicht geglaubt wird.

Stolpmann (2010) berichtet, dass in den vergangenen Jahren die mittlere Verweildauer der entlassenen Patienten im Maßregelvollzug angestiegen ist: 2002 lag er bei 3.22 Jahren, 2003 bei 4.37 Jahren und

2006 bei 6.5 Jahren. Außerdem ist der Anteil der Patienten, die länger als zehn Jahre untergebracht sind, deutlich gestiegen. In Österreich stieg die durchschnittliche Anhaltedauer der bedingt Entlassenen zwischen 2001 und 2009 von über drei auf über fünf Jahre (Bericht des Rechnungshofes – Maßnahmenvollzug für geistig abnorme Rechtsbrecher 2010). Ein langer Freiheitsentzug kann auch dadurch bedingt sein, dass die angewendete Therapie nicht hinreichend effizient war, dass also Veränderungen notwendig gewesen wären.

Eine begründete Erwartung von Rechtstreue kann dann entstehen, wenn das Verhalten (Sagen, Tun) während der Freiheitsentziehung eine möglichst eindeutige Hinweisfunktion auf den späteren Erfolg hat, beispielsweise signifikantes Abnehmen von Gewaltakten in der Sicherheitsverwahrung oder im Maßregelvollzug. Dazu können auch die Reaktionen auf verschiedene Formen der Lockerung der Sicherheitsbedingungen beitragen (z.B. Stolpmann 2010). Allerdings kann auch bei Verringerung oder Fehlen negativer Verhaltensweisen, selbst nach Anwendung von Inferenzstatistik bei Individuen, nie Sicherheit darüber bestehen, dass das zukünftige Verhalten rechtskonform sein wird oder ähnliche Rechtsbrüche, die zur Sicherungsverwahrung oder zum Maßregelvollzug geführt haben, nicht erfolgen werden. Doch so wie bei vielen Zwei- und Mehrpersonensystemen außerhalb der Sicherheitsverwahrung und des Maßregelvollzuges ist es möglich, dass sich Menschen aufeinander verlassen können, sofern gemeinsame Motive bzw. Gefühle dominieren. Dies weist auf die außerordentliche Wichtigkeit von sozialen Interaktionen, die dies in der Phase des Freiheitsentzuges begründen. Dazu kann auch eine entsprechende Betreuung nach der Entlassung gehören, um die Stabilisierung des gelernten Wissens, Könnens und Wollens zu fördern.

# 7 Eine Zusammenfassung von Veränderungen, die zur Qualitätssteigerung im Bereich der Psychiatrie und Psychotherapie führen

Die notwendigen Veränderungen betreffen drei Schwerpunkte (Subjektive und stigmatisierende Diagnosekategorien, Ätiologie und Prävention, Forensische Begutachtung).

## 7.1 Subjektive und stigmatisierende Diagnosekategorien

Die enge Orientierung an der ICD der WHO hat keineswegs zu einer Lösung des Problems der Subjektivität geführt. Außerdem gibt es Beweise dafür, dass wesentliche Diagnosekategorien unüberwindbar subjektiv sind. Daher kann auf diese stigmatisierenden Begriffe verzichtet werden (Abschnitt 2.1).

Die Lösung des Problems (Klassifikation, Stigmatisierung) folgt eng zusammenhängenden neurowissenschaftlichen Gesetzmäßigkeiten. Eine Gruppe von Gesetzmäßigkeiten umfasst das Wissen über die angeborene affektive Aktivierung als Grundlage einfacher Lernprozesse (Abschnitt 4.4), über reizbedingte kortikale und affektive Aktivierung (Abschnitt 4.5) sowie über gelernte affektive Aktivierung und ihre Regelung (Abschnitt 4.7). Eine zweite Gruppe von Gesetzmäßigkeiten betrifft das Wissen über die Kernstrukturen der Persönlichkeit (Ich-Struktur, Motivationshierarchie, Innenwelt) und über die Selbststeuerung bzw. Selbstkontrolle (Abschnitt 4.1). Die spezifisch menschliche Selbststeuerung bzw. Selbstkontrolle ist die Koordination von Ist-Zuständen (Reize der Außenwelt und/oder Zustände der Innenwelt) mit Soll-Zuständen (Motive) durch Wahrnehmen, Urteilen, Denken und Verhalten gemäß der dominanten Motivationslage. Diese Prozesse sind aber nur dann möglich, wenn die kortikale und affektive Aktivierung nicht extrem niedrig oder hoch ist. Daher können passende Regelungsprozesse wesentlich sein, um dem persönlich und sozial störenden Verlust der Selbststeuerung bzw. Selbstkontrolle entgegenzuwirken. Ist das Wissen und Können unzureichend, so können Psychotherapie und Psychopharmaka notwendig sein. Psychopharmaka beeinflussen vor allem Extremzustände der kortikalen und affektiven Aktivierung, wobei für die drei Hauptgruppen mit extremer kortikaler und affektiver Aktivierung (niedrig, hoch, zwischen niedrig und hoch wechselnd) drei Hauptgruppen von Psychopharmaka verfügbar sind (Antidepressiva/Thymoleptika, Antipsychotika/Neuroleptika, Stimmungsstabilisatoren). Das neue Wissen ermöglicht bestimmte Veränderungen:

1a. Es werden die kontroversen Definitionen von psychischer Störung bzw. Krankheit durch eine objektive Definition ersetzt (Buxbaum 2014, section 5.2.2).

1b. Es werden zwei Patientengruppen unterschieden. Dies sind Personen, die in einer psychiatrischen Abteilung untergebracht werden, weil ihr Verhalten eindeutig bzw. augenfällig auf Selbst- und/oder Gemeingefährlichkeit als Ausdruck von psychischer Krankheit weist, also Notfallpsychiatrie erfordert, sowie Personen, die psychiatrisch-psychologische Hilfe suchen, weil sie an einer psychischen Störung (Störung in der Innenwelt) leiden.

1c. Es werden die unüberwindbar subjektiven und stigmatisierenden Diagnosekategorien der ICD (DSM), d.h. Psychose und Subkategorien, durch verschiedene Formen der Störung der kortikalen und affektiven Aktivierung ersetzt (Abschnitte 2.2 und 2.3 sowie Buxbaum 2014, sections 5.2.3 und 5.2.4). Wenn aber Patienten über subjektive Störungen in der Innenwelt klagen, die sie alltagssprachlich eindeutig beschreiben können, darunter Ängste, Zwänge oder Schlafstörungen, dann können einschlägige Diagnosekategorien der ICD (DSM) verwendet werden. Das Zuschreiben subjektiver Diagnosekategorien durch Experten (Psychiater/Psychologen) ist aber unzulässig, wenn ein Patient nicht unter einer entsprechenden Störung in der Innenwelt leidet, beispielsweise Verhalten, das andere Personen als Zwang bezeichnen.

## 7.2 Ätiologie und Prävention

Wegen der unüberwindbaren Subjektivität wesentlicher Diagnosekategorien ist auch die Analyse von allgemeinen Ursache-Wirkungs-Zusammenhängen erschwert. Daher beschreibt das Vulnerabilitäts-Stress-Modell bzw. das biopsychosoziale Krankheitsmodell verschiedene Einflussfaktoren nur sehr ungenau. Dies gilt vor allem für psychosoziale Einflüsse

(2a), für Einflüsse durch Persönlichkeitsfaktoren (2b), für pathologische Veränderungen von Neuronensystemen, darunter Amygdala, Hippocampus und präfrontaler Kortex (2c), sowie für das Zusammenwirken verschiedener Einflüsse, darunter genetische und epigenetische Faktoren (2d). Von besonderer Bedeutung für die Ätiologie und Prävention sind komplexe Wechselwirkungen zwischen biochemischen, neuronalen und geistig-neuronalen Prozessen (2e):

2a. Der Begriff der psychosozialen Einflüsse wird durch neues Wissen über Ich-gesteuerte Prozesse der Innenwelt (Urteilen, Denken) präzisiert (Abschnitt 4.3). Der Verlust der Selbststeuerung bzw. Selbstkontrolle aufgrund extremer kortikaler und affektiver Aktivierung sowie das Auftreten psychischer Störungen kann durch belastende Reize, die gewohnt oder ungewohnt, ein- oder mehrdeutig, materiell, organisch oder sozial sind, und/oder durch belastende Prozesse der Innenwelt (Urteilen, Denken) verursacht werden. Prozesse der Innenwelt können aber auch belastenden Reizen aus der Außenwelt (Körperinneres, Körperoberfläche und Körperumgebung) entgegenwirken (z.B. Abschnitt 4.7.3.6.2.4.3, Buxbaum 2014, section 2.3.4).

2b. Die Annahme, dass die Persönlichkeit wesentlichen Einfluss auf das Entstehen von psychischen Störungen nimmt, ist auch dann sehr unpräzise, wenn sie auf bestimmte Persönlichkeitsmodelle bzw. Persönlichkeitstheorien bezogen wird. Abgesehen davon, dass solche Modelle bzw. Theorien höchst kontrovers sind, darunter die faktorenanalytischen, tiefenpsychologischen und sozial orientierten Persönlichkeitstheorien, werden die Ursache-Wirkungs-Zusammenhänge jeweils nur ansatzweise beschrieben. Dies lässt sich anhand einer Variante des allgemeinen S-O-R-Modells (Stimulus-Organism-Response-Modell) zeigen, das bereits 1954 von Woodworth als Alternative zum behavioristischen S–R-Modell vorgeschlagen wurde (Abbildung 17).

Das S-O-R-Modell weist darauf, dass das menschliche Verhalten (R), d.h. das Sagen und Tun bei der Interaktion mit Objekten, Maschinen, Tieren und Menschen, eine einfache oder komplexe Funktion der Reizverhältnisse (S) und organismischer (O) Einflüsse ist. Doch sind Persönlichkeitsfaktoren (Eigenschaften, Merkmale) hypothetische Konstrukte. Dies sind Abstraktionen von Verhaltenstendenzen, die unüberwindbar subjektiv sind. Daher gibt es keine Lokalisation von Dimensionen der

Persönlichkeit im Gehirn, etwa der faktorenanalytischen Persönlichkeits-theorien von H. J. Eysenck oder R. B. Cattell oder des Fünf-Faktoren-Modells von P. T. Costa & R. R. McCrae (Buxbaum 2014, section 4.1). Wegen der unüberwindbaren Subjektivität ist nicht nur die Beschrei-bungskraft, sondern auch die Erklärungs- und Vorhersagekraft entspre-chender Messinstrumente (Tests, Urteile) im Einzelfall niedrig. Über die Probleme von Objektivität, Reliabilität und Validität informiert Abschnitt 2.1.

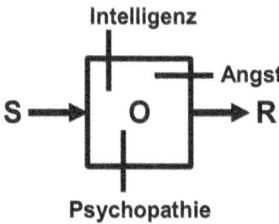

**Abbildung 17:**
Das S-O-R-Modell. Es zeigt, dass Persönlichkeitsfaktoren nicht in der organismi-schen Komponente (O) lokalisierbar sind, die zwischen Reizen (S) und Verhalten (R) vermittelt.

Die organismischen Strukturen und Prozesse (O) sind neuronal oder geistig-neuronal. Auf die Wahrnehmung materieller, organischer und so-zialer Reize können rasche Reaktionen (Sagen, Tun) folgen oder Pro-zesse der Innenwelt (Appelle und Fragen an sich selbst, Urteilen, Den-ken, Entscheiden) zwischengeschaltet werden (Buxbaum 2014, section 2.3.1). Darüber sowie über die Neuronensysteme, die zwischen den Rei-zen und Reaktionen (Verhaltensweisen) vermitteln, gibt es umfangrei-ches neues Wissen. Dies präzisiert anerkannte ätiologische Modelle (Ab-schnitt 4).

Dass das S-O-R Modell grundlegend ist, zeigt sich auch darin, dass es ein allgemeines Modell der Organisation des Nervensystems ist (Buxbaum 2014, section 5.1.2.1). Es gilt auf den drei Ebenen der visze-romotorischen Informationsverarbeitung (Rückenmark, Hirnstamm, Zwi-schenhirn) und auf den drei Ebenen der somatomotorischen Informati-onsverarbeitung (Rückenmark, Hirnstamm, Zwischenhirn-Endhirn). Denn auf jeder Ebene wirken sensorische Neuronen, Interneuronen und Mo-toneuronen zusammen (eine Ausnahme ist der monosynaptische Reflex).

So wirken auf der kortikalen Ebene die reizrepräsentierenden Bereiche (primäre Sinneszentren), die Assoziationsfelder, die sensorisch/sensibel (unimodal, multimodal) und senso-motorisch (prämotorisch) sind, sowie der primäre motorische Kortex zusammen. Diese Neuronensysteme werden durch den präfrontalen Kortex koordiniert, dessen Hauptfunktion die Selbststeuerung bzw. Selbstkontrolle ist (Buxbaum 2014, section 4.5.3).

Die Assoziationsfelder bilden die neokortikale Komponente der durch reizbedingtes (passives oder aktives) Wahrnehmungslernen konstituierten und konsolidierten sensorischen und sensomotorischen sowie nichtsprachlichen und sprachlichen Gedächtnis- bzw. Erfahrungsstrukturen (limbisch-thalamo-neokortikale Systeme), die vertikal (hierarchisch) und horizontal aufgebaut sind. Dazu gehören beispielsweise Sprachlaute, Worte, Sätze und Satzsysteme (Abschnitt 4.2).

Das spezifisch menschliche Wissen, Können und Wollen (Motive, darunter Gebote und Pflichten) beruht vor allem auf Wahrnehmungslernen, dessen Ausgangspunkt (gefühlvolle) Interaktionen mit Bezugspersonen sind, darunter Demonstrationen und Anleitungen zum Lernen von Regeln. Die Motivationshierarchie (Grundwerte, Bedürfnisse, Gebote, Pflichten, Interessen) umfasst Gedächtnis- bzw. Erfahrungsstrukturen mit gefühlsbezogenen Bedeutungskomponenten (Abschnitt 4.3.1). Sind diese Motive sehr stark, dann führen verletzte Motive, d.h. nicht tolerierbare Diskrepanzen zwischen Ist- und Soll-Zuständen, zu intensiven negativen Gefühlen sowie zu einem starken Anstieg der kortikalen und affektiven Aktivierung (Abschnitte 4.5 und 4.7.2).

Von besonderer Bedeutung ist die Regelung der gelernten affektiven Aktivierung, die auf der angeborenen affektiven Aktivierung beruht. Denn extrem niedrige oder extrem hohe kortikale und affektive Aktivierung beeinträchtigt die Selbststeuerung bzw. Selbstkontrolle oder führt zu ihrem Verlust. Ist dies persönlich unerwünscht, so bestehen oder drohen entsprechende psychische Störungen.

2c. In Bezug auf pathologische Veränderungen von Neuronensystemen (darunter Amygdala, Hippocampus und präfrontaler Kortex) sind die Ursache-Wirkungs-Zusammenhänge besonders kompliziert. Vor allem ist zu berücksichtigen, dass es bei verschiedenen Formen von psychischen Störungen ähnliche neuropathologische Befunde gibt, beispielsweise reduzierte Volumina des Hippocampus. Außerdem kann es für pathologische Veränderungen von Neuronensystemen sehr verschiedene Ursachen geben. Dies sind genetische und epigenetische Faktoren, belastende Reizverhältnisse und/oder belastende Prozesse der Innenwelt (Urteilen, Denken). Unter Umständen (nach passender Therapie) können die pathologischen Veränderungen reversibel sein (Abschnitt 3.2).

Doch besteht kein Zweifel daran, dass belastende materielle, organische und soziale Reize der Außenwelt und/oder belastende Prozesse der Innenwelt eine extrem hohe oder extrem niedrige kortikale und affektive Aktivierung besonders begünstigen, und dass daraus entsprechende Stoffwechselstörungen resultieren. Besonders deutlich wird dies an den Funktionsstörungen des Hippocampus (Abschnitt 3.2.2).

2d. Die mangelnde Präzision des Vulnerabilitäts-Stress-Modells bzw. des biopsychosozialen Krankheitsmodells zeigt sich auch in Bezug auf genetische und epigenetische Einflüsse. Zwar beeinflussen genetische und epigenetische Faktoren die Wahrscheinlichkeit von psychischen Störungen (Abschnitt 3.1). Doch ist Genaktivierung davon abhängig, dass Signalmoleküle auf Rezeptormoleküle wirken. Derartige Signalmoleküle, beispielsweise Serotonin, können aus biochemischen, neuronalen und geistig-neuronalen Aktivitäten sowie von Reizen der Außenwelt resultieren. Dies bedeutet, dass zwischen biochemischen und geistig-neuronalen Prozessen komplexe Wechselwirkungen bestehen können (Abschnitt 3.1.5).

2e. Für die Ätiologie und Prävention ist somit wesentlich, dass viele genetisch geregelte Stoffwechselprozesse unter zentralnervöser Kontrolle stehen. Denn die Regelung der gelernten affektiven Aktivierung, also die Prozesse der Selbstkontrolle (Gefühlskontrolle, Impulskontrolle), die persönlich und sozial passend sind, aber auch die Psychotherapie, bedingen entsprechende Veränderungen auf biochemischer Ebene. Ist die biochemische Störung zu stark, die durch belastende Reize der Außenwelt und/oder durch belastende Prozesse der Innenwelt (Urteilen, Denken) bedingt ist, so besteht ein (reversibler oder irreversibler) Verlust der Selbststeuerung bzw. Selbstkontrolle. Ist dagegen die Selbststeuerung bzw. Selbstkontrolle noch oder wieder verfügbar, so kann bei hinreichendem Wissen, Können und Wollen (Motive) gegen schwere biochemische Störungen angekämpft werden (z.B. Abschnitt 4.7.3.6.2.4.3).

Das Wissen, Können und Wollen (Motive) in Bezug auf das Ankämpfen gegen extreme kortikale und affektive Aktivierung, die durch Reize der Außenwelt und/oder Prozesse der Innenwelt (Urteilen, Denken) bedingt ist, resultiert vor allem aus Erfahrungen mit Bezugspersonen, darunter Imitation sowie Regellernen (Abschnitte 4, 5). Mangelt es daran, so kann die Wahrscheinlichkeit von psychischen Störungen sowie von eindeutiger Selbst- und/oder Gemeingefährlichkeit hoch sein. Eine Möglichkeit der Prävention bei Kindern und Jugendlichen besteht darin, dass die fehlenden Prozesse des Regellernens mit Hilfe von Bezugspersonen außerhalb der Familie, insbesondere in familienähnlichen sozialen Systemen nachgeholt werden (vor allem durch Sozialpädagogik). Dadurch kann es auch möglich sein, dass bereits bestehende Entwicklungsstörungen rückgängig gemacht werden, die innerhalb der Familie verursacht werden, insbesondere durch Ablehnung, Vernachlässigung, sexuellen Missbrauch oder Gewalt.

## 7.3  Forensische Begutachtung

Die unüberwindbare Subjektivität der psychiatrisch-psychologischen Diagnostik impliziert den Verzicht auf Gutachten, die schwerwiegende persönliche, soziale und rechtliche Folgen für die betroffenen Personen (Kinder, Jugendliche, Erwachsene) haben. Dagegen kommt der Behandlung und Nachbetreuung psychisch kranker Rechtsbrecher (der Rechtsbruch wurde unter extremer kortikaler und affektiver Aktivierung verübt) besondere Bedeutung zu (Abschnitt 6.3).

# Literaturverzeichnis

Abdolmaleky, H. M., Cheng, K. H., Faraone, S. V., Wilcox, M., Glatt, S. J., Gao, F., Smith, C. L., Shafa, R., Aeali, B., Carnevale, J., Pan, H., Papageorgis, P., Ponte, J. F., Sivaraman, V., Tsuang, M. T. & Thiagalingam, S. (2006) Hypomethylation of MB-COMT promoter is a major risk factor for schizophrenia and bipolar disorder. Human Molecular Genetics 15:3132-3145.

Aboraya, A. (2007) The reliability of psychiatric diagnoses: Point—Our psychiatric diagnoses are still unreliable. Psychiatry 4:22-25.

Alarcón, R. D., Alegria, M., Bell, C. C., Boyce, C., Kirmayer, L. J., Lin, K.-M., Lopez, S., Üstün, B. & Wisner, K. L. (2002) Beyond the funhouse mirrors: Research agenda on culture and psychiatric diagnosis. In: A research agenda for DSM-V, ed. D. J. Kupfer, M. B. First & D. A. Regier, pp. 219-281. Washington: American Psychiatric Association.

Alpert, J. L., Brown, L. S. & Courtois, C. A. (1998) Symptomatic clients and memories of child abuse: What the trauma and child abuse literature tells us. Psychology, Public Policy and the Law 4:941-995.

Amato, P. R. (2001) Children of divorce in the 1990s: An update of the Amato and Keith (1991) meta-analysis. Journal of Family Psychology 15:355-370.

Amodio, D. M. & Frith, C. D. (2006) Meeting of minds: the medial frontal cortex and social cognition. Nature Reviews Neuroscience 7:268-277.

Anderson, S. W., Bechara, A., Damasio, H., Tranel, D. & Damasio, A. R. (1999) Impairment of social and moral behavior related to early damage in human prefrontal cortex. Nature Neuroscience 2:1032-1037.

Arboleda-Flórez, J. (2006) Forensic psychiatry: Contemporary scope, challenges and controversies. World Psychiatry 5:87-91.

Aron, A. R., Robbins, T. W. & Poldrack, R. A. (2004) Inhibition and the right inferior frontal cortex. Trends in Cognitive Sciences 8:170-177.

Asbury, K., Wachs, T. D. & Plomin, R. (2005) Environmental moderators of genetic influence on verbal and nonverbal abilities in early childhood. Intelligence 33:643-661.

Aston-Jones, G., Smith, R. J., Moorman, D. E. & Richardson, K. A. (2009) Role of lateral hypothalamic orexin neurons in reward processing and addiction. Neuropharmacology 56:112-121.

Augustine, J. R. (1996) Circuitry and functional aspects of the insular lobe in primates including humans. Brain Research Reviews 22:229-244.

Badre, D. (2008) Cognitive control, hierarchy, and the rostro–caudal organization of the frontal lobes. Trends in Cognitive Sciences 12:193-200.

Badre, D. & D'Esposito, M. (2007) Functional magnetic resonance imaging evidence for a hierarchical organization of the prefrontal cortex. Journal of Cognitive Neuroscience 19:2082-2099.

Bandura, A. (1962) Social learning through imitation. In: Nebraska Symposium on Motivation, ed. M. R. Jones, pp. 211-269. Lincoln: Nebraska Univiversity Press.

Bandura, A., Caprara, G. V., Barbaranelli, C., Gerbino, M. & Pastorelli, C. (2003) Role of affective self-regulatory efficacy in diverse spheres of psychosocial functioning. Child Development 74:769-782.

Barch, D. M., Sheline, Y. I., Csernansky, J. G. & Snyder, A. Z. (2003) Working memory and prefrontal cortex dysfunction: Specificity to schizophrenia compared with major depression. Biological Psychiatry 53:376-384.

Barrett, L. F. (2006) Valence is a basic building block of emotional life. Journal of Research in Personality 40:35-55.

Barrett, P. M., Fox, T. & Farrell, F. (2005) Parent–child interactions with anxious children and with their siblings: An observational study. Behaviour Change 22:220-235.

Bartol, C. R. & Bartol, A. M. (2008) Introduction to forensic psychology: Research and application, 2nd edition. Los Angeles: Sage.

Bartolomeo, P., Thiebaut de Schotten, M. & Doricchi, F. (2007) Left unilateral neglect as a disconnection syndrome. Cerebral Cortex 17:2479-2490.

Bateson, G., Jackson, D., Haley, J. & Weakland, J. (1956) Toward a theory of schizophrenia. Behavioural Science 1:251-264.

Batts, S. (2009) Brain lesions and their implications in criminal responsibility. Behavioral Sciences & the Law 27:261-272.

Baumeister, R. F. (2008) Free will in scientific psychology. Perspectives on Psychological Science 3:14-19.

Beauregard, M. (2007) Mind does really matter: Evidence from neuroimaging studies of emotional self-regulation, psychotherapy, and placebo effect. Progress in Neurobiology 81:218-236.

Bechara, A. (2005) Decision making, impulse control and loss of willpower to resist drugs: a neurocognitive perspective. Nature Neuroscience 8:1458-1463.

Bechara, A. & Damasio, A. R. (2005) The somatic marker hypothesis: A neural theory of economic decision. Games and Economic Behavior 52:336-372.

Bechdolf, A., Wagner, M., Ruhrmann, S., Harrigan, S., Putzfeld, V., Pukrop, R., Brockhaus-Dumke, A., Berning, J., Janssen, B., Decker, P., Bottlender, R., Maurer, K., Möller, H.-J., Gaebel, W., Häfner, H., Maier, W. & Klosterkötter, J. (2012) Preventing progression to first-episode psychosis in early initial prodromal states. British Journal of Psychiatry 200:22-29.

Beer, J. S., John, O. P., Scabini, D. & Knight, R. T. (2006) Orbitofrontal cortex and social behavior: Integrating self-monitoring and emotion–cognition interactions. Journal of Cognitive Neuroscience 18:871-879.

Belova, M. A., Paton, J. J. & Salzman, C. D. (2008) Moment-to-moment tracking of state value in the amygdala. Journal of Neuroscience 28:10023-10030.

Bericht des Österreichischen Rechnungshofes (2010), Bund 2010/11 – Maßnahmenvollzug für geistig abnorme Rechtsbrecher, S. 61-107.

Berridge, C. W. & Waterhouse, B. D. (2003) The locus coeruleus-noradrenergic system: Modulation of behavioral state and state-dependent cognitive processes. Brain Research Reviews 42:33-84.

Berridge, K. C. & Kringelbach, M. L. (2008) Affective neuroscience of pleasure: reward in humans and animals. Psychopharmacology 199:457-480.

Biederman, J., Klein, R. G., Pine, D. S. & Klein, D. E. (1998) Resolved: mania is mistaken for ADHD in prepubertal children. Journal of the American Academy of Child & Adolescent Psychiatry 37:1091-1099.

Biederman, J., Mick, E., Hammerness, P., Harpold, T., Aleardi, M., Dougherty, M. & Wozniak, J. (2005) Open-label, 8-week trial of olanzapine and risperidone for the treatment of bipolar disorder in preschool-age children. Biological Psychiatry 58:589-594.

Bingel, U., Lorenz, J., Schoell, E., Weiller, C. & Büchel, C. (2006) Mechanisms of placebo analgesia: rACC recruitment of a subcortical antinociceptive network. Pain 120:8-15.

Blatt-Eisengart, I., Drabick, D. A., Monahan, K. C. & Steinberg, L. (2009) Sex differences in the longitudinal relations among family risk factors and childhood externalizing symptoms. Developmental Psychology 45:491-502.

Bonanno, G. A. (2004) Loss, trauma, and human resilience - Have we underestimated the human capacity to thrive after extremely aversive events? American Psychologist 59:20-28.

Botvinick, M. M., Cohen, J. D. & Carter, C. S. (2004) Conflict monitoring and anterior cingulate cortex: an update. Trends in Cognitive Sciences 8:539-546.

Brandstätter, E., Gigerenzer, G. & Hertwig, R. (2006) The priority heuristic: Making choices without trade-offs. Psychological Review 113:409-432.

Britsch, S., Li, L., Kirchhoff, S., Theuring, F., Brinkmann, V., Birchmeier, C. & Riethmacher, D. (1998) The ErbB2 and ErbB3 receptors and their ligand, neuregulin-1, are essential for development of the sympathetic nervous system. Genes & Development 12:1825-1836.

Brower, M. C. & Price, B. H. (2001) Neuropsychiatry of frontal lobe dysfunction in violent and criminal behaviour: a critical review. Journal of Neurology, Neurosurgery, and Psychiatry 71:720-726.

Brunner, H. G., Nelen, M., Breakefield, X. O., Ropers, H. H. & van Oost, B. A. (1993) Abnormal behavior associated with a point mutation in the structural gene for monoamine oxidase A. Science 262:578-580.

Buckner, R. L., Andrews-Hanna, J. R. & Schacter, D. L. (2008) The brain's default network: anatomy, function, and relevance to disease. Annals of the New York Academy of Sciences 1124:1-38.

Budai, D. & Fields, H. L. (1998) Endogenous opioid peptides acting at µ-opioid receptors in the dorsal horn contribute to midbrain modulation of spinal nociceptive neurons. Journal of Neurophysiology 79:677-687.

Buddeberg, C. & Brähler, E. (2004) Persönlichkeitspsychologie. In: Psychosoziale Medizin, 3. Auflage, Hrsg. C. Buddeberg, S. 251-275. Heidelberg: Springer.

Buehler, C., Benson, M. J. & Gerard, J. M. (2006) Interparental hostility and early adolescent problem behavior: The mediating role of specific aspects of parenting. Journal of Research on Adolescence 16:265-292.

Bühler, K. (1934) Sprachtheorie. Jena: Fischer.

Bunge, S. A. & Zelazo, P. D. (2006) A brain-based account of the development of rule use in childhood. Current Directions in Psychological Science 15:118-121.

Bush, G., Luu, P. & Posner, M. I. (2000) Cognitive and emotional influences in anterior cingulate cortex. Trends in Cognitive Sciences 4:215-222.

Buxbaum, O. (2014) Basic concepts of psychology and psychiatry revisited. Submitted for publication. Review of General Psychology.

Cabeza, R. & St Jacques, P. (2007) Functional neuroimaging of autobiographical memory. Trends in Cognitive Sciences 11:219-227.

Cacioppo, J. T. & Berntson, G. G. (2007) The brain, homeostasis, and health: Balancing demands of the internal and external milieu. In: Foundations of health psychology, ed. H. S. Friedman & R. Cohen Silver, pp. 73-91. New York: Oxford University Press.

Cacioppo, J. T., Berntson, G. G., Sheridan, J. F. & McClintock, M. K. (2000) Multilevel integrative analyses of human behavior: Social neuroscience and the complementing nature of social and biological approaches. Psychological Bulletin 126:829-843.

Camille, N., Coricelli, G., Sallet, J., Pradat-Diehl, P., Duhamel, J. R. & Sirigu, A. (2004) The involvement of the orbitofrontal cortex in the experience of regret. Science 304:1167-1170.

Campbell, S. & MacQueen, G. (2004) The role of the hippocampus in the pathophysiology of major depression. Journal of Psychiatry & Neuroscience 29:417-426.

Canli, T. & Lesch, K. (2007) Long story short: The serotonin transporter in emotion regulation and social cognition. Nature Neuroscience 10:1103-1109.

Carpenter, W. T. (2009) Anticipating DSM-V: Should psychosis risk become a diagnostic class? Schizophrenia Bulletin 35:841-843.

Carver, C. S. & Scheier, M. F. (2011) Self regulation of action and affect. In: Handbook of self-regulation: Research, theory, and applications, 2nd edition, ed. K. D. Vohs & R. F. Baumeister, pp. 3-21. New York: Guilford Press.

Carver, C. S., Johnson, S. L. & Joormann, J. (2008) Serotonergic function, two-mode models of self-regulation, and vulnerability to depression: What depression has in common with impulsive aggression. Psychological Bulletin 134:912-943.

Carver, C. S., Sutton, S. K. & Scheier, M. F. (2000) Action, emotion, and personality: emerging conceptual integration. Personality and Social Psychology Bulletin 26:741-751.

Cashmore, A. R. (2010) The Lucretian swerve: The biological basis of human behavior and the criminal justice system. Proceedings of the National Academy of Sciences of the United States of America 107:4499-4504.

Caspi, A., McClay, J., Moffitt, T. E., Mill, J., Martin, J., Craig, I. W., Taylor, A. & Poulton, R. (2002) Role of genotype in the cycle of violence in maltreated children. Science 297:851-854.

Caspi, A., Sugden, K., Moffitt, T. E., Taylor, A., Craig, I. W., Harrington, H., McClay, J., Mill, J., Martin, J., Braithwaite, A. & Poulton, R. (2003) Influence of life stress on depression: moderation by a polymorphism in the 5-HTT gene. Science 301:386-389.

Caspi, A., Moffitt, T. E., Cannon, M., McClay, J., Murray, R., Harrington, H., Taylor, A., Arseneault, L., Williams, B., Braithwaite, A., Poulton, R. & Craig, I. W. (2005) Moderation of the effect of adolescent-onset cannabis use on adult psychosis by a functional polymorphism in the COMT gene: Longitudinal evidence of a gene X environment interaction. Biological Psychiatry 57:1117-1127.

Cavanna, A. E. & Trimble, M. R. (2006) The precuneus: a review of its functional anatomy and behavioural correlates. Brain 129:564-583.

Ceci, S. J. & Loftus, E. F. (1994) "Memory work": A royal road to false memories. Applied Cognitive Psychology 8:351-364.

Cervone, D. & Pervin, L. A. (2010) Personality: Theory and research, 11th edition. New York: Wiley

Champagne, F. A. (2008) Epigenetic mechanisms and the transgenerational effects of maternal care. Frontiers in Neuroendocrinology 29:386-397.

Charney, D. S. (2004) Psychobiological mechanisms of resilience and vulnerability: Implications for successful adaptation to extreme stress. American Journal of Psychiatry 161:195-216.

Christianson, S. A. (1992) Emotional stress and eyewitness memory: A critical review. Psychological Bulletin 112:284-309.

Coccaro, E. F. & Siever, L. J. (2002) Pathophysiology and treatment of aggression. In: Neuropsychopharmacology – the fifth generation of progress, ed. K. L. Davis, D. Charney, J. T. Coyle & C. Nemeroff, pp. 1709-1723. Philadelphia: Lippincott Williams & Wilkins.

Coccaro, E. F., McCloskey, M. S., Fitzgerald, D. A. & Phan, K. L. (2007) Amygdala and orbitofrontal reactivity to social threat in individuals with impulsive aggression. Biological Psychiatry 62:168-178.

Colquhoun, W. P. & Corcoran, D. W. (1964) The effects of time of day and social isolation on the relationship between temperament and performance. British Journal of Social and Clinical Psychology 3:226-231.

Corcoran, C., Malaspina, D. & Hercher, L. (2005) Prodromal interventions for schizophrenia vulnerability: the risks of being "at risk". Schizophrenia Research 73:173-184.

Correll, C. U. (2007) Current understanding in the development of bipolar disorder in pediatric patients. Medscape, online.

Craddock, N. & Owen, M. J. (2005) The beginning of the end for the Kraepelinian dichotomy. British Journal of Psychiatry 186:364-366.

Craddock, N. & Owen, M. J. (2007) Rethinking psychosis: the disadvantages of a dichotomous classification now outweigh the advantages. World Psychiatry 6:84-91.

Craddock, N., O'Donovan, M. C. & Owen, M. J. (2007) Symptom dimensions and the Kraepelinian dichotomy. British Journal of Psychiatry 190:361.

Crescentini, C., Seyed-Allaei, S., De Pisapia, N., Jovicich, J., Amati, D. & Shallice, T. (2011) Mechanisms of rule acquisition and rule following in inductive reasoning. Journal of Neuroscience 31:7763-7774.

Crisp, A. H., Gelder, M. G., Rix, S., Meltzer, H. I. & Rowlands, O. J. (2000) Stigmatisation of people with mental illnesses. British Journal of Psychiatry 177:4-7.

Critchley, H. D. (2005) Neural mechanisms of autonomic, affective, and cognitive integration. Journal of Comparative Neurology 493:154-166.

Crow, T. J. (2007) How and why genetic linkage has not solved the problem of psychosis: Review and hypothesis. American Journal of Psychiatry 164:13-21.

Damasio, A. R., Tranel, D. & Damasio, H. (1990) Individuals with sociopathic behavior caused by frontal damage fail to respond autonomically to social stimuli. Behavioural Brain Research 41:81-94.

De Bellis, M. D. (2005) The psychobiology of neglect. Child Maltreatment 10:150-172.

Decety, J. & Lamm, C. (2007) The role of the right temporoparietal junction in social interaction: How low-level computational processes contribute to meta-cognition. Neuroscientist 13:580-593.

Deco, G., Rolls, E. T. & Romo, R. (2009) Stochastic dynamics as a principle of brain function. Progress in Neurobiology 88:1-16.

DeLisi, L. E., Shaw, S. H., Crow, T. J., Shields, G., Smith, A. B., Larach, V. W., Wellman, N., Loftus, J., Nanthakumar, B., Razi, K., Stewart, J., Comazzi, M., Vita, A., Heffner, T. & Sherrington, R. (2002) A genome-wide scan for linkage to chromosomal regions in 382 sibling pairs with schizophrenia or schizoaffective disorder. American Journal of Psychiatry 159:803-812.

Denson, T. F., Capper, M. M., Oaten, M., Friese, M. & Schofield, T. P. (2011) Self-control training decreases aggression in response to provocation in aggressive individuals. Journal of Research in Personality 45:252-256.

Dietz, L. J., Birmaher, B., Williamson, D. E., Silk, J. S., Dahl, R. E., Axelson, D. A., Ehmann, M. & Ryan, N. D. (2008) Mother-child interactions in depressed children and children at high risk and low risk for future depression. Journal of the American Academy of Child and Adolescent Psychiatry 47:574-582.

Dikeos, D. G., Wickham, H., McDonald, C., Walshe, M., Sigmundsson, T., Bramon, E., Grech, A., Toulopoulou, T., Murray, R. & Sham, P. C. (2006) Distribution of symptom dimensions across Kraepelinian divisions. British Journal of Psychiatry 189:346-353.

Dikeos, D. G., McDonald, C., Walshe, M., Sham, C. & Murray, R. (2007) Authors' reply. British Journal of Psychiatry 190:361-362.

Dolcos, F., LaBar, K. S. & Cabeza, R. (2004) Interaction between the amygdala and the medial temporal lobe memory system predicts better memory for emotional events. Neuron 42:855-863.

Drevets, W. C. (1998) Functional neuroimaging studies of depression: The anatomy of melancholia. Annual Review of Medicine 49:341-361.

Drevets, W. C., Savitz, J. & Trimble, M. (2008) The subgenual anterior cingulate cortex in mood disorders. CNS Spectrums 13:663-681.

Dutta, R., Greene, T., Addington, J., McKenzie, K., Phillips, M. & Murray, R. M. (2007) Biological, life course, and cross-cultural studies all point toward the value of dimensional and developmental ratings in the classification of psychosis. Schizophrenia Bulletin 33:868-876.

Elbogen, E. B. & Huss, M. T. (2000) The role of serotonin in violence and schizophrenia: Implications for risk assessment. Journal of Psychiatry and the Law 28:19-48.

Erk, S., Abler, B. & Walter, H. (2006) Cognitive modulation of emotion anticipation. European Journal of Neuroscience 24:1227-1236.

Evans, G. W. (2003) A multimethodological analysis of cumulative risk and allostatic load among rural children. Developmental Psychology 39:924-933.

Evans, G. W., Gonnella, C., Marcynyszyn, L. A., Gentile, L. & Salpekar, N. (2005) The role of chaos in poverty and children's socioemotional adjustment. Psychological Science 16:560-565.

Evans, J. St. B. T. (2008) Dual-Processing accounts of reasoning, judgment, and social cognition. Annual Review of Psychology 59:255-278.

Fan, J., Hof, P. R., Guise, K. G., Fossella, J. A. & Posner, M. I. (2008) Functional integration of the anterior cingulate cortex during conflict processing. Cerebral Cortex 18:796-805.

Faust, D. & Ziskin, J. (1988) The expert witness in psychology and psychiatry. Science 241:31-35.

Felthous, A. R. (2008) The will: From metaphysical freedom to normative functionalism. Journal of the American Academy of Psychiatry and the Law 36:16-24.

First, M. B. (2007) The reliability of psychiatric diagnoses: Counterpoint—There isn't enough evidence available to speculate on the reliability of diagnoses in clinical settings. Psychiatry 4:22-25.

First, M. B. (2010) Clinical utility in the revision of the Diagnostic and Statistical Manual of Mental Disorders (DSM). Professional Psychology: Research and Practice 41:465-473.

Fisak, B. Jr. & Grills-Taquechel, A. E. (2007) Parental Modeling, Reinforcement, and Information Transfer: Risk factors in the development of child anxiety? Clinical Child and Family Psychology 10:213-231.

Fitzgerald, K. D., Welsh, R. C., Gehring, W. J., Abelson, J. L., Himle, J. A., Liberzon, I. & Taylor, S. F. (2005) Error-related hyperactivity of the anterior cingulate cortex in obsessive-compulsive disorder. Biological Psychiatry 57:287-294.

Flanagan, E. H. & Blashfield, R. K. (2010) Increasing clinical utility by aligning the DSM and ICD with clinicians' conceptualizations. Professional Psychology: Research and Practice 41:474-481.

Fletcher, A. C., Steinberg, L. & Sellers, E. B. (1999) Adolescents' well-being as a function of perceived interparental consistency. Journal of Marriage and the Family 61:599-610.

Fornito, A., Yücel, M., Dean, B., Wood, S. J. & Pantelis, C. (2009) Anatomical abnormalities of the anterior cingulate cortex in schizophrenia: Bridging the gap between neuroimaging and neuropathology. Schizophrenia Bulletin 35:973-993.

Fornito, A., Yücel, M., Patti, J., Wood, S. J. & Pantelis, C. (2009) Mapping grey matter reductions in schizophrenia: An anatomical likelihood estimation analysis of voxel-based morphometry studies. Schizophrenia Research 108:104-113.

Foster, C. J., Garber, J. & Durlak, J. A. (2008) Current and past maternal depression, maternal interaction behaviors, and children's externalizing and internalizing symptoms. Journal of Abnormal Child Psychology 36:527-537.

Frese, F. J. & Myrick, K. J. (2010) On consumer advocacy and the diagnosis of mental disorders. Professional Psychology: Research and Practice 41:495-501.

Friederici, A. D. (2009) Pathways to language: fiber tracts in the human brain. Trends in Cognitive Sciences 13:175-181.

Fuster, J. M. (2001) The prefrontal cortex—an update: Time is of the essence. Neuron 30:319-333.

Fuster, J. M. (2006) The cognit: A network model of cortical representation. International Journal of Psychophysiology 60:125-132.

Gaenslen, R. (2005) Die Behandlung rückfallgefährdeter Sexualstraftäter: Forschung und Gesetzgebung in Deutschland, USA und den Niederlanden. Tübinger Schriften und Materialien zur Kriminologie, Band 9. Tübingen: Tobias.

Galanter, E. (1974) Psychological decision mechanisms and perception. In: Handbook of perception. Vol. II, Psychophysical judgment and measurement, ed. E. C. Carterette & M. P. Friedman, pp. 85-125. New York: Academic Press.

Ganis, G., Schendan, H. E. & Kosslyn, S. M. (2007) Neuroimaging evidence for object model verification theory: Role of prefrontal control in visual object categorization. NeuroImage 34:384-398.

Geller, B., Craney, J. L., Bolhofner, K., Nickelsburg, M. J., Williams, M. & Zimerman, B. (2002) Two-year prospective follow-up of children with a prepubertal and early adolescent bipolar disorder phenotype. American Journal of Psychiatry 159:927-933.

Ghashghaei, H. T., Hilgetag, C. C. & Barbas, H. (2007) Sequence of information processing for emotions based on the anatomic dialogue between prefrontal cortex and amygdala. NeuroImage 34:905-923.

Gingrich, J. A. & Hen, R. (2001) Dissecting the role of the serotonin system in neuropsychiatric disorders using knockout mice. Psychopharmacology 155:1-10.

Goel, V. (2007) Anatomy of deductive reasoning. Trends in Cognitive Sciences 11:435-441.

Goel, V. & Dolan, R. J. (2004) Differential Involvement of left prefrontal cortex in inductive and deductive reasoning. Cognition 93:B109-B121.

González-Maeso, J., Ang, R., Yuen, T., Chan, P., Weisstaub, N. V., López-Giménez, J. F., Zhou, M., Okawa, Y., Callado, L. F., Milligan, G., Gingrich, J. A., Filizola, M., Meana, J. J. & Sealfon, S. C. (2008) Identification of a novel Serotonin/Glutamate receptor complex implicated in psychosis. Nature 452:93-97.

Goodman, S. H. (2007) Depression in mothers. Annual Review of Clinical Psychology 3:107-135.

Gordon, H. & Grubin, D. (2004) Psychiatric aspects of the assessment and treatment of sex offenders. Advances in Psychiatric Treatment 10:73-80.

Grabenhorst, F. & Rolls, E. T. (2009) Different representations of relative and absolute subjective value in the human brain. NeuroImage 48:258-268.

Grabenhorst, F. & Rolls, E. T. (2011) Value, pleasure and choice in the ventral prefrontal cortex. Trends in Cognitive Sciences 15:56-67.

Green, M. F. & Leitman, D. I. (2008) Social cognition in schizophrenia. Schizophrenia Bulletin 34:670-672.

Greene, T. (2007) The Kraepelinian dichotomy: the twin pillars crumbling? History of Psychiatry 18:361-379.

Gross, J. J. (1998) Antecedent and response focused emotion regulation: Divergent consequences for experience, expression, and physiology. Journal of Personality and Social Psychology 74:224-237.

Grove, W. M. (1987) The reliability of psychiatric diagnosis. In: Issues in diagnostic research, ed. C. G. Last & M. Hersen, pp. 99-119. New York: Plenum.

Grove, W. M., Zald, D. H., Lebow, B. S., Snitz, B. E. & Nelson, C. (2000) Clinical versus mechanical prediction: a meta-analysis. Psychological Assessment 12:19-30.

Grusec, J. E. (2011) Socialization processes in the family: Social and emotional development. Annual Review of Psychology 62:243-269.

Gurley, J. R. & Marcus, D. K. (2008) The effects of neuroimaging and brain injury on insanity defenses. Behavioral Sciences and the Law 26:85-97.

Häfner, H. & Maurer, K. (2006) Early detection of schizophrenia: current evidence and future perspectives. World Psychiatry 5:130-138.

Häfner, H., Maurer, K., Trendler, G., an der Heiden, W., Schmidt, M. & Könnecke, R. (2005) Schizophrenia and depression: Challenging the paradigm of two separate diseases—A controlled study of schizophrenia, depression and healthy controls. Schizophrenia Research 77:11-24.

Haggard, P. (2008) Human volition: towards a neuroscience of will. Nature Reviews Neuroscience 9:934-946.

Haglund, M. E. M., Nestadt, P. S., Cooper, N. S., Southwick, S. M. & Charney, D. S. (2007) Psychobiological mechanisms of resilience: Relevance to prevention and treatment of stress-related psychopathology. Development and Psychopathology 19:889-920.

Haldane, M. & Frangou, S. (2006) Functional neuroimaging studies in mood disorders. Acta Neuropsychiatrica 18:88-99

Hall, C. S., Lindzey, G. & Campbell, J. B. (1998) Theories of personality, 4th edition. New York: Wiley.

Harden, K. P., Turkheimer, E. & Loehlin, J. C. (2007) Genotype by environment interaction in adolescents' cognitive aptitude. Behavior Genetics 37:273-283.

Hariri, A. R., Goldberg, T. E., Mattay, V. S., Kolachana, B. S., Callicott, J. H., Egan, M. F. & Weinberger, D. R. (2003) Brain-derived neurotrophic factor val66met polymorphism affects human memory-related hippocampal activity and predicts memory performance. Journal of Neuroscience 23:6690-6694.

Harrison, P. J. (1999) The neuropathology of schizophrenia: A critical review of the data and their interpretation. Brain 122:593-624.

Harrison, P. J. (2004) The hippocampus in schizophrenia: a review of the neuropathological evidence and its pathophysiological implications. Psychopharmacology 174:151-162.

Hart, H. L. A. (1968) Punishment and Responsibility. Oxford: Oxford Univ Press.

Haxby, J. V., Hoffman, E. A. & Gobbini, M. I. (2000) The distributed human neural system for face perception. Trends in Cognitive Sciences 4:223-233.

Hayden, E. P. & Nurnberger, J. I. Jr. (2006) Molecular genetics of bipolar disorder. Genes, Brain and Behavior 5:85-95.

Heatherton, T. F. (2011) Neuroscience of self and self-regulation. Annual Review of Psychology 62:363-390.

Heekeren, H. R., Marrett, S. & Ungerleider, L. G. (2008) The neural systems that mediate perceptual decision making. Nature Reviews Neuroscience 9:467-479.

Herrmann, T. (1969) Lehrbuch der empirischen Persönlichkeitsforschung. Göttingen: Hogrefe.

Hirsch, H. J. (2010) Zur gegenwärtigen deutschen Diskussion über Willensfreiheit und Strafrecht. Zeitschrift für Internationale Strafrechtsdogmatik 2/2010:62-67.

Hobson, J. A., Pace-Schott, E. F. & Stickgold, R. (2000) Dreaming and the brain: Toward a cognitive neuroscience of conscious states. Behavioral and Brain Sciences 23:793-842.

Hogarth, R. M. & Karelaia, N. (2007) Heuristic and linear models of judgment: Matching rules and environments. Psychological Review 114:733-758.

Höistad, M. & Barbas, H. (2008) Sequence of information processing for emotions through pathways linking temporal and insular cortices with the amygdala. Neurolmage 40:1016-1033.

Holsboer, F. & Ising, M. (2010) Stress hormone regulation: Biological role and translation into therapy. Annual Review of Psychology 61:81-109.

Holstege, G. (1992) The emotional motor system. European Journal of Morphology 30:67-79.

Hornak, J., Bramham, J., Rolls, E. T., Morris, R. G., O'Doherty, J., Bullock, P. R. & Polkey, C. E. (2003) Changes in emotion after circumscribed surgical lesions of the orbitofrontal and cingulate cortices. Brain 126:1691-1712.

Hubel, D. H. (1988) Eye, brain, and vision. New York: Scientific American Library.

Hummer, M. (2008) Schizophrenie – die Krankheit. In: Österreichischer Schizophreniebericht, Hrsg. H. Rittmannsberger & J. Wancata, S. 14-18.

Humphreys, G. W. & Forde, E. M. E. (2001) Hierarchies, similarity, and interactivity in object recognition: "Category-specific" neuropsychological deficits. Behavioral and Brain Sciences 24:453-476.

Hurlemann, R., Matusch, A., Kuhn, K.-U., Berning, J., Elmenhorst, D., Winz, O., Kolsch, H., Zilles, K., Wagner, M., Maier, W. & Bauer, A. (2008) 5-$HT_{2A}$ receptor density is decreased in the at-risk mental state. Psychopharmacology 195:579-590.

Hyman, I. E. & Loftus, E. F. (1998) Errors in autobiographical memory. Clinical Psychology Review 18:933-948.

Hyman, S. E. (2007) Can neuroscience be integrated into the DSM-V? Nature Reviews Neuroscience 8:725-732.

Hyman, S. E. (2010) The diagnosis of mental disorders: the problem of reification. Annual Review of Clinical Psychology 6:155-179.

Jablensky, A. (1997) The 100-year epidemiology of schizophrenia. Schizophrenia Research 28:111-125.

Jablensky, A. (1999) The conflict of the nosologists: views on schizophrenia and manic-depressive illness in the early part of the 20th century. Schizophrenia Research 39:95-100.

Jacobs, B. L. & Fornal, C. A. (1995/2000) Serotonin and Behavior - A General Hypothesis. www.acnp.org/g4/GN401000044/Ch044.html

Jaffee, S. R. & Price, T. S. (2007) Gene–environment correlations: a review of the evidence and implications for prevention of mental illness. Molecular Psychiatry 12:432-442.

Jänig, W. (1977) Das vegetative Nervensystem. In: Physiologie des Menschen, 19. Auflage, Hrsg. R. F. Schmidt & G. Thews, S. 114-145. Berlin: Springer.

Jaursch, S., Lösel, F., Beelmann, A. & Stemmler, M. (2009) Inkonsistenz im Erziehungsverhalten zwischen Müttern und Vätern und Verhaltensprobleme des Kindes. Psychologie in Erziehung und Unterricht 56:172-186.

Jedema, H. P. & Grace, A. A. (2004) Corticotropin-releasing hormone directly activates noradrenergic neurons of the locus ceruleus recorded in vitro. Journal of Neuroscience 24:9703-9713.

Jescheck, H.-H. (1998) Wandlungen des strafrechtlichen Schuldbegriffs in Deutschland und Österreich. In: Dienst am Strafrecht – Dienst am Menschen, Hrsg. H. F. Köck & R. Moos, S. 57-79. Linz: Trauner.

Johansen-Berg, H., Gutman, D. A., Behrens, T. E. J., Matthews, P. M., Rushworth, M. F. S., Katz, E., Lozano, A. M. & Mayberg, H. S. (2008) Anatomical connectivity of the subgenual cingulate region targeted with deep brain stimulation for treatment-resistant depression. Cerebral Cortex 18:1374-1383.

Johnson, W. & Krueger, R. F. (2005) Higher perceived life control decreases genetic variance in physical health: evidence from a national twin study. Journal of Personality and Social Psychology 88:165-173.

Johnson-Laird, P. N. & Wason, P. C. (1977) A theoretical analysis of insight into a reasoning task. In: Thinking – Readings in cognitive science, ed. P. N. Johnson-Laird & P. C. Wason, pp. 143-157. Cambridge: Cambridge University Press.

Kahneman, D. & Tversky, A. (1996) On the reality of cognitive illusions. Psychological Review 103:582-591.

Kanwisher, N. & Yovel, G. (2006) The fusiform face area: a cortical region specialized for the perception of faces. Philosophical Transactions of The Royal Society B 361:2109-2128.

Karg, K., Burmeister, M., Shedden, K. & Sen, S. (2011) The serotonin transporter promoter variant (5-HTTLPR), stress, and depression meta-analysis revisited - evidence of genetic moderation. Archives of General Psychiatry 68:444-454.

Karoly, P. (1993) Mechanisms of self-regulation: a systems view. Annual Review of Psychology 44:23-52.

Katschnig, H. (2010) Are psychiatrists an endangered species? Observations on internal and external challenges to the profession. World Psychiatry 9:21-28.

Kelly, A. M. C., Di Martino, A., Uddin, L. Q., Shehzad, Z., Gee, D. G., Reiss, P. T., Margulies, D. S., Castellanos, F. X. & Milham, M. P. (2009) Development of anterior cingulate functional connectivity from late childhood to early adulthood. Cerebral Cortex 19:640-657.

Kempermann, G. (2002) Why new neurons? Possible functions for adult hippocampal neurogenesis. Journal of Neuroscience 22:635-638.

Kempermann, G., Kuhn, H. G. & Gage, F. H. (1998) Experience-induced neurogenesis in the senescent dentate gyrus. Journal of Neuroscience 18:3206-3212.

Kempermann, G., Wiskott, L. & Gage, F. H. (2004) Functional significance of adult neurogenesis. Current Opinion in Neurobiology 14:186-191.

Kendell, R. E. (1991) The major functional psychoses: are they independent entities or part of a continuum? Philosophical and conceptual issues underlying the debate. In: Concepts of mental disorder: A continuing debate, ed. A. Kerr & H. McClelland, pp. 1-16. London: Gaskell.

Kendell, R. & Jablensky, A. (2003) Distinguishing between the validity and utility of psychiatric diagnoses. American Journal of Psychiatry 160:4-12.

Kendler, K. S. (2006) Reflections on the relationship between psychiatric genetics and psychiatric nosology. American Journal of Psychiatry 163:1138-1146.

Keshavan, M. S., Nasrallah, H. A. & Tandon, R. (2011) Schizophrenia, "just the facts" 6. Moving ahead with the schizophrenia concept: From the elephant to the mouse. Schizophrenia Research 127:3-13.

Kim-Cohen, J., Caspi, A., Taylor, A., Williams, B., Newcombe, R., Craig, I. W. & Moffitt, T. E. (2006) MAOA, maltreatment, and gene-environment interaction predicting children's mental health: new evidence and a meta-analysis. Molecular Psychiatry 11:903-913.

Klosterkötter, J., Hellmich, M., Steinmeyer, E. M. & Schultze-Lutter, F. (2001) Diagnosing schizophrenia in the initial prodromal phase. Archives of General Psychiatry 58:158-164.

Koechlin, E. & Summerfield, C. (2007) An information theoretical approach to prefrontal executive function. Trends in Cognitive Sciences 11:229-235.

Kraemer, H. C., Periyakoil, V. S. & Noda, A. (2002) Kappa coefficients in medical research. Statistics in Medicine 21:2109-2129.

Kraemer, H. C., Kupfer, D. J., Narrow, W. E., Clarke, D. E. & Regier, D. A. (2010) Moving Toward DSM-5: The Field Trials. American Journal of Psychiatry 167:1158-1160.

Krakowski, M. (2003) Violence and Serotonin - Influence of impulse control, affect regulation, and social functioning. Journal of Neuropsychiatry and Clinical Neurosciences 15:294-305.

Kringelbach, M. L. & Rolls, E. T. (2004) The functional neuroanatomy of the human orbitofrontal cortex: Evidence from neuroimaging and neuropsychology. Progress in Neurobiology 72:341-372.

Kröber, H.-L. (2007) Steuerungsfähigkeit und Willensfreiheit aus psychiatrischer Sicht. In: Handbuch der Forensischen Psychiatrie Vol I: Strafrechtliche Grundlagen der Forensischen Psychiatrie, Hrsg. H.-L. Kröber, D. Dölling, N. Leygraf & H. Saß, S. 159-219. Darmstadt: Steinkopff.

Kröber, H.-L. (2009) Concepts of intentional control. Behavioral Sciences and the Law 27:209-217.

Kugaya, A. & Sanacora, G. (2005) Beyond monoamines: glutamatergic function in mood disorders. CNS Spectrums 10:808-819.

Kupfer, D. J. & Regier, D. A. (2011) Neuroscience, clinical evidence, and the future of psychiatric classification in DSM-5. American Journal of Psychiatry 168:672-674.

Kupfer, D. J., First, M. B. & Regier, D. A., eds. (2002) A research agenda for DSM-V. Washington: American Psychiatric Association.

Lau, E. F., Phillips, C. & Poeppel, D. (2008) A cortical network for semantics: (de)constructing the N400. Nature Reviews Neuroscience 9:920-933.

Laux, G. & Ulrich, S. (2006) Tranylcypromin. Psychopharmakotherapie 13:130-141.

Lazarus, R. S. & Folkman, S. (1984) Stress, appraisal, and coping. New York: Springer.

LeDoux, J. E. (2000) Emotion circuits in the brain. Annual Review of Neuroscience 23:155-184.

Lehninger, A. L. (1987) Prinzipien der Biochemie. Berlin: de Gruyter.

Leitlinie für die Behandlung von forensischen Patienten mit einer Intelligenzminderung (Nordrhein-Westfalen, 2010).

Leitlinie für die Regelbehandlung von schizophrenen Patienten im Maßregelvollzug (Nordrhein-Westfalen, 2009).

Libet, B. (1999) Do we have free will? Journal of Consciousness Studies 6:47-57.

Lieberman, M. D. (2007) Social cognitive neuroscience: A review of core processes. Annual Review of Psychology 58:259-289.

Lieberman, M. D. (2010) Social cognitive neuroscience. In: Handbook of social psychology, 5th edition, ed. S. T. Fiske, D. T. Gilbert & G. Lindzey, pp. 143-193. Hoboken: Wiley.

Lieberman, M. D., Eisenberger, N. I., Crockett, M. J., Tom, S. M., Pfeifer, J. H. & Way, B. M. (2007) Putting feelings into words: Affect labeling disrupts amygdala activity to affective stimuli. Psychological Science 18:421-428.

Lienert, G. A. (1967) Testaufbau und Testanalyse, 2. Auflage. Weinheim: Beltz.

Lindell, A. K. (2006) In your right mind: Right hemisphere contributions to language processing and production. Neuropsychological Review 16:131-148.

Loftus, E. F. (2000) Remembering what never happened. In: Memory, consciousness and the brain: The Tallinn Conference, ed. E. Tulving, pp. 106-118. Philadelphia: Psychology Press.

Luppino, G., Matelli, M., Camarda, R., Gallese, V. & Rizzolatti, G. (1991) Multiple representations of body movements in mesial area 6 and the adjacent cingulate cortex: An intracortical microstimulation study in the macaque monkey. Journal of Comparative Neurology 311:463-482.

Luthar, S. S. & Cicchetti, D. (2000) The construct of resilience: Implications for interventions and social policies. Development and Psychopathology 12:857-885.

MacDonald, A. W., Cohen, J. D., Stenger, V. A. & Carter, C. S. (2000) Dissociating the role of dorsolateral prefrontal cortex and anterior cingulate cortex in cognitive control. Science 288:1835-1838.

Mahon, B. Z. & Caramazza, A. (2009) Concepts and categories: A cognitive neuropsychological perspective. Annual Review of Psychology 60:27-51.

Marlie, M. (2008) Schuldstrafrecht und Willensfreiheit – Ein Überblick. Zeitschrift für das Juristische Studium 1/2008:41-46.

Marneros, A. (2006) Beyond the Kraepelinian dichotomy: acute and transient psychotic disorders and the necessity for clinical differentiation. British Journal of Psychiatry 189:1-2.

Marshall, W. L. (2006) Appraising treatment outcome with sexual offenders. In: Sexual offender treatment: Controversial issues, ed. W. L. Marshall, Y. M. Fernandez, L. E. Marshall & G. A. Serran, pp. 255-273. Chichester: Wiley.

Marshall, W. L., Anderson, D. & Fernandez, Y. M. (1999) Cognitive behavioural treatment of sexual offenders. Chichester: Wiley.

Martin, A. (2007) The representation of object concepts in the brain. Annual Review of Psychology 58:25-45.

Mason, P., Harrison, G., Croudace, T., Glazebrook, C. & Medley, I. (1997) The predictive validity of a diagnosis of schizophrenia. A report from the International Study of Schizophrenia (ISoS) coordinated by the World Health Organization and the Department of Psychiatry, University of Nottingham. British Journal of Psychiatry 170:321-327.

Masten, C. L., Eisenberger, N. I., Borofsky, L. A., McNealy, K., Pfeifer, J. H. & Dapretto, M. (2011) Subgenual anterior cingulate responses to peer rejection: A marker of adolescents' risk for depression. Development and Psychopathology 23:283-292.

Mataix-Cols, D., Wooderson, S., Lawrence, N., Brammer, M. J., Speckens, A. & Phillips, M. L. (2004) Distinct neural correlates of washing, checking, and hoarding symptom dimensions in obsessive-compulsive disorder. Archives of General Psychiatry 61:564-576.

Mauss, I. B., Bunge, S. A. & Gross, J. J. (2007) Automatic emotion regulation. Social and Personality Psychology Compass 1:146-167.

Mayer, E. A. (2000) The neurobiology of stress and gastrointestinal disease. Gut 47:861-869.

McDaid, D. (2003) Mental illness and stigma in Europe: Reflections on an Athens conference under the Greek Presidency. Eurohealth 9:5-8.

McEwen, B. S. (2007) Physiology and neurobiology of stress and adaptation: Central role of the brain. Physiological Reviews 87:873-904.

McGorry, P. D., Killackey, E. & Yung, A. (2008) Early intervention in psychosis: concepts, evidence and future directions. World Psychiatry 7:148-156.

McKinnon, M. C., Yucel, K., Nazarov, A. & MacQueen, G. M. (2009) A meta-analysis examining clinical predictors of hippocampal volume in patients with major depressive disorder. Journal of Psychiatry & Neuroscience 34:41-54.

McLeod, B. D., Weisz, J. R. & Wood, J. J. (2007) Examining the association between parenting and childhood depression: A meta-analysis. Clinical Psychology Review 27:986-1003.

McLeod, B. D., Wood, J. J. & Weisz, J. R. (2007) Examining the association between parenting and childhood anxiety: A meta-analysis. Clinical Psychology Review 27:155-172.

Meehl, P. E. (1954) Clinical versus statistical prediction. Minneapolis: University Minnesota Press.

Mehta, P. H. & Beer, J. (2009) Neural mechanisms of the testosterone-aggression relation: The role of orbitofrontal cortex. Journal of Cognitive Neuroscience 22:2357-2368.

Mellsop, G. W., Fraser, D., Tapsell, R. & Menkes, D. B. (2011) Courts' misplaced confidence in psychiatric diagnoses. International Journal of Law and Psychiatry 34:331-335.

Meltzer, H. Y. (1999) The role of serotonin in antipsychotic drug action. Neuropsychopharmacology 21:106S-115S.

Meltzer, H. Y. (2002) Mechanism of action of atypical antipsychotic drugs. In: Neuropsychopharmacology – the fifth generation of progress, ed. K. L. Davis, D. Charney, J. T. Coyle & C. Nemeroff, pp. 819-831. Philadelphia: Lippincott Williams & Wilkins.

Menon, V. & Levitin, D. J. (2005) The rewards of music listening: response and physiological connectivity of the mesolimbic system. NeuroImage 28:175-184.

Meyer-Lindenberg, A., Buckholtz, J. W., Kolachana, B., Hariri, A. R., Pezawas, L., Blasi, G., Wabnitz, A., Honea, R., Verchinski, B., Callicott, J. H., E-gan, M., Mattay, V. & Weinberger, D. R. (2006) Neural mechanisms of genetic risk for impulsivity and violence in humans. Proceedings of the National Academy of Sciences of the United States of America 103:6269-6274.

Meynen, G. (2009) Should or should not forensic psychiatrists think about free will? Medicine, Healthcare & Philosophy 12:203-212.

Miller, C. A. & Sweatt, J. D. (2007) Covalent modification of DNA regulates memory formation. Neuron 53:857-869.

Miller, E. K. & Cohen, J. D. (2001) An integrative theory of prefrontal cortex function. Annual Review of Neuroscience 24:167-202.

Miller, T. J., McGlashan, T. H., Rosen, J. L., Somjee, L., Markovich, P. J., Stein, K. & Woods, S. W. (2002) Prospective diagnosis of the initial prodrome for schizophrenia based on the structured interview for prodromal syndromes: Preliminary evidence of interrater reliability and predictive validity. American Journal of Psychiatry 159:863-865.

Mischel, W. (2004) Towards an integrative science of the person. Annual Review of Psychology 55:1-22.

Miyamoto, S., Duncan, G. E., Goff, D. C. & Lieberman, J. A. (2002) Therapeutics of schizophrenia. In: Neuropsychopharmacology – the fifth generation of progress, ed. K. L. Davis, D. Charney, J. T. Coyle & C. Nemeroff, pp. 775-807. Philadelphia: Lippincott Williams & Wilkins.

Moffitt, T. E. (2005) The new look of behavioral genetics in developmental psychopathology: gene–environment interplay in antisocial behaviors. Psychological Bulletin 131:533-554.

Molan, M. (2012) Q & A revision guide: Criminal law 2012 and 2013, 8th edition. Oxford: Oxford University Press.

Möller, H.-J. (2005) Problems associated with the classification and diagnosis of psychiatric disorders. World Journal of Biological Psychiatry 6:45-56.

Morrison, A. P., French, P., Walford, L., Lewis, S. W., Kilcommons, A., Green, J., Parker, S. & Bentall, R. P. (2004) Cognitive therapy for the prevention of psychosis in people at ultra-high risk - Randomised controlled trial. British Journal of Psychiatry 185:291-297.

Morrison, A. P., French, P., Parker, S., Roberts, M., Stevens, H., Bentall, R. P. & Lewis, S. W. (2007) Three-year follow-up of a randomized controlled trial of cognitive therapy for the prevention of psychosis in people at ultrahigh risk. Schizophrenia Bulletin 33:682-687.

Morse, S. (2007) The non-problem of free will in forensic psychiatry and psychology. Behavioral Sciences & the Law 25:203-220.

Murray, E. A. (2007) The amygdala, reward and emotion. Trends in Cognitive Sciences 11:489-497.

Murray, E. A. & Izquierdo, A. (2008) Orbitofrontal cortex and amygdala contributions to affect and action in primates. In: Linking affect to action: Critical contributions of the orbitofrontal cortex, ed. G. Schoenbaum, J. Gottfried, E. A. Murray & S. Ramus, pp. 273-296. New York: Wiley-Blackwell.

Murray, L., Cooper, P., Creswell, C., Schofield, E. & Sack, C. (2007) The effects of maternal social phobia on mother–infant interactions and infant social responsiveness. Journal of Child Psychology and Psychiatry 48:45-52.

Murray, L., de Rosnay, M., Pearson, J., Bergeron, C., Schofield, E., Royal-Lawson, M. & Cooper, P. J. (2008) Intergenerational transmission of social anxiety: the role of social referencing processes in infancy. Child Development 79:1049-1064.

Nelson, R. J. & Trainor, B. C. (2007) Neural mechanisms of aggression. Nature Reviews Neuroscience 8:536-546.

Neumeister, A., Hu, X.-Z., Luckenbaugh, D. A., Schwarz, M., Nugent, A. C., Bonne, O., Herscovitch, P., Goldman, D., Drevets, W. C. & Charney, D. S. (2006) Differential effects of 5-HTTLPR genotypes on the behavioral and neural responses to tryptophan depletion in patients with major depression and controls. Archives of General Psychiatry 63:978-986.

Nicola, S. M. (2007) The nucleus accumbens as part of a basal ganglia action selection circuit. Psychopharmacology 191:521-550.

Nieuwenhuys, R., Voogd, J. & van Huijzen, C. (2008) The human central nervous system, 4th edition. Berlin: Springer.

Nuechterlein, K. H. & Dawson, M. E. (1984) A heuristic vulnerability/stress model of schizophrenic episodes. Schizophrenia Bulletin 10:300-312.

Nuechterlein, K. H., Dawson, M. E. & Green, M. F. (1994) Information-processing abnormalities as neuropsychological vulnerability indicators for schizophrenia. Acta Psychiatrica Scandinavica 89:65-71.

O'Connor, T. G., Deater-Deckard, K., Fulker, D., Rutter, M. & Plomin, R. (1998) Genotype–environment correlations in late childhood and early adolescence: antisocial behavioral problems and coercive parenting. Developmental Psychology 34:970-981.

Ochsner, K. N., Bunge, S. A., Gross, J. J. & Gabrieli, J. D. (2002) Rethinking feelings: an fMRI study of the cognitive regulation of emotion. Journal of Cognitive Neuroscience 14:1215-1229.

Olds, J. (1958) Self-stimulation of the brain. Science 127:315-324.

Olds, J. & Milner, P. (1954) Positive reinforcement produced by electrical stimulation of the septal area and other regions of the rat brain. Journal of Comparative Physiological Psychology 47:419-427.

Olff, M., Langeland, W. & Gersons, B. P. R. (2005) Effects of appraisal and coping on the neuroendocrine response to extreme stress. Neuroscience and Biobehavioral Reviews 29:457-467.

Olson, I. R., Plotzker, A. & Ezzya, Y. (2007) The enigmatic temporal pole: a review of findings on social and emotional processing. Brain 130:1718-1731.

Öngür, D. & Price, J. L. (2000) The organization of networks within the orbital and medial prefrontal cortex of rats, monkeys, and humans. Cerebral Cortex 10:206-219.

Öngür, D., Ferry, A. T. & Price, J. L. (2003) Architectonic subdivision of the human orbital and medial prefrontal cortex. Journal of Comparative Neurology 460:425-449.

Padoa-Schioppa, C. (2011) Neurobiology of economic choice: A good-based model. Annual Review of Neuroscience 34:333-359.

Padoa-Schioppa, C. & Assad, J. A. (2008) The representation of economic value in the orbitofrontal cortex is invariant for changes of menu. Nature Neuroscience 11:95-102.

Paluck, E. L. & Green, D. P. (2009) Prejudice reduction: What works? A review and assessment of research and practice. Annual Review of Psychology 60:339-367.

Pasman, J. (2011) The consequences of labeling mental illnesses on the self-concept: A review of the literature and future directions. Social Cosmos 2:122-127.

Passamonti, L., Crockett, M. J., Apergis-Schoute, A. M., Clark, L., Rowe, J. B., Calder, A. J. & Robbins, T. W. (2012) Effects of acute tryptophan depletion on prefrontal-amygdala connectivity while viewing facial signals of aggression. Biological Psychiatry 71:36-43.

Paus, T. (2001) Primate anterior cingulate cortex: Where motor control, drive and cognition interface. Nature Reviews Neuroscience 2:417-424.

Peciña, S., Smith, K. S. & Berridge, K. C. (2006) Hedonic hot spots in the brain. Neuroscientist 12:500-511.

Peedicayil, J. (2003) Genetic linkage in schizophrenia. American Journal of Psychiatry 160:597-598.

Peedicayil, J. (2007) The role of epigenetics in mental disorders. Indian Journal of Medical Research 126:105-111.

Petronis, A. (2004) The origin of schizophrenia: Genetic thesis, epigenetic antithesis, and resolving synthesis. Biological Psychiatry 55:965-970.

Pezawas, L., Meyer-Lindenberg, A., Drabant, E. M., Verchinski, B. A., Munoz, K. E., Kolachana, B. S., Egan, M. F., Mattay, V. S., Hariri, A. R. & Weinberger, D. R. (2005) 5-HTTLPR polymorphism impacts human cingulate-amygdala interactions: a genetic susceptibility mechanism for depression. Nature Neuroscience 8:828-834.

Pezawas, L., Verchinski, B. A., Mattay, V. S., Callicott, J. H., Kolachana, B. S., Straub, R. E., Egan, M. F., Meyer-Lindenberg, A. & Weinberger, D. R. (2004) The brain-derived neurotrophic factor val66met polymorphism and variation in human cortical morphology. Journal of Neuroscience 24:10099-10102.

Phelps, E. A. (2006) Emotion and cognition: Insights from studies of the human amygdala. Annual Review of Psychology 57:27-53.

Picard, N. & Strick, P. L. (1996) Motor areas of the medial wall: A review of their location and functional activation. Cerebral Cortex 6:342-353.

Picard, N. & Strick, P. L. (2001) Imaging the premotor areas. Current Opinion in Neurobiology 11:663-672.

Piefke, M., Weiss, P. H., Zilles, K., Markowitsch, H. J. & Fink, G. R. (2003) Differential remoteness and emotional tone modulate the neural correlates of autobiographical memory. Brain 126:650-668.

Popoli, M., Yan, Z., McEwen, B. S. & Sanacora, G. (2012) The stressed synapse: the impact of stress and glucocorticoids on glutamate transmission. Nature Reviews Neuroscience 13:22-37.

Posner, M. I. & Rothbart, M. K. (2007) Research on attention networks as a model for the integration of psychological science. Annual Review of Psychology 58:1-23.

Preisig, M. (2006) Genetics of bipolar disorder: a review. Schweizer Archiv für Neurologie und Psychiatrie 157:366-377.

Price, D. D., Finniss, D. G. & Benedetti, F. (2007) A comprehensive review of the placebo effect: Recent advances and current thought. Annual Review of Psychology 59:565-590.

Price, J. L. & Drevets, W. C. (2010) Neurocircuitry of mood disorders. Neuropsychopharmacology 35:192-216.

Rachlin, H. (1976) Behavior and learning. San Francisco: Freeman.

Rachman, S. (1977) The conditioning theory of fear-acquisition: A critical examination. Behaviour Research and Therapy 15:375-387.

Raine, A. & Yang, Y. (2006) Neural foundations to moral reasoning and antisocial behavior. Social Cognitive and Affective Neuroscience 1:203-213.

Rauschecker, J. P. (1998) Cortical processing of complex sounds. Current Opinion in Neurobiology 8:516-521.

Rauschecker, J. P. & Tian, B. (2000) Mechanisms and streams for processing of "what" and "where" in auditory cortex. Proceedings of the National Academy of Sciences of the United States of America 97:11800-11806.

Rebellon, C. J., Straus, M. A. & Medeiros, R. (2008) Self-control in global perspective - an empirical assessment of Gottfredson and Hirschi's general theory within and across 32 national settings. European Journal of Criminology 5:331-362.

Reed, G. M. (2010) Toward ICD-11: Improving the clinical utility of WHO's international classification of mental disorders. Professional Psychology: Research and Practice 41:457-464.

Regier, D. A., Narrow, W. E., Kuhl, E. A. & Kupfer, D. J. (2009) The conceptual development of DSM-V. American Journal of Psychiatry 166:645-650.

Reif, A., Rösler, M., Freitag, C. M., Schneider, M., Eujen, A., Kissling, C., Wenzler, D., Jacob, C. P., Retz-Junginger, P., Thome, J., Lesch, K.-P. & Retz, W. (2007) Nature and nurture predispose to violent behavior: Serotonergic genes and adverse childhood environment. Neuropsychopharmacology 32:2375-2383.

Repetti, R. L., Taylor, S. E. & Seeman, T. E. (2002) Risky families: family social environments and the mental and physical health of offspring. Psychological Bulletin 128:330-366.

Revelle, W., Humphreys, M. S., Simon, L. & Gilliland, K. (1980) The interactive effect of personality, time of day, and caffeine: A test of the arousal model. Journal of Experimental Psychology: General 109:1-31.

Richards, M. C. & Choi, M. (2010) Power of a Name: The Stigma of "Schizophrenia". Residents' Journal 5:5-6.

Ridderinkhof, K. R., Ullsperger, M., Crone, E. A. & Nieuwenhuis, S. (2004) The role of the medial frontal cortex in cognitive control. Science 306:443-447.

Rilling, J. K. & Sanfey, A. G. (2011) The neuroscience of social decision-making. Annual Review of Psychology 62:23-48.

Rolls, E. T. (2000) The orbitofrontal cortex and reward. Cerebral Cortex 10:284-294.

Rolls, E. T. (2005) Taste and related systems in primates including humans. Chemical Senses 30(suppl 1):i76-i77.

Rolls, E. T. & Grabenhorst, F. (2008) The orbitofrontal cortex and beyond: from affect to decision-making. Progress in Neurobiology 86:216-244.

Rosano, C., Krisky, C. M., Welling, J. S., Eddy, W. F., Luna, B., Thulborn, K. R. & Sweeney, J. A. (2002) Pursuit and saccadic eye movement subregions in human frontal eye field: A high-resolution fMRI investigation. Cerebral Cortex 12:107-115.

Rosch, E. (1978) Principles of categorization. In: Cognition and categorization, ed. E. Rosch & B. B. Lloyd, pp. 27-48. Hillsdale: Lawrence Erlbaum.

Ross, L. A. & Olson, I. R. (2010) Social cognition and the anterior temporal lobes. NeuroImage 49:3452-3462.

Roth, B. L. & Meltzer, H. Y. (1995/2000) The Role of Serotonin in schizophrenia. www.acnp.org/g4/GN401000117/CH115.html

Roth, G. (2003) Fühlen, Denken, Handeln. Frankfurt/Main: Suhrkamp.

Rothschild, M. A., Erdmann, E. & Parzeller, M. (2007) Fitness for interrogation and fitness to stand trial. Deutsches Ärzteblatt 104:A3029-3033.

Rounsaville, B. J., Alarcón, R. D., Andrews, G., Jackson, J. S., Kendell, R. E. & Kendler, K. (2002) Basic nomenclature issues for DSM-V. In: A research agenda for DSM-V, ed. D. J. Kupfer, M. B. First & D. A. Regier, pp. 1-29. Washington: American Psychiatric Association.

Rüesch, P. & Neuenschwander, M. (2004) Soziale Netzwerke und soziale Unterstützung. In: Psychiatrische Rehabilitation, Hrsg. W. Rössler, S. 7-20. Heidelberg: Springer.

Rutter, M. (2007) Gene–environment interdependence. Developmental Science 10:12-18.

Rutter, M., Moffitt, T. E. & Caspi, A. (2006) Gene–environment interplay and psychopathology: Multiple varieties but real effects. Journal of Child Psychology and Psychiatry 47:226-261.

Sah, P., Faber, E. S. L., Lopez de Armentia, M. & Power, J. (2003) The amygdaloid complex: anatomy and physiology. Physiological Reviews 83:803-834.

Sandler, I. N., Schoenfelder, E. N., Wolchik, S. A. & MacKinnon, D. P. (2011) Long-term impact of prevention programs to promote effective parenting: Lasting effects but uncertain processes. Annual Review of Psychology 62:299-329.

Sapolsky, R. M. (2001) Depression, antidepressants, and the shrinking hippocampus. Proceedings of the National Academy of Sciences of the United States of America 98:12320-12322.

Sara, S. J. (2000) Retrieval and reconsolidation: Toward a neurobiology of remembering. Learning & Memory 7:73-84.

Sarter, M. & Parikh, V. (2005) Choline transporters, cholinergic transmission and cognition. Nature Reviews Neuroscience 6:48-56.

Sartorius, N. (2002) Iatrogenic stigma of mental illness. BMJ 324:1470-1471.

Sartorius, N. (2006) Lessons from a 10-year global programme against stigma and discrimination because of an illness. Psychology, Health & Medicine 11:383-388.

Sauvage, M. & Steckler, T. (2001) Detection of corticotropin-releasing hormone receptor 1 immunoreactivity in cholinergic, dopaminergic and noradrenergic neurons of the murine basal forebrain and brainstem nuclei: potential implication for arousal and attention. Neuroscience 104:643-652.

Saxena, S., Brody, A. L., Ho, M. L., Alborzian, S., Ho, M. K., Maidment, K. M., Huang, S.-C., Wu, H.-M., Au, S. C. & Baxter, L. R. Jr. (2001) Cerebral metabolism in major depression and obsessive-compulsive disorder occurring separately and concurrently. Biological Psychiatry 50:159-170.

Saxena, S., Brody, A. L., Ho, M. L., Alborzian, S., Maidment, K. M., Zohrabi, N., Ho, M. K., Huang, S.-C., Wu, H.-M. & Baxter, L. R. Jr. (2002) Differential cerebral metabolic changes with paroxetine treatment of obsessive-compulsive disorder vs major depression. Archives of General Psychiatry 59:250-261.

Saxena, S., Gorbis, E., O'Neill, J., Baker, S. K., Mandelkern, M. A., Maidment, K. M., Chang, S., Salamon, N., Brody, A. L., Schwartz, J. M. & London, E. D. (2009) Rapid effects of brief intensive cognitive-behavioral therapy on brain glucose metabolism in obsessive-compulsive disorder. Molecular Psychiatry 14:197-205.

Schleim, S. (2012) Brains in context in the neurolaw debate: The examples of free will and "dangerous" brains. International Journal of Law and Psychiatry 35:104-111.

Schmitz, T. W. & Johnson, S. C. (2006) Self-appraisal decisions evoke dissociated dorsal-ventral aMPFC networks. NeuroImage 30:1050-1058.

Schmitz, T. W. & Johnson, S. C. (2007) Relevance to self: A brief review and framework of neural systems underlying appraisal. Neuroscience and Biobehavioral Review 31:585-596.

Schneider, K. (1967) Klinische Psychopathologie, 8. ergänzte Auflage. Stuttgart: Thieme.

Schrank, B. & Amering, M. (2007) „Recovery" in der Psychiatrie. Neuropsychiatrie 21:45-50.

Schultze-Lutter, F., Schimmelmann, B. G. & Ruhrmann, S. (2011) The near Babylonian speech confusion in early detection of psychosis. Schizophrenia Bulletin 37:653-655.

Scott, S. K. (2005) Auditory processing — speech, space and auditory objects. Current Opinion in Neurobiology 15:197-201.

Segerstrom, S. C. & Miller, G. E. (2004) Psychological stress and the human immune system: A meta-analytic study of 30 years of inquiry. Psychological Bulletin 130:601-630.

Selemon, L. D. & Rajkowska, G. (2003) Cellular pathology in the dorsolateral prefrontal cortex distinguishes schizophrenia from bipolar disorder. Current Molecular Medicine 3:427-436.

Semendeferi, K., Armstrong, E., Schleicher, A., Zilles, K. & Van Hoesen, G. W. (2001) Prefrontal cortex in humans and apes: A comparative study of area 10. American Journal of Physical Anthropology 114:224-241.

Sergerie, K., Chochol, C. & Armony, J. L. (2008) The role of the amygdala in emotional processing: A quantitative meta-analysis of functional neuroimaging studies. Neuroscience and Biobehavioral Reviews 32:811-830.

Shanahan, M. J. & Hofer, S. M. (2005) Social context in gene–environment interactions: retrospect and prospect. Journals of Gerontology: Series B 60(Special Issue I):65-76.

Shelton, K. H. & Harold, G. T. (2008) Interparental conflict, negative parenting, and children's adjustment: bridging links between parents' depression and children's psychological distress. Journal of Family Psychology 22:712-724.

Shin, L. M., Rauch, S. L. & Pitman, R. K. (2006) Amygdala, medial prefrontal cortex, and hippocampal function in PTSD. Annals of the New York Academy of Sciences 1071:67-79.

Shrout, P. E. (1998) Measurement reliability and agreement in psychiatry. Statistical Methods in Medical Research 7:301-317.

Shrout, P. E., Spitzer, R. L. & Fleiss, J. L. (1987) Quantification of agreement in psychiatric diagnosis revisited. Archives of General Psychiatry 44:172-177.

Siever, L. J. (2008) Neurobiology of aggression and violence. American Journal of Psychiatry 165:429-442.

Silva, J. A. (2007) The relevance of neuroscience to forensic psychiatry. Journal of the American Academy of Psychiatry and the Law 35:6-9.

Singer, T., Seymour, B., O'Doherty, J., Kaube, H., Dolan, R. J. & Frith, C. D. (2004) Empathy for pain involves the affective but not sensory components of pain. Science 303:1157-1162.

Skodol, A. E. & Bender, D. S. (2009) The future of personality disorders in DSM-V? American Journal of Psychiatry 166:388-391.

Sloman, S. A. (1996) The empirical case for two systems of reasoning. Psychological Bulletin 119:3-22.

Smith, E. E. & Medin, D. L. (1981) Categories and concepts. Cambridge: Harvard University Press.

Soomro, G. M., Altman, D., Rajagopal, S. & Oakley-Browne, M. (2008) Selective serotonin re-uptake inhibitors (SSRIs) versus placebo for obsessive compulsive disorder (OCD). Cochrane Database of Systematic Reviews 2008, Issue 1.

Soon, C. S., Brass, M., Heinze, H.-J. & Haynes, J.-D. (2008) Unconscious determinants of free decisions in the human brain. Nature Neuroscience 11:543-545.

Soyka, M. (2011) Neurobiology of aggression and violence in schizophrenia. Schizophrenia Bulletin 37:913-920.

Španiel, F., Vohlídka, P., Hrdlička, J., Kožený, J., Novák, T., Motlová, L., Čermák, J., Bednařík, J., Novák, D. & Höschl, C. (2008) ITAREPS: Information technology aided relapse prevention programme in schizophrenia. Schizophrenia Research 98:312-317.

Spilgies, G. (2007) Zwischenruf: Die Debatte über „Hirnforschung und Willensfreiheit" im Strafrecht ist nicht falsch inszeniert! Zeitschrift für Internationale Strafrechtsdogmatik 4/2007:155-161.

Spitzer, R. L. & Fleiss, J. L. (1974) A re-analysis of the reliability of psychiatric diagnosis. British Journal of Psychiatry 125:341-347.

Spitzer, R. L., Endicott, J. & Robins, E. (1978) Research diagnostic criteria: Rationale and reliability. Archives of General Psychiatry 35:773-782.

Spreng, R. N., Mar, R. A. & Kim, A. S. (2009) The common neural basis of autobiographical memory, prospection, navigation, theory of mind and the default mode: a quantitative meta-analysis. Journal of Cognitive Neuroscience 21:489-510.

Squire, L. R. (1992) Memory and the hippocampus: a synthesis from findings with rats, monkeys, and humans. Psychological Review 99:195-231.

Squire, L. R., Stark, C. E. L. & Clark, R. E. (2004) The medial temporal lobe. Annual Review of Neuroscience 27:279-306.

Stahl, S. M. (2007) Beyond the dopamine hypothesis to the NMDA glutamate hypofunction hypothesis of schizophrenia. CNS Spectrums 12:265-268.

Steen, R. G., Mull, C., McClure, R., Hamer, R. M. & Lieberman, J. A. (2006) Brain volume in first-episode schizophrenia: systematic review and meta-analysis of MRI studies. British Journal of Psychiatry 188:510-518.

Stefansson, H., Sigurdsson, E., Steinthorsdottir, V., Bjornsdottir, S., Sigmundsson, T., Ghosh, S., Brynjolfsson, J., Gunnarsdottir, S., Ivarsson, O., Chou, T. T., Hjaltason, O., Birgisdottir, B., Jonsson, H., Gudnadottir, V. G., Gudmundsdottir, E., Bjornsson, A., Ingvarsson, B., Ingason, A., Sigfusson, S., Hardardottir, H., Harvey, R. P., Lai, D., Zhou, M., Brunner, D., Mutel, V., Gonzalo, A., Lemke, G., Sainz, J., Johannesson, G., Andresson, T., Gudbjartsson, D., Manolescu, A., Frigge, M. L., Gurney, M. E., Kong, A., Gulcher, J. R., Petursson, H. & Stefansson, K. (2002) Neuregulin 1 and susceptibility to schizophrenia. American Journal of Human Genetics 71:877-892.

Stein, D. J., Phillips, K. A., Bolton, D., Fulford, K. W. M., Sadler, J. Z. & Kendler, K. S. (2010) What is a mental/psychiatric disorder? From DSM-IV to DSM-V. Psychological Medicine 40:1759-1765.

Stolpmann, G. (2010) Psychiatrische Maßregelbehandlung. Aus Politik und Zeitgeschichte (APUZ 7/2010).

Strasburger, L. H., Gutheil, T. G. & Brodsky, A. (1997) On wearing two hats: Role conflict in serving as both psychotherapist and expert witness. American Journal of Psychiatry 154:448-456.

Sweatt, J. D. (2009) Experience-dependent epigenetic modifications in the central nervous system. Biological Psychiatry 65:191-197.

Tamminga, C. A. (2006) The neurobiology of cognition in schizophrenia. Journal of Clinical Psychiatry 67(suppl 9):9-13.

Tamminga, C. A., Stan, A. D. & Wagner, A. D. (2010) The hippocampal formation in schizophrenia. American Journal of Psychiatry 167:1178-1193.

Tandon, R., Nasrallah, H. A. & Keshavan, M. S. (2011) "Just the facts": Meandering in schizophrenia's many forests. Schizophrenia Research 128:5-6.

Tanner, W. P. Jr. & Swets, J. A. (1954) A decision-making theory of visual detection. Psychological Review 61:401-409.

Taylor, S. F. & Liberzon, I. (2007) Neural correlates of emotion regulation in psychopathology. Trends in Cognitive Sciences 11:413-418.

Taylor, S. F., Phan, K. L., Decker, L. R. & Liberzon, I. (2003) Subjective rating of emotionally salient stimuli modulates neural activity. NeuroImage 18:650-659.

Tow, P. (1955) Personality changes following frontal leucotomy. London: Oxford University Press.

Tsankova, N., Renthal, W., Kumar, A. & Nestler, E. J. (2007) Epigenetic regulation in psychiatric disorders. Nature Reviews Neuroscience 8:355-367.

Tucker-Drob, E. M., Rhemtulla, M., Harden, K. P., Turkheimer, E. & Fask, D. (2011) Emergence of a gene × socioeconomic status interaction on infant mental ability between 10 months and 2 years. Psychological Science 22:125-133.

Turkheimer, E., Haley, A., Waldron, M., D'Onofrio, B. M., Gottesman II (2003) Socioeconomic status modifies heritability of IQ in young children. Psychological Science 14:623-628.

Tversky, A. & Kahneman, D. (1974) Judgments under uncertainty: Heuristics and biases. Science 185:1124-1131.

Ungerleider, L. G. & Mishkin, M. (1982) Two cortical visual systems. In: Analysis of visual behavior, ed. D. J. Ingle, M. A. Goodale & R. J. W. Mansfield, pp. 549-586. Cambridge: MIT Press.

Ungerleider, L. G., Courtney, S. M. & Haxby, J. V. (1998) A neural system for human visual working memory. Proceedings of the National Academy of Sciences of the United States of America 95:883-890.

Urbaniok, F. (2004) Validität von Risikokalkulationen bei Straftätern – Kritik an einer methodischen Grundannahme und zukünftige Perspektiven. Fortschritte der Neurologie – Psychiatrie 72:260-269.

Ursu, S., Stenger, V. A., Shear, M. K., Jones, M. R. & Carter, C. S. (2003) Overactive action monitoring in obsessive compulsive disorder: evidence from functional magnetic resonance imaging. Psychological Science 14:347-353.

Van Bockstaele, E. J., Colago, E. E. & Valentino, R. J. (1996) Corticotropin-releasing factor-containing axon terminals synapse onto catecholamine dendrites and may presynaptically modulate other afferents in the rostral pole of the nucleus locus coeruleus in the rat brain. Journal of Comparative Neurology 364:523-534.

van der Sluis, S., Willemsen, G., de Geus, E. J., Boomsma, D. I. & Posthuma, D. (2008) Gene-environment interaction in adults' IQ scores: Measures of past and present environment. Behavior Genetics 38:348-360.

van Os, J. (2009) Salience syndrome replaces schizophrenia in DSM-V and ICD-11: psychiatry's evidence-based entry into the 21st century? Acta Psychiatrica Scandinavica 120:363-372.

van Zelst, C. (2009) Stigmatization as an environmental risk in schizophrenia: A user perspective. Schizophrenia Bulletin 35:293-296.

Velakoulis, D., Wong, M. T. H., McGorry, P. D., Yung, A., Phillips, L., Smith, D., Brewer, W., Proffitt, T., Desmond, P. & Pantelis, C. (2006) Hippocampal and amygdala volumes according to psychosis stage and diagnosis - A magnetic resonance imaging study of chronic schizophrenia, first-episode psychosis, and ultra–high-risk individuals. Archives of General Psychiatry 63:139-149.

Videbech, P. & Ravnkilde, B. (2004) Hippocampal volume and depression: A meta-analysis of MRI studies. American Journal of Psychiatry 161:1957-1966.

Vogt, B. A. (2005) Pain and emotion interactions in subregions of the cingulate gyrus. Nature Reviews Neuroscience 6:533-544.

Vogt, B. A. (2009) Regions and subregions of the cingulate cortex. In: Cingulate neurobiology and disease, ed. B. A. Vogt, pp. 3-30. Oxford: Oxford University Press.

Vogt, B. A. & Vogt, L. J. (2009) Cingulate Gyrus - Regional Morphology: 4 Fundamental Cingulate Divisions. www.cingulumneurosciences.org

Volavka, J. & Citrome, L. (2011) Pathways to aggression in schizophrenia affect results of treatment. Schizophrenia Bulletin 37:921-929.

Wager, T. D., Rilling, J. K., Smith, E. E., Sokolik, A., Casey, K. L., Davidson, R. J., Kosslyn, S. M., Rose, R. M. & Cohen, J. D. (2004) Placebo-induced changes in fMRI in the anticipation and experience of pain. Science 303:1162-1167.

Walsh, E., Buchanan, A. & Fahy, T. (2002) Violence and schizophrenia: examining the evidence. British Journal of Psychiatry 180:490-495.

Watson, K. K., Matthews, B. J. & Allman, J. M. (2006) Brain activation during sight gags and language-dependent humor. Cerebral Cortex 17:314-324.

Watts-English, T., Fortson, B. L., Gibler, N., Hooper, S. R. & De Bellis, M. D. (2006) The psychobiology of maltreatment in childhood. Journal of Social Issues 62:717-736.

Wegner, D. M. (2002) The illusion of conscious will. Cambridge: MIT Press.

Wegner, D. M. & Vallacher, R. R. (1977) Implicit psychology: An introduction to social cognition. New York: Oxford University Press.

Westen, D., DeFife, J. A., Bradley, B. & Hilsenroth, M. J. (2010) Prototype personality diagnosis in clinical practice: A viable alternative for DSM-V and ICD-11. Professional Psychology: Research and Practice 41:482-487.

Whiteside, S. P., Port, J. D. & Abramowitz, J. S. (2004) A meta–analysis of functional neuroimaging in obsessive–compulsive disorder. Psychiatry Research: Neuroimaging 132:69-79.

Widiger, T. A. & Mullins-Sweatt, S. N. (2010) Clinical utility of a dimensional model of personality disorder. Professional Psychology: Research and Practice 41:488-494.

Winer, B. J. (1971) Statistical principles in experimental design, 2nd edition. Tokyo: McGraw-Hill.

Wood, J. J., McLeod, B. D., Sigman, M., Hwang, W.-C. & Chu, B. C. (2003) Parenting and childhood anxiety: theory, empirical findings, and future directions. Journal of Child Psychology and Psychiatry 44:134-151.

Wood, J. N. & Grafman, J. (2003) Human prefrontal cortex: processing and representational perspectives. Nature Reviews Neuroscience 4:139-147.

Woods, S. W., Addington, J., Cadenhead, K. S., Cannon, T. D., Cornblatt, B. A., Heinssen, R., Perkins, D. O., Seidman, L. J., Tsuang, M. T., Walker, E. F. & McGlashan, T. H. (2009) Validity of the prodromal risk syndrome for first psychosis: findings from the North American prodrome longitudinal study. Schizophrenia Bulletin 35:894-908.

Yang, Y., Glenn, A. L. & Raine, A. (2008) Brain abnormalities in antisocial individuals: Implications for the law. Behavioral Sciences and the Law 26:65-83.

Yucel, K., Taylor, V. H., McKinnon, M. C., MacDonald, K., Alda, M., Young, L. T. & MacQueen, G. M. (2008) Bilateral hippocampal volume increase in patients with bipolar disorder and short-term lithium treatment. Neuropsychopharmacology 33:361-367.

Yung, A. R. & McGorry, P. D. (2007) Prediction of psychosis: setting the stage. British Journal of Psychiatry 191(suppl 51):s1-s8.

Zhang, T. Y. & Meaney, M. J. (2010) Epigenetics and the environmental regulation of the genome and its function. Annual Review of Psychology 61:439-466.

Zimmermann, G., Favrod, J., Trieu, V. H. & Pomini, V. (2005) The effect of cognitive behavioral treatment on the positive symptoms of schizophrenia spectrum disorders: a meta-analysis. Schizophrenia Research 77:1-9.

Zubin, J. (1967) Classification of the behavior disorders. Annual Review of Psychology 18:373-406.

Zubin, J. & Spring, B. (1977) Vulnerability – a new view of schizophrenia. Journal of Abnormal Psychology 86:103-126.

The manufacturer's authorised representative in the EU is Springer
Nature Customer Service Centre GmbH, Europaplatz 3, 69115 Heidelberg,
Germany. If you have any concerns regarding our products, please
contact ProductSafety@springernature.com

Printed and bound by CPI Group (UK) Ltd, Croydon, CR0 4YY
28/04/2026
02098484-0002